实用临床泌尿外科

黄建荣　胡　敏　赵剑洁　主编

天津出版传媒集团

天津科技翻译出版有限公司

图书在版编目（CIP）数据

实用临床泌尿外科 / 黄建荣 , 胡敏 , 赵剑洁主编 .
— 天津 : 天津科技翻译出版有限公司 , 2018.4（2024.4重印）
ISBN 978-7-5433-3826-5

Ⅰ . ①实… Ⅱ . ①黄… ②胡… ③赵… Ⅲ . ①泌尿系
统疾病 – 外科学 – 诊疗 Ⅳ . ① R699

中国版本图书馆 CIP 数据核字（2018）第 079835 号

出　　版：天津科技翻译出版有限公司
出 版 人：刘子媛
地　　址：天津市南开区白堤路 244 号
邮政编码：300192
电　　话：022-87894896
传　　真：022-87895650
网　　址：www.tsttpc.com
印　　刷：三河市华东印刷有限公司
发　　行：全国新华书店
版本记录：787×1092　16 开本　15.25 印张　362 千字
　　　　　2018 年 4 月第 1 版　2024 年 4 月第 2 次印刷
　　　　　定价：95.00 元

（如有印装问题，可与出版社调换）

作 者 简 介

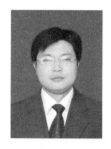

黄建荣，本科，主治医师，从事泌尿外科工作十余年，曾在南昌大学附属医院进修腹腔镜技术并在上海长海医院泌尿外科进修一年。对肾肿瘤、膀胱肿瘤、泌尿系结石、积水、感染、先天畸形、肾上腺疾病、男性前列腺疾的治疗有丰富的临床经验，擅长泌尿系腹腔镜技术、经皮肾取石及前列腺电切技术；申请国家专利2项；以第一作者及共同第一作者发表SCI文章4篇，核心期刊3篇，国家级2篇；主持参与厅级课题十余项；多次被评为先进个人。

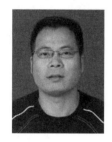

胡敏，本科学历，副主任医师，从事临床泌尿外科的治疗二十余年，积累了丰富的临床经验，擅长泌尿系肿瘤、泌尿系结石的诊治，尤其擅长微创治疗泌尿系肿瘤、泌尿系结石及前列腺增生。分别在SCI、国家级及省级刊物发表多篇学术论文，参与科技项目获省科技进步二等奖、市科技进一等奖。

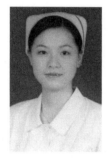

赵剑洁，主管护师，从事外科护理工作19年，从事泌尿外科护理4年，曾在江西省儿童医院进修小儿骨科技术，对肾肿瘤、膀胱肿瘤、泌尿系结石护理有大量的临床经验。发表省级论文6篇，参与市级课题2项，获得市级东方天使，省技能比武标兵。

前　言

泌尿外科是处理和研究泌尿、男性生殖器及肾上腺外科疾病的学科，它既包括泌尿系统外科，又涵盖了男性生殖系统病变的诊治，还涉及肾上腺外科，它和肾病科、内分泌科、感染科、精神科和神经科都有着密切的关系。随着生活水平的提高，老龄人群的出现，泌尿外科疾病病谱也有了改变，泌尿外科面临着十分繁重的任务。科技的进步带来医学科学的迅猛发展，泌尿外科领域也不例外，在诊断技术和治疗方法上都有了很大的提高，面对新的设备、新的诊治手段、新的药物和新的观点不断出现，作为一名临床泌尿外科的医生必须不断学习，更新知识，以尽快适应和跟上科技发展的变化要求。为了及时总结泌尿外科的成熟经验，充分反映泌尿外科领域的最新成就，同时便于临床医生能合理有效地开展诊疗，编者在参阅了大量国内外先进文献资料的基础上，结合自身的临床经验，编写了《实用临床泌尿外科》一书。

全书共分三章，分别介绍了泌尿系肿瘤、泌尿系结石、泌尿外科护理方面的内容。本书内容新颖，理论联系实际，图文并茂，实用性强，力求为临床医师提供一本既具有临床实用价值又能反映现代诊疗水平的参考用书。

由于编者水平有限，书中难免存在不足之处，敬请同行批评指正。

目　录

第一章 泌尿系肿瘤

第一节 肾肿瘤

一、良性肿瘤

良性肾肿瘤包括肾血管平滑肌脂肪瘤 (错构瘤)、肾平滑肌瘤、肾脂肪瘤、肾腺瘤、肾嗜酸细胞瘤、肾血管瘤、肾球旁细胞瘤。良性肾肿瘤发病率较低,因症状不明显,常难以发现。随着 CT 和 MRI 的广泛应用,良性肾肿瘤的检出较以往有所增加。

(一) 肾血管平滑肌脂肪瘤 (错构瘤)

肾血管平滑肌脂肪瘤亦称肾错构瘤,过去认为比较罕见,近年来时有发现,可能与诊断技术提高有关。肾血管平滑肌脂肪瘤由血管、平滑肌和脂肪组织混合组成,常发生于肾皮质,单发或多发 (约 1/3),15% 为双侧。部分病例伴随结节硬化病,多见于青年人,多灶性或双侧性病变多见,肿瘤体积大,生长快,症状较明显。我国血管平滑肌脂肪瘤绝大多数并不伴有结节性硬化,80% 为女性,出现症状在 20～50 岁,40 岁以后占多数。

1. 病理

肿瘤呈灰白色至灰红色,杂以不同程度的黄色区,有时有出血坏死灶形成。镜下可见肿块主要由血管、平滑肌和脂肪组织构成,瘤组织与肾组织间无明确界限,血管大小不一、异常扭曲,管壁不规则增厚,大血管常缺乏弹性纤维板。平滑肌组织分化程度差别较大,由分化成熟的平滑肌纤维至大而圆的平滑肌母细胞均可见到。脂肪成分均为分化成熟的脂肪组织。

2. 临床表现

临床症状的种类或程度取决于肿瘤的大小、是否出血等因素,可分为三类。

(1) 无任何症状,多由于不相关的腹部情况行 CT 或超声检查时偶然发现,或对结节性硬化患者的特意筛查时发现。

(2) 大的肿瘤压迫胃或十二指肠引起局部不适或胃肠道症状。

(3) 由于肿瘤大出血而导致突然疼痛或低血压。

3. 诊断

因绝大多数无明显症状,多为检查发现,主要依靠影像学检查。泌尿系造影时,肾血管平滑肌脂肪瘤与肾癌无明显区别,最好的鉴别诊断为超声和 CT 检查,超声表现为分界清晰的高回声区,CT 检查为边界清楚的含脂肪肿块,增强后 CT 值可增高。须与脂肪含量异常的肾母细胞瘤、脂肪肉瘤、嗜酸细胞瘤、含脂肪的肾癌、大的肾癌浸润周围脂肪等相鉴别。肾血管造影有不规则的肿瘤血管,多数为小动脉瘤,无肾癌常见的动、静脉瘘。

4. 治疗

对无症状的直径小于 4 cm 的肿瘤不需要治疗,但要每年复查 CT 或超声;对症状持续存在的小于 4 cm 的肿瘤,可做动脉造影,给予栓塞治疗;对无症状或症状中度的直径大于 4 cm

的肿瘤需每半年复查 1 次，若肿瘤长大，即使无症状亦应采用保留肾组织手术或选择性动脉栓塞；对大于 4 cm 的症状性肿瘤也应尽可能采用保留肾组织手术或选择性动脉栓塞。因肾血管平滑肌脂肪瘤可能是双侧病变，且生长常不同步，肾切除必须慎重。

5. 预后

预后良好。

(二) 其他罕见的良性肾肿瘤

一些其他的良性肾肿瘤相当罕见，包括肾腺瘤、肾嗜酸细胞瘤、肾平滑肌瘤、肾脂肪瘤、肾血管瘤、肾球旁细胞瘤。除了肾球旁细胞瘤，在术前尚无特征来建立诊断。因此，通常在肾切除术后由病理医生做出诊断。

1. 肾腺瘤

肾腺瘤是肾脏最常见的良性肿瘤，成人的发病率高达 20%，常见于 50 岁以上尸检。肾腺瘤体积一般微小，直径 1 ～ 3 mm，很少超过 1 cm。目前对肾腺瘤的诊断标准仍存在争议，有人以肿块大小作为诊断的必要条件，认为直径小于 3 cm 的肾皮质腺瘤转移稀少，可据此划为肾腺瘤；有人则认为肾腺瘤即是肾腺癌，主要理由是两者均来自近曲小管上皮细胞，两者的组织结构、超微结构和组织化学反应以及两者的发生年龄范围相同。目前趋于一致的观点认为，肾腺瘤属良性肿瘤，不同于肾细胞癌，可以肿瘤大小、有无转移、肿瘤有无包膜、癌细胞是否分化成熟综合起来加以鉴别。影像学检查难以与血供少的肾癌相鉴别，血管造影检查无动静脉瘘、血管池，亦无钙化。临床医师在术前往往不能确定肾腺瘤与肾腺癌，术中冰冻病理学检查也难以做出准确判断，因此，许多肾腺瘤在临床上被当作肾癌治疗。

2. 肾嗜酸细胞瘤

肾嗜酸细胞瘤是近年来才被广泛认识和接受的肾脏肿瘤，临床上一般表现为良性经过。目前的资料显示，以前被当作肾癌的实性肾实质肿瘤，其中 3% ～ 7% 实际上是肾嗜酸细胞瘤。肾嗜酸细胞瘤不常见，但并不罕见，是多数泌尿外科医师在临床工作中会遇到的肾实质肿瘤。

肾嗜酸细胞瘤组织来源尚不清楚，有人根据免疫组化和电镜观察认为，其来源可能为集合管插入细胞。肉眼上，肿块界限分明，红褐色，实性，中央常有瘢痕，周围由包膜或由周围组织被压迫形成的假包膜。肿瘤一般较大，有报道，最大直径达 26 cm，有的为中心性，有的双侧发生。镜下见，有胞质含有丰富的嗜酸性颗粒的瘤细胞组成，呈腺泡状或管状，核为小圆形，部分核可呈多形性，典型病例无明显的乳头形成，不呈现透明细胞或坏死变化。

肾嗜酸细胞瘤常无临床症状，多偶然发现。由于一般不侵犯集合系统，肉眼血尿或镜下血尿少见；腹部包块、腰部疼痛也很少见。由于超声、CT、MRI 在临床的广泛应用，不仅无症状肾癌的发现增加，肾嗜酸细胞瘤的发现率也大大增加。

肾嗜酸细胞瘤与肾癌术前往往难于做出准确的鉴别诊断。影像学检查显示为肾内边界清晰的实性肿块，动脉造影无动静脉瘘、血管池聚现象，但与血供少的肾癌不易区分。CT 或 MRI 检查无典型和特殊表现。

由于影像学检查的不确定性和非特异性，以及同一肿瘤中可能存在的恶性成分，根治性肾切除仍是最为安全的治疗方法，除非存在孤立肾的肿瘤、肿瘤体积很小或患者肾功能较差的情况。若术前能确定诊断，肾部分切除术或肾肿瘤剜除术是可行的；对同时存在较严重的内科疾病的老年患者或手术风险较大的患者，也可采用观察等待的方法。

3. 肾平滑肌瘤

位于肾皮质，是最常见的中胚层良性肿瘤，肿瘤细小（直径一般为 12 mm)，一般在尸检中发现，无须做处理。

4. 肾血管瘤

一般体积小，可都位于肾实质内，呈暗红色小结节，单发和多发，双侧者占 12%。临床上常有明显血尿，可伴疼痛和血块。凡 40 岁以下的血尿患者，如能除去肾肿瘤和尿石症，应想到血管瘤的可能，选择性肾动脉造影有助于确诊，治疗决定于血尿的严重程度。

5. 肾脂肪瘤

肾脂肪瘤常见于中年妇女，多发生于肾包膜下区，单发和多发，一般体积较小，质软，黄色球形结节。临床上一般无症状出现，如瘤块位于髓质和肾盂附近，则往往产生症状。术前CT 扫描可发现肿瘤显示典型的脂肪组织密度，为保守手术提供依据。

6. 肾球旁细胞瘤

亦称肾素瘤，起源于肾小球旁器入球小动脉的外周细胞，含有分泌肾素的颗粒。有包膜，局限于皮质区。

多见于青年女性，临床表现为高血压、高醛固酮血症、低血钾。有继发性醛固酮增多时，应怀疑此病，选择性肾静脉血肾素检测可确诊。肾球旁细胞瘤血管紧张肽原水平升高，而醛固酮症的血管紧张肽原低于正常。

其继发性高血压可经手术治愈。既往治疗提倡肾全切，近来的一些报道显示，肾部分切除有同样的效果。

7. 肾纤维瘤

可发生于肾实质，包膜和肾周围组织，肾髓质纤维瘤多见于妇女。肾纤维瘤通常体积小、质硬、色苍白、有包膜，与肾组织之间有明显的分界。镜下由相互交织的纤维组织构成。少数肾纤维瘤体积较大，直径可达 10 cm 以上。多数无临床症状，髓质纤维瘤可出现血尿。影像学上与恶性肿瘤难以鉴别，故临床上常采用根治性肾切除治疗，若能术前明确诊断，可部分肾切除。

8. 肾球旁细胞瘤

肾球旁细胞瘤亦称血管外皮细胞瘤、肾素瘤，是肾脏罕见的良性肿瘤。来自肾小球旁细胞，能产生肾素，致患者伴有高血压症状。肉眼上，为单侧孤立性皮质肿块，直径大多在 3 cm 以内，实性体，灰白至淡黄色，境界清楚。镜下，似血外皮，大部分瘤细胞呈圆形至多边形，胞质嗜酸性颗粒状，有些瘤细胞呈梭形，有些病例可见乳头状构象。用 PAS 染色和免疫组化技术可证明瘤细胞内含肾素颗粒。临床上多见于青年人，尤好发于女性，表现为高血压、高醛固酮血症、低血钾，容易误诊为原发性醛固酮增多症。鉴别诊断在血浆肾素活性水平、肾球旁细胞瘤血浆肾素活性水平升高，而醛固酮增多症则血浆肾素水平低于正常。该肿瘤一般很小，手术可将肿瘤从肾内剜除，疗效良好。

9. 息肉

息肉为肾盂良性肿瘤中最常见的一种类型，大部分息肉细长有蒂，组织学上属于纤维上皮性息肉，表面覆以增生的移行上皮，其下主要为混有毛细血管和平滑肌的结缔组织，并可有白细胞浸润。息肉的发生原因目前尚有争论，有人认为是炎症性尿路上皮化生或增生，有人认为是原发性肿瘤。

肾盂息肉多见于青壮年，20～40岁，好发于肾盂输尿管连接部，可造成患侧肾盂积水，呈长期慢性过程。临床主要表现为间断性输尿管肾区疼痛，但无血尿。X线片上肾盂有扩张积水，典型病例在近肾盂输尿管连接处可见充盈缺损，外形光滑，如果积水严重可引起肾损害，但一般在引起肾损害前即因症状而就诊。术中可见肾盂输尿管连接部较硬，无局部淋巴结病变。可行息肉切除，或同时行肾盂成形术，预后良好。

10. 内翻性乳头状瘤

上尿路发生的内翻性乳头状瘤与膀胱发生者，在大体所见、内镜下观察及组织学表现上均相似。内翻性乳头状瘤被覆的尿路上皮可表现为正常、减少或增生，有时可见局部鳞状上皮化生。尽管多数内翻性乳头状瘤为良性肿瘤，但有些病例可出现恶性病变。上尿路和膀胱的内翻性乳头状瘤还常伴随其他尿路上皮癌，有的有症状，有的可无症状。所以，对患内翻性乳头状瘤的患者一定要密切随访检查以便及时发现可能伴随的上尿路或膀胱移行细胞癌。

二、肾细胞癌

肾细胞癌 (renal cell carcinoma，RCC) 又称肾腺癌，简称为肾癌，占肾恶性肿瘤的85%左右。引起肾癌的病因至今尚未明确，其发病可能与吸烟、肥胖、饮食、职业接触 (如石棉、皮革等)、遗传因素 (如 VHL 抑癌基因突变或缺失) 等有关。各国或各地区的发病率不同，发达国家高于发展中国家，城市地区高于农村地区。

(一) 病因

肾癌的病因不明。可能与职业暴露、染色体畸变和肿瘤抑制基因有关。吸烟、石棉、化学溶剂、镉暴露，同肾癌发生率增高有关。

(二) 病理

肾癌常累及一侧肾，多单发，双侧先后或同时发病者占2%左右。瘤体多数为类似圆形的实性肿瘤，肿瘤的大小不等，5～8 cm 为多见，外有假包膜，切面以黄色为主，可有出血、坏死和钙化，少数呈囊状结构。肾癌的组织病理多种多样，透明细胞癌是其主要构成部分，占肾癌的70%～80%，主要由肾小管上皮细胞发生。透明细胞为圆形或多边形，胞质内含大量糖原、胆固醇酯和磷脂类物质，在切片制作过程中，这些物质被溶质溶解，细胞质在镜下呈透明状。除透明细胞外，还可见有颗粒细胞和梭形细胞。约半数肾癌同时有两种细胞。以梭形细胞为主的肿瘤较少见，呈浸润性生长，具有很强的侵袭性及远处转移能力，预后差。其他病理类型有嗜色细胞癌或称乳头状肾细胞癌、嫌色细胞癌、肾集合管癌和未分类肾细胞癌。嫌色细胞癌源于集合管皮质部分，其预后较透明细胞癌好。

肾癌局限在包膜内时恶性度较小，当肿瘤逐渐增大穿透假包膜后，除累及肾周筋膜和邻近器官组织，向内累及肾盂、肾盏引起血尿外，还可直接扩展至肾静脉、下腔静脉形成癌栓，经血液和淋巴转移至肺、肝、骨、脑等。淋巴转移最先到肾蒂淋巴结。

(三) 肿瘤的分期和分级

1. 肿瘤的分期

目前，肾癌的临床分期应用最广泛的有 1968 年的 Robson 分期和 TNM 分期。

(1)Robson 分期

Ⅰ期：肿瘤局限于肾实质内（不侵犯肾周脂肪、肾静脉或局部淋巴结）。

Ⅱ期：肿瘤侵犯肾周脂肪和肾上腺，但局限于肾筋膜(Gerota's 膜)内，肾静脉或局部淋巴结无浸润。

Ⅲ A 期：肿瘤侵犯肾静脉或下腔静脉。

Ⅲ B 期：肿瘤侵犯局部淋巴结。

Ⅲ C 期：肿瘤侵犯局部血管和局部淋巴结。

Ⅳ A 期：肿瘤侵犯除肾上腺的邻近器官（结肠、胰腺等）。

Ⅳ B 期：远处转移。

(2) 肾透明细胞癌 TNM 分期

T——原发肿瘤：

Tx：原发肿瘤不能确定。

T_0：无原发肿瘤。

T_1：肿瘤 7 cm 或局限于肾内。

T_2：肿瘤大于 7 cm 局限于肾内。

T_3：肿瘤侵犯大血管或肾上腺或肾周组织，但局限于肾筋膜内。

T_{3a}：肿瘤侵犯肾上腺或肾周组织但局限于肾筋膜内。

T_{3b}：肿瘤侵犯肾静脉或下腔静脉。

T_{3c}：肿瘤侵犯膈上的下腔静脉。

T_4：肿瘤侵犯肾筋膜以外。

N——局部淋巴结：

Nx：局部淋巴结不能确定。

N_0：无局部淋巴结转移。

N_1：单个局部淋巴结转移 $\leqslant$ 2 cm。

N_2：超过单个局部淋巴结转移。

M——远处转移：

Mx：远处转移不能确定。

M_0：无远处转移。

M_1：远处转移。

组合分期：①Ⅰ期：$T_1 N_0 M_0$；②Ⅱ期：$T_2 N_0 M_0$；③Ⅲ期：$T_1 N_1 M_0/T_2 N_1 M_0/T_{3a} N_0 N_1 M_0$ /$T_{3b} N_0 N_1 M_0$；④Ⅳ期：T_4，任何 NM/ 任何 T，$N_2 N_3 M_0$/ 任何 T，任何 N、M_1。

2. 肿瘤分级

肾癌的细胞分化程度根据细胞核形态分为 $G_0 \sim G_4$，是衡量肾癌恶性程度的标准。一般认为，分化较高的肾癌（主要是颗粒细胞癌）的分级与预后相关，但在透明细胞癌与颗粒细胞癌之间分级未能显示其与预后有明显差别，肿瘤进展也与分级无明显相关关系。

(四) 临床表现

肾癌高发年龄为 50 ～ 70 岁。男：女为 2：1。有 30% ～ 50% 的肾癌缺乏早期临床表现，大多在健康体检或其他疾病检查时被发现。常见的临床表现有：

1. 血尿、疼痛和肿块

间歇无痛肉眼血尿为常见症状，表明肿瘤已侵入肾盏、肾盂。疼痛常为腰部钝痛或隐痛，多由于肿瘤生长牵张肾包膜或侵犯腰肌、邻近器官所致；血块通过输尿管时，可发生肾绞痛。肿瘤较大时在腹部或腰部易被触及。肉眼血尿、腰痛和腹部肿块的临床表现被称为肾癌的"三联症"，由于超声、CT技术的普及，早期肾癌检出率提高，典型的"三联症"现在已经少见。多数患者仅出现上述症状的一项或两项，三项都出现者占10%左右，其中任何一项都是病变发展到较晚期的临床表现。

2. 副瘤综合征

常见有发热、高血压、血沉增快等。发热可能因肿瘤坏死、出血、毒性物质吸收引起。高血压可能因瘤体内动、静脉瘘或肿瘤压迫动脉及其分支，肾素分泌过多所致。其他表现有高钙血症、高血糖、红细胞增多症、肝功能异常、消瘦、贫血、体重减轻及恶病质等。同侧阴囊内可发现精索静脉曲张，平卧位不消失，提示肾静脉或下腔静脉内癌栓形成。20%的肾癌患者可出现副瘤综合征(以往称肾外表现)，容易与其他全身性疾病症状相混淆，应注意鉴别。

3. 转移症状

约有30%的患者因转移症状，如病理骨折、咳嗽、咯血、神经麻痹及转移部位出现疼痛等初次就诊，40%～50%的患者在初次诊断后出现远处转移。

(五)诊断

肾癌临床表现多种多样，亦可全无症状。血尿、疼痛和肿块是肾癌的主要症状，出现其中任何一项或两项症状，即应考虑肾癌的可能。约有半数患者在体检时由超声或CT偶然发现，称之为偶发肾癌或无症状肾癌。有的较早就出现转移症状，诊断较为困难。肾癌术前诊断依赖于医学影像学检查结果，能提供最直接的诊断依据。

1. 超声发现

肾癌的敏感性高，在体检时，超声可以发现临床无症状，尿路造影无改变的早期肿瘤。超声常表现为不均质的中低回声实性肿块，体积小的肾癌有时表现为高回声，需结合CT、MRI诊断。超声能准确地区别肾肿块是囊性或是实质性的，是肾癌或是肾血管平滑肌脂肪瘤(良性)。

2. X线检查

尿路X线片(KUB)可见肾外形增大，偶见肿瘤散在钙化。静脉尿路造影(IVU)可见肾盏、肾盂因肿瘤挤压或侵犯，出现不规则变形、狭窄、拉长、移位或充盈缺损，甚至患肾不显影。超声、CT不能确诊的肾癌做肾动脉造影检查，可以显示肿瘤内有病理性新生血管、动、静脉瘘、造影剂池样聚集与包膜血管增多等。必要时注入肾上腺素，正常肾实质血管收缩而肿瘤内血管无反应。

3. CT

对肾癌的确诊率高，能显示肿瘤部位、大小、有无累及邻近器官，是目前诊断肾癌最可靠的影像学方法。CT表现为肾实质内不均质肿块，平扫CT值略低于或与肾实质相似，增强扫描后，肿瘤不如正常肾实质增强明显。但此时CT值数倍于平扫CT值。CT也可区别其他肾实质病变，如肾血管平滑肌脂肪瘤(良性)。CT增强血管造影及三维重建可以见到增粗、增多和紊乱的肿瘤血管，可替代传统的肾动脉造影。

4.MRI

对肾癌诊断的准确性与 CT 相仿。T_1 加权像肾癌常表现为不均质的低信号或等信号；T_2 加权像则表现为高信号改变。在显示邻近器官有无受侵犯，以及肾静脉或下腔静脉内有无癌栓上优于 CT。

（六）鉴别诊断

需要与肾囊肿、错构瘤、肾脓肿及其他肾脏肿瘤进行鉴别。肾最主要的包块是单个囊肿，可行 B 超或 CT 检查进行鉴别。错构瘤（含大量脂肪成分）通过脂肪成分低密度区表现能容易地确定。高度怀疑肾脓肿的患者有发热、腰痛、脓尿和白细胞增多表现，且早期应行穿刺和培养。肾淋巴瘤（霍奇金淋巴瘤和非霍奇金淋巴瘤）、肾盂移行细胞癌、肾上腺癌和转移癌应结合 CT 及临床表现来考虑其诊断。

（七）治疗

肾癌的基本治疗是根治性肾切除术，肾癌对放射治疗和化学治疗都不敏感，这些方法一般不能作为常规的辅助治疗。生物治疗主要用于晚期有扩散的肾癌，疗效很有限，有待提高。

1. 肾癌根治性肾切除术

(1) 适应证：肾癌根治性肾切除术的适应证为局限于肾周筋膜以内的肿瘤。手术前必须系统检查肺相、腹部 CT，如有骨骼系统疼痛或血碱性磷酸酶升高则应进行全身核素骨扫描，以除外骨转移灶。如已发现有转移，一般不考虑根治性肾切除术。

肾癌有肾静脉和（或）下腔静脉癌栓不是根治性肾切除术的禁忌证，但必须术前了解静脉内癌栓的情况，以便手术切除。肾癌有静脉内癌栓占 3%～7%，手术时切除癌栓可望半数以上生存 5 年或超过 5 年，即不影响肾癌手术的预后。肾癌如侵犯下腔静脉，可有下肢水肿、同侧精索静脉曲张、蛋白尿、右心房内占位病变、肺栓子，病肾可能无功能。静脉内癌栓的诊断可用 MRI、经腹多普勒超声，诊断不明确时，可选用下腔静脉造影。肾动脉造影可以发现 35%～40% 的癌栓内有动脉进入，可以术前行动脉栓塞术，不仅可以使癌栓缩小，也可以减少术中出血。近年下腔静脉高位癌栓可在深低温体外循环下进行手术，如手术前疑有冠状动脉供血不全，应行冠状动脉造影，证实梗阻性病变时，肾切除手术可同时行冠状动脉手术。

(2) 手术范围：肾癌根治性肾切除术范围包括肾周筋膜、同侧肾上腺、上 1/2 输尿管、同侧淋巴结（上起肠系膜上动脉起源处，下至肠系膜下动脉起源以上、下腔静脉及主动脉旁淋巴结）。肾癌切除术应先结扎肾动、静脉。手术最关键的是必须从肾周筋膜外开始，有统计，肾癌手术时约 25% 已穿透肾包膜进入肾周脂肪。肾上腺切除术适用于大的肾上部癌与肾上腺邻近时，如肿瘤位于肾下半部可以保留同侧肾上腺。

(3) 手术径路：肾癌手术切口我国和欧美国家不完全相同，我国更多采用经腰切口，切除第 11 或 12 肋，或第 11 肋间切口。基于我国泌尿外科医师在肾结核、结石手术积累了丰富经验，容易接受腹膜外腰切口径路。但是腹膜外腰切口不容易显露肾动、静脉，且如果患者腹壁厚、脂肪多，手术比较困难。现在国际上一般建议经腹腔手术或胸腹联合切口，优点是容易显露肾蒂，便于先结扎肾动、静脉。在右侧肾癌手术时，右肾静脉很短，手术时必须注意避免损伤下腔静脉，如果分离肾动脉可以从下腔静脉外侧（左侧）开始，可以在下腔静脉和主动脉间分离结扎肾动脉。左肾癌，左肾静脉长，可以先结扎其睾丸或卵巢、肾上腺、腰部分支，肾静脉比较游离，容易显露肾动脉，先结扎肾动脉而后结扎肾静脉。胸腹联合切口适用于巨大肾癌，或便于切除下腔静脉癌栓。

(4) 淋巴结清除范围：从膈下肠系膜上动脉起源处到肠系膜下动脉起始部以上，以及下腔静脉和主动脉旁淋巴结清除手术是完全性淋巴结清除术。也有主张局部性淋巴结清除术即切除肾蒂附近淋巴结，目的不是根治而在于分期。也有人不主张淋巴结清除术。

欧洲癌症研究治疗组 (EORTC)1992 年报道前瞻性、随机、多中心研究。637 例临床局限于转移肾癌根治性肾切除术患者，行完全性淋巴结清除术 313 例、未行淋巴结清除术 324 例。病例选择完全随机，两组年龄、性别、健康情况、临床分期、并发疾病均是可比的。结果淋巴结清除组发现有转移淋巴结 5%，病情恶化 21 例 (6.7%)，而未清除淋巴结组病情恶化 17 例 (5.2%)，两组差异不显著。但根治性淋巴结清除组手术出血超过 1 000 mL 者占 10.6%，而未清除淋巴结组出血超过 1000 mL 者占 5.8%。

另一组报道 356 例，肾癌根治性肾切除术的远期生存情况在 I、II 期肾癌淋巴结清除术不影响生存率，而在III、IV 期淋巴结清除术可能改善生存情况。

关于完全性淋巴结清除术和部分性淋巴清除术的比较，有报道肾癌根治性肾切除术 511 例，分为两组，完全性淋巴结清除组 320 例，部分性淋巴结清除组 191 例，结果肿瘤 Robson 分期均属 I 期或 II 期。完全性淋巴结清除组 5 年生存率和 10 年生存率分别为 66.05% 和 56.15%，部分性淋巴结清除组为 58.0% 和 40.9%。完全性淋巴结清除术者生存率优于部分性淋巴结清除组。

肾癌根治术是否行淋巴结清除，完全性还是部分性？还是不进行淋巴结清除术？至今尚无大家能统一接受的结论。主张淋巴结清除术者认为，可以清除肉眼和影像学检查未出现改变的转移淋巴结，提高生存率。不主张淋巴结清除术者认为，早期肾癌极少有淋巴结转移，清除淋巴结往往不能发现转移病灶，而清除淋巴结手术增加了手术的创伤和复杂性，并不能提高生存率。至于已经有淋巴结转移的，多数已有血行转移病灶，即使切除了有转移的淋巴结，也不能提高生存率。因此，有待更多的临床实践方可找到更准确的结论。

(5) 静脉内癌栓：肾癌容易发生肾静脉、下腔静脉癌栓，癌栓甚至可延伸至右心房。经验表明，肾静脉和下腔静脉癌栓如果没有发现局部或远处扩散，肾癌根治性肾切除术时，可同时切除癌栓，预后良好。1991 年，Hatcher 报道 653 例肾癌，手术切除 558 例，有静脉内癌栓 113 例 (17.0%)、肾静脉癌栓 65 例 (10.0%)、下腔静脉内癌栓 48 例 (7.4%)。27 例肾癌局限在肾周筋膜以内，无淋巴结或远处转移 ($T_3 N_0 M_0$)，癌栓在下腔静脉内无粘连，取出后 5 年生存率达 69%，中位生存 9.9 年。癌栓直接侵犯下腔静脉壁者 5 年生存率 26%，中位生存仅 1.2 年。如果手术中将受侵犯的下腔静脉壁和癌栓一起切除，则 5 年生存率提高至 57%，中位生存 5.3 年。另有 17 例肾癌患者有下腔静脉癌栓，肿瘤侵犯肾周筋膜或淋巴结，或有远处转移，在下腔静脉癌栓切除术后 5 年生存率低于 18%，中位生存 0.9 年以下。

取癌栓时，为了控制出血，可以阻断下腔静脉、门静脉和肠系膜上动脉，血管阻断时间不能超过 20 分钟，所以难以取出复杂的癌栓。Novick 等 1990 年报道 43 例在深低温体外循环下取出包括右心房内癌栓的成功经验，可达到良好的无肿瘤远期生存。这种手术切口在双侧肋缘下，如检查手术可能切除，则向上胸骨正中切开。从肾周筋膜分离，切断肾动脉及输尿管，仅有肾静脉相连，深低温体外循环心脏停搏下取出癌栓，包括已延伸至心房内癌栓。手术可以安全地进行至少 40 分钟，如果冠状动脉需搭桥手术，可以在复温时进行，复温一般从深低温 -18℃～ 20℃～ 37℃需经过 20 ～ 45 分钟。

手术并发症可达 20%，死亡率为 2%。并发症有心肌梗死、脑血管意外、充血性心力衰竭、肺栓塞、肺不张、肺炎、栓塞性静脉炎等。手术中必须注意避免损伤腹腔脏器，如有损伤即予以修复。术后可能出现胰瘘、肠麻痹、二次出血、气胸等，也可能出现急性肾功能不全。

(6) 肾癌根治性肾切除术：是否切除肾上腺：1997 年 Sandock 报道总结性回顾 57 例肾癌同时行同侧肾上腺切除术，其中 3 例肾上腺有转移病灶，仅占 5.3%(3/57)，该 3 例均为肾上极大肿瘤，肿瘤已穿透肾包膜，所以又将该期肿瘤确定为 $T_3 d$ 期，即已侵犯同侧肾上腺。目前肾癌根治性肾切除术切除肾上腺适用于肾上极大的肿瘤和术前已明确肿瘤侵犯肾上腺。

2. 保留肾组织的肾癌切除术

随着医学影像学的进步，可以发现早期、无症状的肾癌。小于 4 cm(亦有主张小于 3 cm) 的肾癌如果位于表浅或一极，可以考虑保留肾组织的肾癌切除术，如部分肾切除术 (一极或中部楔形)，甚至肿瘤剜出术。但多数主张肾保留组织的手术主要适用于小于 4 cm 的小肾癌、双肾癌、孤立肾癌或对侧肾功能低下时。手术前必须明确肿瘤是局限的，无转移灶。

肾癌保留肾组织手术理想的是先找到其供应的肾动脉分支，予以结扎，找到其切除的界限，可以最大限度地保留肾组织，肾动脉是终动脉，一般不互相联系，肾静脉可以不阻断。如需阻断肾血流，在其表面敷以生理盐水的冰屑 10 ～ 15 分钟，使之冷却可达到中心温度 20℃，3 小时以内手术不会引起肾功能损害。一般不主张向肾动脉内灌注冰冻液体，因有可能使肿瘤扩散。在阻断肾动脉以前 5 ～ 10 分钟静脉滴注甘露醇，不必应用全身或局部抗凝药物。保留肾组织的肾癌手术，可以选择腰部手术切口进行，在分离时先在肾周筋膜外，以防止有肿瘤可能已侵犯肾周脂肪。

部分肾切除术治疗肾癌可以达到良好效果，有报道和根治性肾切除术疗效相仿。几组病例数较大的报道其 5 年肿瘤特异生存率可以达到 87% ～ 90%。保留肾组织的肾癌切除术主要存在的问题是局部复发，一般统计有 4% ～ 6%。这种复发最可能是肿瘤本身为多病灶。

部分肾切除术的并发症为出血、尿瘘、输尿管梗阻、肾功能不全和感染。术后出血在腹膜外，可令患者卧床休息，紧密观察出血是否发展，必要时，可选择性动脉造影将其出血的分支栓塞。严重的出血需再次手术。

部分肾切除手术后切口必须引流，如有尿瘘，在输尿管无梗阻时，往往可以自行愈合。

输尿管梗阻往往是血块堵塞，可以合并尿瘘，等待观察可望自行消退。如尿瘘严重，可在输尿管内置入支架管引流。

肾功能不全常发生在孤立肾或术前肾功能不全者，多数肾功能减退比较轻，可对症治疗，严重时需透析治疗。

凡保留肾组织的肾癌手术必须紧密随访，术后 4 ～ 6 周，复查肾功能及排泄性泌尿系造影，如果肾功能不好，可以改行超声检查。术后每半年复查一次肝、肾功能、肺相、腹部 CT 或超声检查肾有无肿瘤复发，4 年以后每年检查一次。如发现局部复发，可再行部分肾切除或肾切除术。在孤立肾手术后，可以有蛋白尿和肾功能不全。体外肾手术自体肾移植容易发生肾功能不全，现在已极少采用。

关于对侧为正常肾是否可做保留肾组织的肾癌手术，至今尚无定论。随着超声检查的普及，许多表浅的偶然发现的小肾癌是可以考虑保留肾组织的手术，但应选择位于肾外缘、界限清晰、细胞分化好的肿瘤，肿瘤应小于 4 cm。肾癌对侧肾发病机率为 1% ~ 2%，多中心的肾癌极少，部分肾切除术后复发 4% ~ 6%。这些都是肾癌是否应进行保留肾组织手术争议的要点，难以达成共识。

3. 局部已有扩散肾癌的治疗

肾癌体积大，可以侵犯相邻组织，如后腹壁、神经根、腰肌，一般直接侵犯肝的不多见，常见肾癌的肝病变为转移灶。有时肿瘤可以将肝推开并插入，直接侵入肝组织仍不多见。肾癌侵犯十二指肠、胰腺，预后极坏，即使手术亦难达到长期生存。肿瘤侵入血管，可以扩散至肠系膜和结肠。

肿瘤局部扩散唯一可选择的治疗是手术切除，扩大并将扩散病灶一起切除。巨大肿瘤部分切除或去块手术 (debulking)，术后生存 12 个月的仅占 12%。多数报道肾癌侵犯相邻组织和脏器手术后生存 5 年者不足 5%。

早年报道术前放疗可以改善生存情况，术前 30 cGy 和未照射者，5 年生存情况相似。但照射组肾窝内复发延迟，常规术后照射也不影响其预后。如果手术时明确未切尽、遗留有肿瘤，放疗偶可延迟其生长。

4. 有转移灶肾癌的手术治疗

已有转移灶的肾癌切除术是姑息性治疗，适用于难以控制的肿瘤出血、疼痛、甲状旁腺激素 (PTH) 相关的高血钙、没有肝转移的肝功能改变、继发贫血或红细胞增多症。这类患者多数生存不超过 6 个月，也可考虑介入性肾动脉栓塞治疗。

肾癌单个肿瘤转移病灶可以手术切除，有报道肾癌根治手术加上肺单个转移灶切除术，5 年生存率可以达到 44%。肾癌的骨转移病灶彻底手术 5 年生存率可以达到 55%。肾癌单个肝转移灶手术切除必须严格选择病例，手术死亡率较高。

肾癌转移病灶的手术问题，一组收集 3 232 例肾实质恶性肿瘤经组织学证实者，其中就诊时已有转移 784 例，占 24%。明显局限在肾内的肿瘤手术后 5 年仍可能发现转移，肾癌的转移可以发生在肾癌切除手术后 10 年，甚至有报道 30 年后出现转移病灶。肾癌的单个转移病灶可以手术切除，尤其是肺转移比较容易切除。一组 40 例肾癌转移病灶 46 次手术切除，肺 17 例、肺及其他部位转移 4 例、对侧肾 6 例、后腹膜 6 例、骨 6 例、脑 1 例。手术后 2 年内死亡 21 例，5 年生存 13 例 (33%)。

已发现有转移的肾癌，单纯根治性手术切除很难延长生存期，但为了配合免疫治疗，切除原发病灶有助于改善免疫治疗的效果。

因为肾癌有多药耐药性，所以化疗对肾癌疗效很差。多年来有关肾癌的化疗问题进行过许多探索。1%7 年 30 种药物 247 名肾癌，1977 年 42 种药物 1 703 例肾癌，1983 年 53 种药物 2 416 例肾癌，1983-1989 年 39 种新药治疗肾癌 2 120 例，有客观疗效者均在 9% 以下。1995 年 Yagoda 复习 83 组实验观察，4 093 例肾癌，总有效率 6%，且都是短期缓解，这明确证明肾细胞癌是化疗药物耐药的肿瘤。

肾癌的多药耐药可能由于存在高浓度的多药耐药基因 MDR-1 产物 P 糖蛋白 (P170)，可以主动将化疗药物泵出癌细胞。使 MDR-1 基因逆转可以应用环孢素 A 和 PSC833，在体外作用有效，但临床上这些药物和长春新碱一起应用，未有明显的改善。用来和氟尿嘧啶一起 24 小时静脉滴注，有报道可提高疗效，但尚未能重复证明。

为此对化疗配合免疫治疗进行了有益的探讨，结果是令人鼓舞的。有人用氟尿嘧啶与白细胞介素 2 和 α 干扰素结合，可以达到良好的效果，有效率达到 46%，而 CR 达到 15%，仅有中等毒性。这无疑为肾癌的药物治疗开辟了一个新的途径。

5. 内分泌治疗

早年曾报道可以应用激素治疗转移肾癌，达到一定疗效。但 1978 年 DeKernion 回顾该院 110 例应用黄体酮制剂，没有一个有效者。所以现在认为，不能证明激素可以治疗肾癌，如雄激素、孕激素、抗雄激素等。其他激素如 tamoxifen 也无效。

6. 生物治疗

生物治疗主要是免疫治疗。在过去 20 年中，转移性肾癌的治疗一直以 IL-2 和 IFN-α 为主，并被欧洲泌尿外科协会和美国国家综合癌症组织推荐为晚期肾癌治疗的一线用药。

(1)IL-2：Fisher 等州总结了 1992 年美国食品药品管理局 (Federal Drugand Food Administration，FDA) 批准静脉高剂量的 IL-2 治疗晚期肾癌临床试验的长期疗效，255 例患者应用 IL-2(60 万～ 72 万 U/kg，每小时一次)，15 分钟内静脉注射，第 1 ～ 5 天，第 15、19 天。间隔 9 天后重复 1 次，总有效率为 15%(36/255)，其中完全反应 (CR)7%(17/255)，部分反应 (PR)8%(20/255)，随访 10 年，中位生存期 16.3 个月，CR 的患者中 60% 仍无瘤生存，4 例 PR 的患者手术切除转移灶后，已无瘤生存 65 个月，该项研究提示静脉高剂量 IL-2 可能治愈某些晚期肾癌，随后的许多临床试验也验证了这一结果，IL-2 对晚期肾癌的治疗也以该试验为基础，而静脉高剂量给药也成为 IL-2 治疗晚期肾癌的标准方法。然而高剂量 IL-2 静脉给药的有效剂量接近药物的致死剂量，接受治疗的患者需要住监护病房，部分患者需辅助呼吸或用升压药维持血压，死亡率为 4% 左右，限制了其使用。Yang 等开展的前瞻性随机实验比较了 IL-2 静脉高剂量给药、静脉低剂量给药和皮下注射的疗效，虽然 3 组患者生存率差异无统计学意义，但反应率差别明显，分别为 21%、13%、10%(P=0.048)。

(2)IFN：IFN 静脉给药毒副作用大，临床上多以肌内或皮下注射给药。按照受体的不同，IFN 主要分为 IFN-α、IFN-β 和 IFN-γ。IFN-α 和 IFN-β 功能相似，IFN-β 尚无商业化药物，临床实验表明 IFN-γ 对转移性肾癌则无明显疗效。目前主要是 IFNα-2 α 和 IFNα-2 b 用于临床，对晚期肾癌的 II 期临床试验结果显示其疗效无显著提高，副作用也未见减少。研究显示，IFN 治疗主要对肾透明细胞癌有效，对肾细胞癌的其他亚型疗效不佳。

IFN-α 用法通常为每周 3 次，5 ～ 10 MU/ITI，其剂量 - 反应关系尚不明确，治疗的有效率在 10% ～ 30%，平均 15%，其中 CR 率为 2% 左右，治疗反应持续时间为 6 ～ 7 个月。近来发表的一项汇总分析表明，对晚期肾癌患者 IFN-α 明显优于安慰剂 (1 年死亡 OR=0.56，95% 可信区间为 0.40 ～ 0.77)，可提高患者的生存期 3.8 个月，若在使用 IFN-α 前行姑息性肾切除，则较单独使用 IFN-α 延长患者的生存期 4.8 个月，其中对行为状态好和转移局限于肺部的患者疗效更佳。Pyrhonen 等开展的前瞻性临床随机对照研究显示，IFN-α 联合长春碱较单独使用长春碱可提高患者的生存期 6 个月 (*P*=0.0 049)，两组患者的 3 年生存率分别为 11.7% 和 5.1%，5 年生存率分别为 4.1% 和 0。

Motzer 等分析了 453 例患者 IFN-α 治疗与预后的关系，其危险因素为低 Karnofsky 评分、高乳酸脱氢酶、低血红蛋白、高血钙、肾癌诊断到 IFN-α 开始治疗的时间小于 1 年。无危险因素组、中危组 (1 或 2 个危险因素) 及高危组 (3 个以上危险因素) 的中位生存期分别为 30、14、5 个月。IFN 常见副作用为流感样症状，其他包括肝功能异常、贫血、白细胞减少等。

(3) 靶向治疗：分子 IE 向治疗是指在肿瘤分子生物学的基础上，以肿瘤相关的特异分子作为靶点，利用靶分子特异制剂或药物进行治疗的手段。靶向治疗是近年来研究的热点，已有多个商业化的药物进入临床试验或上市，包括对肾癌的治疗。

(七) 预后

1. 转移

肾癌可以经淋巴管转移到主动脉旁淋巴结，向上蔓延，可达颈部淋巴结。肾癌可经血道转移到全身各处。最常转移到肺，其次是骨骼。据报道，肾癌除指甲和牙齿没有转移外，身体各个部位和器官均可发生转移。肾癌转移很难预测，变化甚大。有的是肿瘤体积很大，但无转移。有的肾癌体积很小且无症状，但已有远处转移。后者常在远处转移部位出现症状后，追溯检查，发现原发灶是肾癌。

2. 转归

肾癌的自然转归，一般认为极差。一组 443 例未经治疗的肾癌，3 年生存 4.4%，5 年生存 1.7%；另一组 141 例多发性远处转移者，无论是否行肾切除术，无生存超过 2 年。

三、肾母细胞瘤

肾母细胞瘤即 Wilms' 瘤、肾胚胎瘤，是婴幼儿最常见的腹部肿瘤，约占小儿实体肿瘤的 80%。多在 5 岁以前发病，2/3 在 3 岁以内，无性别差别。

(一) 病因

病因不明。肾母细胞瘤的发生有家族性和非家族性。约 1% 的肾母细胞瘤为家族性，约 15% 的 Wilms' 瘤患者有先天畸形，如蹄铁形肾、过度生长综合征、尿道下裂，隐睾和肾融合。近年对家族性发生倾向与遗传性关系有较多的研究，发现有染色体异常，11 号染色体短臂的中间部缺失性畸变。

(二) 病理学

肾母细胞瘤可发生于肾实质的任何部位，是一个边界清晰、有纤维性假包膜的单个实体肿瘤，多为圆形。肿瘤剖面呈现鱼肉样膨出，灰白色，常有出血及坏死，此时可呈现橘黄色、红色或棕色，间有囊腔形成。肿瘤破坏并压迫正常肾组织，使肾盂、肾盏变形，少见的情况是肿瘤侵入肾盂，并向输尿管发展，可引起血尿及梗阻，甚至可经尿道脱出。约 5% 的病例合并钙化，多位于既往坏死区，呈现线状或蛋壳样位于肿物边缘，与神经母细胞瘤的分散钙化点有明显不同。

肿瘤突破肾被膜后，可广泛地浸润周围器官及组织。肿瘤可经淋巴转移至肾蒂及主动脉旁淋巴结，亦可沿肾静脉伸入下腔静脉，甚至达到右心房。小儿有腔静脉或心房栓塞时，仅有少于 10% 的患者有临床表现，且临床表现也因梗阻部位而异，如下腔静脉梗阻在肝静脉以上可有肝大及腹水，如侵入右心房可致充血性心力衰竭或心脏杂音。血行转移可播撒至全身的各部位，其中以肺转移最为常见，其次为肝，也可转移至脑。如无其他部位转移，则双侧肾肿瘤可被认为是双侧原发病变，虽然双侧可呈现不对称表现，但在绝大多数病例两侧肿瘤是同时发生的。

肾外肾母细胞瘤较为罕见，可位于腹膜后或腹股沟区，也可成为复合畸胎瘤的一部分，其他部位包括后纵隔、盆腔及骶尾区。

肿瘤的组织来源为间叶组织的胚基细胞，有多向分化的特点，因而组织形态表现为多样性。镜检主要由胚芽、间质及上皮三种成分构成，根据肿瘤组织中上皮、间质或胚芽所占成分的比例而分为不同的组织类型，如其中某一成分占组织成分的比例达到 65% 以上，则相应地分别命名为上皮型、间叶型或胚芽型，如没有任何一种成分单独达到 65% 以上，则命名为混合型。

上皮型肾母细胞瘤的肿瘤细胞有上皮分化，有些上皮细胞可形成实质性索条，或可分化成不同发育阶段的肾小管、肾乳头、肾小球等肾脏上皮成分，分化越成熟则越倾向于良性。间叶型肾母细胞瘤的间质成分多为幼稚性间叶组织，占肿瘤组织的绝大部分，包括原始间质细胞及不同量的横纹肌、平滑肌、成熟结缔组织、黏液组织、软骨、成纤维细胞等成分，甚至有脂肪、骨质、神经节和神经胶质等，故有人亦称之为畸胎瘤。胚芽型则如同胚胎发育致密的间叶组织，细胞小而圆，排列紧密且生长活跃，含深染的细胞层，成分为呈巢状分布的中等大小的幼稚细胞，其核呈现圆形或卵圆形，核仁不明显，核染色质深染并可见核分裂象，胞质量中等。根据其排列方式分为弥漫胚基型、蛇曲状胚基型、结节胚基型和基底胚基型 4 个亚型。

（三）肿瘤分期

NWTS 分期系统是一种基于手术和病理发现的分期方法，应用最为广泛。

NWTS-3 分期有以下几点。

Ⅰ期：肿瘤局限于肾脏，可完全切除。肾包膜表面完整。肿瘤在术前或术中不会破裂。切口边缘无明显肿瘤残留。

Ⅱ期：肿瘤突破肾但仍能完整切除。有局部扩散，如穿跨肾包膜外表面至肾周组织。肾外血管有浸润或含有瘤栓。曾行活检或局部膨出固定于侧腹。切口边缘无明显肿瘤残留。

Ⅲ期：腹部有非血源性肿瘤残留。肾门淋巴结活检发现肿瘤，主动脉周围或超出主动脉周围有转移。肿瘤扩散至腹膜，腹膜表面种植。镜下或大体上，手术边缘有肿瘤残留。肿瘤浸润至重要结构不能完全切除。

Ⅳ期：血行转移，如肺、肝、骨和脑有转移。

Ⅴ期：双肾肾母细胞瘤。

（四）临床表现

1.症状和体征

早期不伴有其他症状，常在婴儿更衣或洗浴时被家长或幼保人员偶然发现，时常为无症状的上腹部肿块，向胁部鼓出，表面光滑、实质性，较固定，大者可超越腹部中线。肿物增长较大时，可出现腹痛、血尿、发热、高血压、贫血等症状。常见的体征为腹部包块。25% ～ 60% 的病例有高血压，可能由于肾素水平升高所致。

2. 实验分析

尿液分析可显示血尿，可能存在贫血，尤其在有明显包膜下出血者，肝转移的患者可能有血清生化异常。

3.X 线检查

大剂量静脉尿路造影是早期诊断的选择性方法。肾动脉造影仅用于有双侧 Wilms' 瘤或马蹄肾。胸部 X 线片为有转移的首选检查。对高风险的患者，胸腹 CT 联合扫描可提供有用的临床资料。

4. 超声检查、CT 扫描和 MRI

超声检查是目前首选的检查腹部可触及包块的方法。

腹部 CT 用于可疑的 Wilms' 瘤检查且能提供肿瘤范围，对侧肾状况和局部淋巴结的情况。CT 扫描对右侧肿瘤侵犯肝脏时有较高的假阳性率。

MRI 能提供侵入下腔静脉肿瘤范围的重要信息，包括侵入心内的肿瘤大小。

5. 放射性核素显像

放射性核素骨扫描应用极少。腹部 CT 扫描已取代放射性核素肝脾显像。

6. 穿刺活检

常规术前活检仅用于肿瘤过大能安全切除和已计划术前化疗或放疗的情况。

（五）鉴别诊断

儿童腹部包块的鉴别诊断包括肾积水、肾囊肿、肾内神经母细胞瘤、中胚层细胞瘤和各种少见的肉瘤。

超声检查可明确肾积水和肾囊肿。神经母细胞瘤放射学上与 Wilms' 瘤难以分辨，有些特征有助于区分：Wilms' 瘤常固定于一侧腹部，神经母细胞瘤通常横跨腹中线；Wilms' 瘤是肾内包块且极少导致肾轴改变，神经母细胞瘤可导致肾向外和向下转位；儿童神经母细胞瘤倾向于转移，且放射检查时常见钙化；神经母细胞瘤可产生多种肿瘤因子，包括香草基杏仁酸和其他儿茶酚胺物质，而不见于 Wilms' 瘤。

中胚叶肾瘤是良性错构瘤且术前与 Wilms' 瘤难以区分。常见于新生儿期且需手术切除后病理确定。也可发生于成人。

（六）治疗

肾母细胞瘤对化疗、放疗敏感，近年来，利用手术、化疗、放疗综合治疗使疗效大为提高。

1. 手术治疗

对于单侧肾母细胞瘤，一旦确诊尽早手术切除，即使已出现肺转移。实施肿瘤切除前常规取组织病理检查，以免误诊，分清肿瘤组织分化程度 (FH、UH)，为术后放、化疗提供病理依据；同时应仔细探查肿瘤波及范围、有无转移灶、腹膜后淋巴结、肾血管及对侧肾脏有无肿瘤。对 Ⅰ～Ⅱ 期肿瘤应完全切除，Ⅱ 期肿瘤尽可能完全切除。对于晚期肿瘤，如试图彻底切除肿瘤可能冒很大风险，故不宜过分强调完全切除，术后化疗和放疗可清除残余瘤组织。

2. 放疗

肾母细胞瘤对放射线敏感，术后尽早（术后 10 天内）放疗对提高疗效、降低复发率、提高生存率有重要意义，随化疗进展，很多情况下可不用放疗，照射剂量和范围已经进一步改进，降低照射剂量和范围以达到降低脊柱侧凸等并发症的发生。分化良好的Ⅰ期肾母细胞瘤术后可不做放疗，Ⅱ期以上者，实施术床、残余瘤及转移灶照射治疗，有腹内扩散者，需在保护对侧肾脏的前提下行全腹照射，1岁以内婴儿慎用放疗或降低照射剂量，以免影响生长发育。

3. 化疗

肾母细胞瘤治疗最重要的进展是联合化疗，合理应用必要的术前化疗和坚持术后规律化疗，已显著提高肾母细胞瘤存活率。尽管NWTS推荐肾母细胞瘤化疗方案，但在实践中，各家的化疗方案、疗程不尽相同。较为敏感的化疗药物为长春新碱(VCR)、放线菌素(ACTD)、多柔比星(ADR)，实践证明二、三联化疗方案明显优于单药化疗，中晚期(尤其分化不良型)肾母细胞瘤病例，采用手术、放疗、三联化疗是提高疗效的关键。

4. 肾母细胞瘤术前治疗

肾母细胞瘤术前治疗(包括化疗/放疗)成为近年研究和争论的热点问题。NWTS强调先手术切除肿瘤，明确诊断，确定组织学类型和临床分期，以免误诊误治，并治疗个体化，术前化疗可能影响肿瘤分期和病理分型，与未经术前化疗组比较，无瘤生存率无显著差异。SIOP则认为术前化疗可使肿瘤缩小，减少术中肿瘤破溃机会，并减少因术后局部残留而行腹部放疗机会。越来越多研究报道表明术前放化疗的优越性，尤其对巨大肿瘤、长段腔静脉瘤栓、浸润主要脏器致手术切除瘤困难者，主张有计划地进行术前放疗或化疗4～12周，待肿瘤缩小后手术，可降低手术风险，增加完整切除机会。同时对肿瘤累及血管时能更好地提供有效治疗途径，化疗后肿瘤缩小局限，避免手术切除更多肾组织，有利于肾实质保存，这一点对双侧和孤立肾肾母细胞瘤更有价值。

术前化疗方案多采用SIOP推荐方案。

方案一：VCR 1.5 mg/m²，1次/周，ACTD 15 μg/(kg•d)，连用5天，或在此基础上加用ADR 50 mg/m²，1次/6周。

方案二：VCR 2 mg/m²，1次/周，ACTD 400 μg/m²，ADR 20 mg/m²，连续3天。疗程尚未统一，一般为4～12周，可以各自临床经验决定术前化疗时间。

术前介入性动脉栓塞疗法(TACE)也已用于中、晚期WT的术前治疗。因栓塞剂、化疗药直接通过肿瘤动脉注入，可使肿瘤迅速坏死、缩小，而缩短术前治疗时间(可缩短至2周以内)，减轻化疗、放疗全身副作用，并能明显诱导WT细胞凋亡，为提高临床疗效创造条件。

5. 复发转移及双侧肾母细胞瘤治疗

对于复发和转移瘤仍采用手术、放疗、化疗综合措施治疗，但联合化疗方案更强，可加用顺铂、环磷酰胺、鬼臼类药物，对较明显的转移灶依病情先行手术切除或放疗。对双侧肾母细胞瘤及孤立肾肾母细胞瘤，治疗目的是最大限度地保留肾组织和肾功能，手术以姑息性部分切除为主，术前以TACE化疗或VCR+ACTD(ADR)化疗4～6周，如不显效，可加放疗，使肿瘤坏死、缩小、局限，为手术探查、肿瘤切除创造条件。术后继续正规化疗，必须全肾切除及肾移植时，尽可能化疗2年后实施，以减少复发。

(七) 预后

组织学分化良好的Wilms'瘤患儿4年生存率已接近90%。最重要的预后不良因素是组织分化不良的类型(透明细胞瘤，杆状和较原始的肿瘤)。对NWTS第Ⅱ期和第Ⅲ期双侧

Wilms'瘤患者的分析显示,3 年生存率为 82%。

四、肾盂癌

肾盂癌是发生于肾盂、肾盏的肿瘤,发病率在肾脏肿瘤中居第 2 位,仅次于肾细胞癌,并且发病率正逐年上升,其原因可能与发病者增多或检出率提高有关。我国肾盂癌发病率较西方国家为高,原因尚不清楚,多发生于 40 岁以上中老年,男性多于女性。

(一)病因

增加肾盂移行细胞癌的发生率的危险因素众多,主要与应用化工、染料及炼制等相关职业有关。根据中国联苯胺作业工人调查,发生尿路上皮性肿瘤为 189.6/10 万,且发病率与发病年龄、从事该职业时间长短有明显关系,发病高峰在工龄 20～24 年,发病年龄平均在 58 岁。这些人中有 68% 的受检者尿脱落细胞检查为阳性。

除染料工业外,其他行业如橡胶、纺织品印染、电缆、油漆、焦油、农药、制革、电料等行业的工人中发生率亦较高。

近来研究证实,尿路上皮肿瘤患者中的色氨酸代谢产物中正经氨基较正常人为高。

吸用高焦油量的烟卷和深度吸烟可大大增加上尿路上皮肿瘤的发病危险性,最高可达 8 倍,且与每日烟卷的消耗量相关,停止吸烟可减少发病的危险性。

咖啡的饮用与肾盂移行细胞癌发病率的关系尚不明确。饮料及甜味剂尚未见资料证实其对人有致癌作用,但认为,此类物质是一种有效促进癌变并与致癌物质有协同作用的物质。

有些物质与尿路上皮肿瘤的发病有关,解热镇痛剂,如非那西汀(Phenacetin)用量过大时,可导致肾盂细胞癌。其致癌部分可能是 4- 乙烯氨苯,该物的化学结构近似已知的尿路上皮性肿瘤的致癌物质。1998 年 Steffens 报道有 22% 患肾盂肿瘤的患者有滥用非那西汀药物史。其潜伏期约为 24～26 年。

慢性炎症、结石、尿路梗阻均与肾盂移行细胞瘤的发病相关联。

肾盂移行细胞癌和其他尿路上皮肿瘤一样与遗传有关,有些患者有明确的家族史,这类患者因遗传上的缺陷,使其易于受环境中的致癌物质的影响而致癌。

(二)病理

1. 肾盂移行细胞癌

移行细胞癌是肾盂恶性上皮性肿瘤最常见的组织学类型。有报道长期服用镇痛药,应用二氧化钍、环磷酰胺治疗以及先天性马蹄肾患者肾盂移行细胞癌发病率高。

肿瘤主要有三种生长方式。

(1) 乳头状型:肿瘤质脆,粉白色,有宽窄不同的蒂,多数标本可融合成直径大于 1 cm,表面细颗粒状或绒毛状,多个小肿瘤可融合成直径大于 2 cm 的较大肿瘤,呈菜花状,充塞肾盂,使之扩张。此型向肾盂壁浸润性生长不明显,常推压肾盂肌层形成弧形较清楚的边界。该型肿瘤常多灶性发生,有的病例几乎每一肾盏均见乳头状肿物。

(2) 平坦型:肾盂局部黏膜增厚、粗糙、灰白色,病变处由于纤维组织增生、炎性细胞浸润,致使肾盂壁局部增厚、僵硬。

(3) 结节肿块型:肿瘤呈球形突入肾盂,基底部向肾盂壁甚至肾实质浸润性生长,形成较大肿物,切面灰白色,颗粒状,质脆,有出血、坏死灶。部分病例癌瘤破坏,占据肾脏一半,甚至全肾。肉眼观察有时与低分化肾细胞癌和黄色肉芽肿性肾盂肾炎鉴别较困难。临床上也难以判断是肾盂癌抑或肾细胞癌,镜下诊断标准同膀胱尿路上皮癌。

2. 肾盂鳞状细胞癌

肾盂鳞状细胞癌少见。常伴有肾盂肾炎、肾结石及肾盂黏膜白斑。也有报道应用二氧化钍肾盂造影后数年发生肾盂鳞状细胞癌。诊断标准应严格,需排除移行细胞癌伴有鳞状细胞化生的亚型。

3. 肾盂腺癌

肾盂腺癌少见。肾盂腺癌常伴有肾盂肾炎和结石,长期炎性刺激导致移行上皮腺性化生,发生腺性或囊性肾盂肾炎,这是腺癌发生的原因和基础。

4. 肾髓质癌

肾髓质癌是罕见肿瘤。国外一些著作中将其放在肾细胞癌中,而1998年版WHO肾肿瘤组织学分类中将该肿瘤放入肾盂肿瘤中。该肿瘤几乎唯一发生于镰状细胞病患者中。多见于较年轻的患者 (11～40岁),男性多见,男女发病比例为2:1。肿瘤灶位于肾髓质,切面质地不均匀,灰白色,间有出血、坏死灶。在肾盂周围及肾皮质内常有卫星灶。

5. 肾盂未分化癌

在国内外以往著作中没有描述肾盂未分化癌,而1998年版WHO肾肿瘤组织学分类中明确列出肾盂未分化癌。Mostofi 给该肿瘤下的定义是低分化恶性上皮性肿瘤,不能将其放入肾盂癌分类的其他任何组中。"未分化"是组织上的意义,不是作为高级别肿瘤的同义语来使用的。当不分化的肾盂肿瘤侵及肾实质时,与肾实质原发性肿瘤及来自其他部位的转移癌鉴别是困难的。确定肾盂原位癌的存在,在鉴别诊断中具有重要的意义。有学者认为,需要病理学家们今后积累更多的确切病例进一步阐明该肿瘤的形态学特征。目前,在能除外肾盂低分化移行细胞癌、鳞癌、腺癌和肾髓质癌,以及能排除肾实质发生的低分化癌和转移癌的情况下,可以诊断或考虑为肾盂未分化癌。

6. 肾盂癌肉瘤

该肿瘤罕见,在一个瘤体中确实存在癌的成分和肉瘤成分。根据组织学特征和免疫组织化学染色特点确定癌的成分是容易的。确定肉瘤成分可能容易,也可能困难。如确定骨肉瘤、软骨肉瘤和横纹肌肉瘤成分可能相对比较容易,而确定梭形细胞肿瘤、纤维肉瘤和平滑肌肉瘤成分可能是困难的。首先应除外癌组织中出现的纤维肉瘤样反应性间质增生,否则,癌肉瘤的诊断不能确定。

(三) 分期

T_x:原发肿瘤隐性,不能评估,如输尿管引流尿细胞学检查阳性,尚未找到肿瘤。

T_0:未发现肿瘤。

T_{is}:原位癌。

T_a:非浸润性肿瘤乳头状癌。

T_1:肿瘤侵犯上皮下结缔组织。

T_2:肿瘤侵犯肌层。

T_3:肿瘤穿过肌层至肾盂外或输尿管外脂肪。

T_4：肿瘤侵犯邻近器官，或穿透肾组织进入肾周脂肪。

N_x：局部淋巴结不能评估。

N_0：无淋巴结转移。

N_0：单个转移淋巴结不超过 2 cm。

N_2：单个淋巴结大于 2 cm，但不超过 5 cm，或多个淋巴结转移，无大于 5 cm 者。

N_3：转移淋巴结大于 5 cm。

M_x：不能评估存在远处转移。

M_0：无远处转移。

M_1：远处转移。

（四）临床表现

肾盂、输尿管癌最常见的临床症状是血尿，肉眼可见或镜下血尿。镜下血尿常见于早期或分化良好的肿瘤。血块通过输尿管部发生肾绞痛，但多数为腰部钝痛或无疼痛。一般临床上不能发现肿大的肾脏，肾盂输尿管癌有肿物的仅 5% ～ 15%，偶可见到输尿管癌梗阻引起大的肾积水。有报道，10% ～ 15% 可以无任何病状而偶然发现，肾盂输尿管癌有膀胱刺激症状的往往是伴发膀胱肿瘤。肿瘤局部扩散可能出现同侧精索静脉曲张、后腹膜刺激症状。肾内有结石多年或合并感染，血尿严重要考虑到可能有鳞癌。输尿管癌大多数在下 1/3，约占 75%。肾盂输尿管癌有 7% 可以表现为恶病质（消瘦、贫血、虚弱）。

（五）诊断

1.B 超检查

超声是简单、有效、无创的检查手段，自 1979 年采用该技术，初期诊断阳性率为50%，以后随着对本病声像图特点掌握及检查方法上的改进，以及超声仪性能的提高，诊断率明显提高。超声检查的直接征象是肾盂内探及实性肿块回声，以肿块边缘极不规则和肿块回声低于肾实质为本病的特点；间接征象是瘤体较小时肾盂集合系统呈局限性扩张，回声不规则。当瘤体较大时集合系统回声中断，扩张明显，肾盂、肾盏出现积水，它以肾盂轻度积水和部分肾盏积水扩张为特点。上尿路肿瘤常致不同程度的尿路梗阻，B 超对诊断尿路积水极为敏感，对病灶定位准确。但在有些情况下超声诊断仍会出现困难，如，①对于肿瘤较大侵犯肾实质及被膜，难以分辨肿瘤与肾实质的界限者与肾癌难以鉴别；②肿瘤较小，回声低于肾实质，易误诊为肾囊肿；③对于小于 1 cm 的肾盂癌可出现漏诊；④肾窦分离时，肾盂腔内发现小突起物，并非肾盂癌，声像图亦难鉴别；⑤靠近肾盂的肾盂癌瘤体向肾盂内突出时不易与肾盂癌相鉴别，此时可结合 CT 帮助诊断。高分辨率的彩色超声检查可观察到肿瘤内有血流分布，这在肿瘤与血块鉴别诊断中有意义。

2.CT 检查

CT 在本病的诊断及术前分期中具有其他影像学检查无法媲美的优点。CT 检查具有高密度分辨率，在平扫加增强扫描后，能清楚显示病变密度、浸润范围以及与周围脏器的关系，对肾盂癌诊断正确率达 94%。肾盂癌的血供较肾癌少，注射造影剂后，仅轻、中度增强，CT 值提高幅度较小，肾盂肿瘤侵及肾实质时，增强扫描肿瘤密度明显低于肾实质。肾盂癌起源于中央尿道上皮，被致密的肾实质包绕，向心性增大和（或）浸润肾实质，即使很大的肾盂癌，肾脏轮廓仍可保持，晚期肾盂癌常造成集合系统阻塞、肾盂积水、肾功能部分或完全丧失，延时扫描时部分散在未受累的肾实质明显强化，往往提示肿瘤为中心性起源和向心性扩张或浸润。CT 扫描不仅可直接清楚显示肿瘤本身，还可鉴别肾盂癌和肾癌侵犯肾盂，清晰观察肾周浸润及区域淋巴结转移，决定手术切口、范围及术前分期具有重要意义。

3. 静脉肾盂造影

静脉肾盂造影是诊断上尿路疾病的重要措施。在本病中，乳头状肿瘤主要表现为偏心性充盈缺损或杯口状梗阻，但当肿瘤导致完全性梗阻或肾功能严重损害而患肾不显影时，严重影响本病的定位及定性诊断。静脉肾盂造影检查在早期肿瘤小、易漏诊外，肿瘤造成严重梗阻致尿路显影差，便降低诊断率或病灶定位率，但静脉肾盂造影检查除有助于患肾的诊断外，也能了解对侧肾是否有病变及肾功能情况，对决定治疗方案具有重要意义。因此应作为必要的初步检查方法。静脉肾盂造影有以下缺点和限度，即小病灶往往遗漏；当造影不满意或有气粪影重叠时，难于与伪影区分；不能发现肾盂以外的病灶不能准确分期。一般文献认为，肾盂癌做静脉肾盂造影时，20% 可无异常发现，30% 显示充盈缺损，25% 显示肾盏扩张和狭窄，单凭静脉肾盂造影做出诊断只有 50% 左右。静脉肾盂造影对肾盏内的肾盂癌的诊断非常有意义，而位于肾盂输尿管开口病灶易引起肾积水，导致静脉肾盂造影不显影而诊断困难。

4. 逆行性肾盂造影

常用于静脉肾盂造影显影不理想者的进一步检查，对静脉肾盂造影检查示一侧上尿路不显影者应常规行上尿路逆行造影。逆行肾盂造影可以达到定位诊断和通过细胞学检查的定性诊断。输尿管插管时导管可盘曲在肿瘤下方扩张的输尿管内，或在输尿管内卷绕以后到达肿瘤上方称为 Bergman 征。插管时发现患侧管口喷血，当导管通过肿瘤上方时则导管引出清亮尿液，或患侧管口无喷血。当导管通过肿瘤时损伤肿瘤，膀胱镜见到输尿管口从导管旁流出血性尿，而输尿管导管引出清亮尿液，对诊断有重要意义。

5. 磁共振

由于 MRI 具有多平面成像、对软组织分辨率高等优点，当在尿路造影和 CT 图像难以做出肯定诊断时，可做 MRI 检查。近年来应用的新技术磁共振尿路造影 (MRU) 具有取得泌尿系统全貌影像的优点，一次检查能获得清晰的尿路造影图像，其影像与 IVP 相同，不需要注射造影剂，是诊断肾盂癌，尤其是多器官发病的尿路上皮肿瘤最理想的检查方法。所以磁共振对已发生梗阻、排泄性尿路造影不显影者尤为适用。

6. 肾盂输尿管镜检查

随着腔道泌尿外科技术的进展，输尿管镜在肾盂癌的诊断中占有极重要的地位。近年来输尿管镜光学和柔韧性技术不断改进，对有经验的泌尿外科医生来说，上尿路和集合系统几乎无盲点可言，同时还可以抓取病变组织进行病检，为诊断提供了最直接的依据。

7. 尿细胞学检查

尿路上皮癌尿细胞学检查一直被认为是诊断本病的常用方法，但检出率不高，可能与缺乏反复多次检查有关。肿瘤细胞分化不良者尿细胞学检查阳性率高，尿细胞学阳性者预后低于阴性者。无论何种影像学检查只能显示病灶形态学改变，确诊仍要靠组织病理检查。

8. 肾穿刺造影

对排泄性尿路造影不显影、逆行肾盂造影插管不成功者，可采用此方法，但这种造影对肿瘤而言不是完善的诊断方法，它可引起肿瘤种植和扩散，目前应用的较少。

9.PET 检查

PET 是将极微量的正电子核素示踪剂注射到人体，然后采用特殊的体外测量装置探测正电子核素在体内的分布情况，通过计算机断层显像方法显示主要器官的结构和代谢功能。18 FDG 是临床上应用最广的肿瘤代谢显像方法。18 FDG 肿瘤显像的生物学基础在于 18 FDG 能被肿瘤细胞摄取，肿瘤组织中的 18 FDG 分布水平明显高于肿瘤周围正常组织，PET 图像上肿瘤组表现为放射性浓聚。18 FDG 经尿液排泄，尿路中有较低程度的放射性分布，对尿路上皮肿瘤的诊断价值会受影响，采用延迟显像或采用导尿管、尿路冲洗及利尿剂等措施有一定帮助。PET 可做全身显像是其突出的优点，显示原发灶变化的同时可探测全身其他部位是否存在转移灶，有利于肿瘤分期。PET 断层图像可与 CT 和 MRI 做图像融合。CT 和 MRI 侧重观察肿瘤的形态学变化，PET 在分子水平上显示组织的功能代谢变化。PET 检查价格昂贵，因此限制了其在临床上的广泛使用。另外，从肾盂到尿道近端 1/3 的尿路均被附移行上皮细胞，均有机会接触致癌物质而发生癌变，甚至先后或同时发生不同部位的癌变。

由于本病临床表现个体差异性大，常被并发的膀胱癌所掩盖，故漏诊率高。漏诊的原因一般认为：①对肉眼血尿这一重要信号没有引起足够的重视，实施简单止血，对症治疗血尿经治疗停止后，未进行进一步诊治；②满足于尿路感染、前列腺增生伴出血、泌尿系统结石等诊断，随后的治疗仅限于以上疾病；③对实施了静脉肾盂造影、逆行造影等检查，而未明确诊断的患者，未进一步实施膀胱镜等特殊检查，甚至未进行必要的随访；④各项辅助检查自身存在的局限性及病灶的大小、位置等均易引起漏诊。

(六) 治疗

对肾盂癌采取不同的治疗方法会取得不同的治疗效果，应考虑肿瘤细胞分化度和肿瘤侵犯程度，这是选择治疗方法的重要依据和原则。一个低级、低期的肿瘤患者，采取保守性手术和根治性手术的效果都是较好的；一个中等分级分期的肿瘤患者，则应采取根治性手术为好；高级、高峰期肿瘤患者采取保守性手术与根治性手术相比较，有明显的差异。目前认为，保守性手术只能对特殊的孤立肾、肾功能有损害、双侧肿瘤或小的息肉样、低级的输尿管肿瘤才适用。对较少见的双侧高级、高峰期肿瘤或孤立肾、高级高峰期肿瘤，行双肾切除加血液透析，或以后再行肾移植也是较好的治疗方案。

1. 手术治疗

手术方法应根据患者的全身情况、肾功能及肿瘤情况而选择。肾盂癌行肾及部分输尿管切除术后残留输尿管发生率为 40% ～ 84%，残端输尿管肿瘤发生率与输尿管残留长度呈正相关。经典的肾盂癌的手术治疗术式是根治性肾输尿管和包括壁间段输尿管在内的部分膀胱切除术，肾脏需先结扎动、静脉，整块切除 Gerota 筋膜、肾周脂肪、肾、肾蒂及淋巴结。但此手术一般采用腰部 (切肾) 和下腹部 (切输尿管) 两个切口，对患者创伤较大。近年来，内镜被应用于本病的治疗并取得满意成就。早在 1952 年，McDonald 等先使用电切镜经尿道切除输尿管的膀胱壁段，再经腰部切口切除肾及剩余输尿管，减少一个手术切口。Gill 等行膀胱穿刺置入电切镜切除输尿管下段及周围膀胱壁，再用腹腔镜做肾输尿管全切，整块取出标本，多数学者报道腹腔镜行肾盂输尿管全切术可达到根治目的，且并发症少，康复快。jarrctt 等及 Lee 等行经皮肾镜治疗肾盂及输尿管上段肿瘤，效果满意。输尿管镜早就被应用于本病的治疗，随着操作技术普遍提高，可弯曲软镜及激光的应用，输尿管镜不仅能治疗浅表性输尿管肿瘤，也能治疗浅表性肾盂肿瘤。经皮肾镜或输尿管镜尤其适用于浅表肿瘤、独肾或对侧肾功能不全患者的治疗。术后常规行膀胱内药物灌注以预防继发膀胱移行细胞癌是必要的。另外一个未引起重视的问题是肾盂癌由于某些原因手术未能将输尿管全切，那么术中应向输尿管残端内灌注化疗药物，否则这也是致输尿管残端及膀胱肿瘤发生的原因之一。

2. 放射治疗

多用于术后防止高级、高峰期恶性病变的复发，对姑息性治疗骨转移和疼痛也是常用的手段。系统抗癌药物治疗上尿路上皮肿瘤目前尚无大量报道，长期随访应用 M-VAC(丝裂 - 长春碱、阿霉素、卡帕) 曾使之失望，仅 5% 有永久性疗效。有文献报道，肾盂输尿管肿瘤术后 15.0% ～ 45.6% 再发膀胱癌，复发时间常在术后 3 年，因此术后 3 年内每 3 个月复查一次膀胱镜，早期发现再发膀胱癌、早期治疗。3 年后可适当延长复查间隔，术后亦应膀胱内灌注化疗药物，以延缓和减少再发膀胱癌。

3. 滴注疗法

治疗上尿路上皮肿瘤，1987 年 Smith 报道经膀胱内应用丝裂霉素 C 治疗伴有膀胱输尿管反流的末端输尿管肿瘤。灌注途径是逆行输尿管导管或经 PCN 管给药，有报道用于孤立肾取得了较好的效果。

4. 腹腔镜肾盂手术治疗

自从 Glayman 于 20 世纪 90 年代初首次利用腹腔镜技术进行肾切除手术以来，泌尿外科腹腔镜手术发展十分迅速。Rassweiler 等于 1994 年报道了肾输尿管切除手术，丘少鹏等总结了手辅助式腹腔镜技术治疗肾盂癌的临床经验。肾盂癌的腹腔镜手术目前还处于发展的初期，不同的手术方法各有优缺点，手术的操作环节还需要进一步改良。

(1) 手术体位：以患侧垫高卧位和侧卧位为主，由于这样的体位能使肠管自然移向健侧，有利于充分暴露腹膜后的肾输尿管。

(2) 手术方式：包括腹腔镜手术和手辅助式腹腔镜手术。前者在手术入路的建立到肾输尿管切除的过程中均使用一般常规的腹腔镜器械和技术，因此操作复杂，技术难度高，后者由于有手的参与，克服了常规腹腔镜手术的许多局限性，融合了开放手术和腹腔镜技术的优势，在手术安全性、根治性、操作的灵巧性等方面都得到了明显的提高。

腹腔镜手术治疗肾盂癌具有创伤小、患者恢复快的特点，是一种安全可靠的方法。

(七) 预后

肿瘤分期、分级，淋巴转移和血管浸润等因素均能影响肾盂癌的预后。肾盂癌同时合并输尿管膀胱癌，这种自上而下的同时发生多器官肿瘤可能与肿瘤的种植有关。在某种程度上反映了肿瘤的恶性程度。肾盂壁薄，周围淋巴引流丰富，即使低度恶性的肿瘤也可早期浸润，发生转移而出现不良预后。在肾盂癌预后的诸多因素中，肿瘤细胞的分化程度和浸润深度是主要的预后因素。松下靖等报道，G_3 生存率明显低于各病理分期之间生存率，相比较有明显的差异，随分期升高生存率逐渐下降。肿瘤细胞分级、病理分期反映了肿瘤细胞的生物学行为，且常与静脉淋巴浸润相关，肾盂癌肿瘤细胞分级、病理分期是决定预后的主要因素。

肾盂壁薄、周围淋巴引流丰富，即使低度恶性的肿瘤也可早期浸润，发生转移而出现不良预后，因此以分期为标志的肿瘤浸润能力在判断肾盂癌预后上更有意义，但结果并非完全一致。

五、上尿路肿瘤

泌尿系统从肾盏、肾盂、输尿管、膀胱及后尿道均被覆移行上皮，其发生肿瘤的病因、病理及生物学行为相似。上尿路肿瘤为累及肾盏、肾盂至输尿管远端之间尿路的肿瘤新生物。肾盂肿瘤、输尿管肿瘤较膀胱肿瘤相对少见，约占尿路上皮肿瘤的5%，其中90%以上为移行上皮肿瘤。下段输尿管肿瘤较上段输尿管肿瘤更常见。致病危险因素主要是吸烟，而长期服用镇痛药、喝咖啡、应用环磷酰胺以及慢性感染、结石等都可能是致病危险因素。从事化学、石油和塑料等职业人员可能会增加上尿路肿瘤发生的危险性。

（一）病理

多数为移行细胞乳头状肿瘤，可单发或多发。肿瘤细胞分化和基底的浸润程度有很大差别。

最常见低分级的乳头状尿路上皮癌。肿瘤沿肾盂黏膜上皮蔓延扩散，可逆行侵犯肾集合管，甚至浸润肾实质，亦可顺行侵及远端输尿管。肾盂、输尿管肌层较薄，早期可浸润肌层，而输尿管的外膜组织内含丰富的血管和淋巴管，故常有早期淋巴转移。鳞状细胞癌和腺癌罕见，其中鳞癌多与长期尿结石梗阻、感染等刺激有关。这类癌在肾盂的发病率高于输尿管，且发现时常已晚期。上尿路的尿路上皮癌扩散可直接浸润至肾实质或周围组织，经淋巴结转移至肾蒂、主动脉、下腔静脉、同侧髂总血管和盆腔淋巴结，血行转移至全身多个部位，最常见是肝、肺和骨等。

（二）临床表现

发病年龄大多数为50～70岁。男女发病比例约2：1。早期即可出现间歇无痛性肉眼血尿，偶可出现条形样血块，少数为显微镜下血尿。30%的患者有腰部钝痛，由肿瘤逐渐发生的梗阻和肾积水所致。当血块堵塞输尿管时，可引起肾绞痛。15%的患者就诊时无症状，由影像学检查偶然发现病灶后才被确诊。晚期可出现腰部或腹部肿物、消瘦、体重下降、贫血、下肢水肿及骨痛等转移症状。

（三）诊断

肾盂、输尿管肿瘤体征常不明显，但通过仔细询问和分析病史，进行必要的各种检查，诊断并不困难。留取新鲜尿标本或逆行插管收集患侧肾盂尿及冲洗液行尿细胞学检查，可以发现癌细胞。静脉尿路造影是诊断上尿路病变的传统方法，它可发现上尿路某一部位的充盈缺损、梗阻或充盈不全，以及集合系统未显影，但需与肠气、凝血块、阴性结石与外部压迫等鉴别。超声造影、CT、MRI检查对上尿路肿瘤的诊断及与其他疾病的鉴别诊断有很好的应用价值。CTU对上尿路进行三维成像，其几乎等效于静脉尿路造影，其应用越来越普遍。膀胱尿道镜检查有时可见输尿管口喷血，发现同时存在的膀胱肿瘤。若进行逆行肾盂造影可进一步了解肾盂、输尿管充盈缺损改变的原因。输尿管镜可直接观察到肿瘤并可活检。但是，不是所有上尿路肿瘤怀疑患者都需要进行输尿管镜检查，应考虑此项检查是有创的操作，除非传统的放射影像学检查诊断尚存有疑虑时，或输尿管镜检查后，可能即可在内镜下切除肿瘤，才做输尿管镜检查。

（四）治疗

标准的手术方法是切除患肾及全长输尿管，包括输尿管开口部位的膀胱壁。适用于体积较大、高级别的浸润性肿瘤；体积较大、多发或复发的无浸润的肾盂、近端输尿管肿瘤。通过开放性、腹腔镜或开放性与腹腔镜联合的方式进行手术。孤立肾或对侧肾功能已受损，肿瘤细胞分化良好、无浸润的带蒂乳头状肿瘤，可做局部切除。体积小、分化好的上尿路肿瘤也可通过内镜手术切除或激光切除。

上尿路肿瘤病理分级分期差异大，手术方式选择多样，以及肿瘤多中心和易转移复发倾向，预后相差悬殊。上尿路的尿路上皮癌预后差，手术后 5 年生存率为 30% ～ 60%。定期随诊应注意其余尿路上皮器官发生肿瘤的可能。有报道，发生上尿路恶性肿瘤后 5 年内膀胱癌发生率为 15% ～ 75%。

六、肾肉瘤

肾肉瘤占肾脏恶性肿瘤的 1% ～ 3%，且难与肾脏肉瘤样癌相鉴别。包括平滑肌肉瘤、脂肪肉瘤、成骨肉瘤、横纹肌肉瘤、恶性纤维组织细胞瘤、血管肉瘤、血管外皮细胞瘤等。易转移至肺和肝脏，即使行肾切除术，很少有生存 5 年者。女性占多数，高发年龄为 30 ～ 60 岁，症状和体征较典型，常有血尿、疼痛和肿块三联征。肾肉瘤常为巨大肿瘤，肾动脉造影见血管稀少，常侵犯集合系统，IVU 显示有充盈缺损存在。

（一）病因

肉瘤是一类来源于软组织的肿瘤，胚胎发育过程中除少数软组织源于神经外胚层外，大多数软组织源于中胚层的间叶组织，如纤维组织、脂肪组织、平滑肌组织、横纹肌组织、间皮组织、滑膜组织、血管和淋巴组织等，广义的软组织肿瘤还应包括淋巴网状系统和各种脏器的间叶组织肿瘤，其中恶性的部分即称为肉瘤。

原发性肾肉瘤来源于肾脏实质、被膜以及肾盂内的间叶组织和神经组织，是一类非常少见的肾脏恶性肿瘤，占全部肾肿瘤的 2% ～ 3%。肾肉瘤可根据其来源而分为不同组织学类型的恶性肿瘤，包括平滑肌肉瘤、脂肪肉瘤、纤维肉瘤、横纹肌肉瘤、软骨肉瘤、恶性纤维组织细胞瘤、血管外皮细胞瘤及恶性神经鞘瘤等。其中以平滑肌肉瘤、脂肪肉瘤较为常见，其他类型的肿瘤均为少见或罕见。

（二）病理

肾脏原发性平滑肌肉瘤的大体特点为肿瘤大多数体积大，可呈分叶状，界限清楚，鱼肉样，灰白色，显微镜下形态由梭形细胞成束状编织排列，细胞质嗜伊红，核梭形，两端钝，有异型，可见核分裂和（或）坏死。免疫组织化学染色显示间叶性及平滑肌源性标记阳性，vimentin、desmin 及 SMA 阳性。超微结构显示瘤细胞呈梭形，核呈锯齿状，胞质内有直径为 6 ～ 7 nm 的细丝，其间有密体，胞膜内侧面有密斑，胞膜外侧有基膜，常有较多饮液泡。肾平滑肌肿瘤的良、恶性诊断没有一个统一的标准，大多数学者认为，瘤细胞核分裂及核的异型性有诊断价值。脂肪肉瘤由于外观似脂肪瘤样，质地细腻，无明显包膜，细胞分化成熟，病理诊断中易误诊为脂肪瘤。根据细胞大小，核大、深染、不规则、胞质内有空泡的形态特点，考虑为脂肪肉瘤。免疫表型 actin（广谱）阴性，排除肌源性；S-100 蛋白、vimentin 阳性，支持脂肪肉瘤的诊断。

联合免疫组化方法可以弥补病理形态学的不足，是鉴别肾肉瘤的最佳方法。恶性纤维组织细胞瘤大体标本多较坚硬，有时呈橡皮样，肿瘤浸润性生长，无明显包膜，大多浸入肾周筋膜和周围组织粘连，实性或囊实性。多数伴有出血、坏死，切面平滑、致密、灰白色、鱼肉样，中间有灶性黄色区域。镜下基本细胞成分是成纤维细胞，组织细胞，各种巨细胞，黄色瘤细胞和炎细胞，在形态学上梭形成纤维细胞可产生胶原纤维，形成"束状"或"席纹状"结构，还可将组织细胞分隔呈束状排列，组织细胞可有吞噬现象，肿瘤内有不同程度的出血坏死，核分裂可见，炎细胞浸润明显。恶性纤维组织细胞瘤通过常规染色方法，病理诊断常与纤维肉瘤、多形性横纹肌肉瘤、滑膜肉瘤等软组织肉瘤混淆。波形蛋白 Vimentin 是间质肉瘤的特异蛋白，其阳性结果结合上皮细胞标志物阴性表达，可以区分间质肉瘤和上皮性肿瘤；溶菌酶 Lysozyme 和抗胰蛋白酶是组织细胞特异标志物，阳性反应有助于恶性纤维组织细胞瘤与纤维肉瘤的鉴别。诊断常需组织角蛋白免疫组化染色确定，以排除肉瘤样癌。

（三）临床表现

肾肉瘤可发生于任何年龄，与成人其他肾肿瘤相似，多见于 50～60 岁，平均发病年龄稍低于肾细胞癌，左右肾的发病率相同，双侧肾脏同时受累者罕见。临床表现与肾癌相似，以疼痛、肿块为主，但较之肾细胞癌出现频率明显增高。肉眼血尿发生率明显低于肾癌组，肾肉瘤直径较大，往往大于 10 cm，病程较短，发展迅速，短期内复查影像学可发现肿瘤明显增大，但各组织类型无特异性改变，与肾癌很难区别。消瘦、发热等被认为是预后不良的表现。在临床上，由于肿块逐渐增大，压迫输尿管使其管壁充血、水肿，导致输尿管狭窄，肾脏呈继发性改变，从而使肾脏无法显影，也是造成临床误诊的重要原因。最常见的临床症状为患侧腰部、腹部或背部疼痛，有时呈绞痛；体格检查时，可有患侧肾区压痛、叩击痛，也可触及包块，位置多较固定，还可有消瘦，但不常见，血尿不常见。肿块一般较大、质硬，因广泛压迫可使肾移位。肾脂肪肉瘤多见于 45 岁以上中老年人，男女发病大致相当。患者就诊时肿瘤一般较大，体检时患侧上腹部可触及包块。恶性纤维组织细胞瘤发病时症状和体征主要表现为肾区疼痛、上腹部包块、无痛性全程肉眼血尿、体重下降、乏力、低热等。

（四）诊断

CT、MRI 检查肿瘤内有液化、坏死，呈囊性改变，增强后肿瘤有不规则强化，边缘不清。CT 和 MRI 检查肾肿瘤有囊性改变者应高度怀疑肉瘤，特别是平滑肌肉瘤最为明显，但其没有特异性，很难通过影像学检查与其他肾脏肿瘤相区别。

CT 主要表现为：①肿块巨大，本组 8 例中 4 例最大径均大于 10 cm；②肿块坏死、囊变明显，有文献报道，平滑肌肉瘤瘤体内常出现显著的大片坏死区，这是区别于其他肉瘤的特点；③肿块内出血常见，表现为病灶内大小不等的片状高密度灶。但这些影像学表现均无特征性。肾实质平滑肌肉瘤增强扫描有延迟强化的特点，其形成原因是肿瘤含丰富的纤维组织，并认为这种表现具有特征性。肾平滑肌肉瘤的临床及 CT 表现均缺乏特征性，与肾癌及其他肾恶性肿瘤难以鉴别。如果疑为脂肪肉瘤或含有脂肪组织的肿瘤，可行 CT 扫描，特别是行薄层 CT 扫描或 MRI 检查，以便对瘤内少量脂肪组织的检出及肿瘤的诊断有帮助。CT 片常显示出肾周丰富脂肪囊，肿块密度不均，周边相对高密度，中心多表现脂肪组织之低密度影，增强后无明显反应。其中心血供较差，常有液化坏死。

Friedman 将脂肪肉瘤 CT 表现分 3 型：①实体型：肿瘤分化不好，瘤内成分以纤维为主，脂肪成分少，CT 值大于 20 HU。该型与其他实体性肿瘤鉴别困难，病理上也不易与纤维肉瘤区别；②假囊肿型：CT 值近似水样密度，比脂肪密度高，但密度均匀，CT 表现似囊性病变，在病理上此型主要为黏液脂肪肉瘤；③混合型：肿瘤内成分以纤维组织为主，伴散在脂肪组织，CT 表现密度不均匀，脂肪灶处 CT 值小于 -20 HU，据此 CT 可确定诊断。肾脂肪肉瘤罕见，在 CT 上不易与肾血管平滑肌脂肪瘤及含脂肪成分的肾癌鉴别，故术前诊断困难，确诊仍需靠手术及病理检查。恶性纤维组织细胞瘤 CT 表现主要为软组织肿块为低密度占位，增强后强化不明显，CT 扫描肾 MFH 呈实性不规则占位征象，增强扫描瘤往往呈中至高度强化，常见坏死及钙化。同时，本病应与肾血管平滑肌脂肪瘤、肾纤维瘤等肾脏的良性肿瘤鉴别。肾血管平滑肌脂肪瘤肿块内多可见到脂肪密度影，CT 多可做出明确诊断。肾纤维瘤和平滑肌瘤平扫多密度均匀，增强后均匀中等强化，且肾纤维瘤有延迟强化的特点。而肾平滑肌肉瘤出血及坏死囊变多见，且强化程度明显高于前两种病变。

CT 扫描及 MRI 检查，有助于显示肿瘤的部位、范围、密度及肿瘤的组织特点，有益于术前鉴别诊断及治疗方案的制订。

（五）治疗及预后

由于肾肉瘤生长迅速、早期和局部症状不典型，一般发现时已属晚期，故预后甚差，根治性肾切除术是肾肉瘤唯一可行的方法。但由于原发性肾肉瘤恶性程度高，容易发生局部侵犯，肿瘤切除率低。术后辅以放疗或化疗的治疗效果文献报道不一致。亦有人报道，术后联合应用天然 α 干扰素和肿瘤坏死因子能提高抗肿瘤的效果。原发性肾肉瘤一般瘤体积较大，血运丰富，往往与周围器官粘连紧密，术前肾动脉栓塞能提高根治性切除的成功率，减少出血。但对于提高手术切除率、延长生存时间无明显影响。肾肉瘤预后差异显著，本组患者最长生存期达 20 个月以上，而最短仅为 11 个月。据报道肾肉瘤 2 年存活率为 62%，平均 5 年存活率为 15% ～ 35%。大多数报道的病例中，病情进展快，几乎没有长期生存者。在 MDAnderson 癌症中心，3 年生存率 20%，中位生存时间为 18 个月。也有报道肾脏肉瘤 2 年生存率 Robson Ⅰ ～Ⅱ期为 63%，Ⅲ～Ⅳ期为 0，明显低于肾癌。不同病理类型的肾肉瘤预后有明显差别，平滑肌肉瘤和脂肪肉瘤分别为 3.5 年和 10.2 年。肾脏恶性纤维组织细胞瘤平均生存期为 6 个月。国内随访资料完整的肾脏恶性纤维组织细胞瘤 11 例，平均生存期为 1.64 个月，存活超过 1 年的仅 1 例，而国内尚无根治术后存活超过 2 年的报道。

七、肾囊性病变

肾囊性病变是先天性、遗传性、获得性肾皮质或髓质囊性疾病的总称，分为七大类，包括单纯性囊肿；多囊肾（常染色体显性遗传性多囊肿，常染色体隐性遗传性多囊肾）；肾髓质囊性病变（海绵肾，髓质囊性复合性病变）；肾发育异常（多房性肾囊性变，肾囊性发育异常伴下尿路梗阻）；遗传综合征中的肾囊肿（Meckel 综合征，Zellweger 脑干肾综合征，Lindau 病）；肾实质外肾囊肿；获得性肾囊肿。其中以单纯性囊肿及多囊肾最为常见。随着慢性透析疗法的广泛开展，获得性多囊肾的发生率日益增多。肾发育异常、肾髓质囊性病变时有发现。

肾囊性疾病无特有的临床症状，其表现因囊肿大小、数目、位置、侧别、处于发展还是静止状态，以及伴有的出血、钙化、感染、恶变、高血压、肾功能损害而不同。可能出现的共同特征是非特异性腰或背部疼痛及腹部肿块。

B超显像具有无创伤、能较正确地区分肿块性质等特点，是目前首选的诊断方法。能发现直径 1～5 cm 的肿块。囊型肿块的典型表现为无回声区，无显而易见的囊壁，但该处呈强回声。肾囊肿呈球形或椭圆形。诊断正确率达 98%，另有 2% 常由于血肿、局限性积液或分隔囊肿而不能确定。当囊肿直径过小，患者过于肥胖，囊壁钙化，囊内出血、感染，技术性因素如不熟练、操作不正确等时易漏诊或误诊。囊肿内出血、感染或多房性囊肿表现为复合性肿块特征。病肾区有细回声，随体位改变而不变，这是由于肿块内有传导声波物质，与液性肿块不同。后壁回声小于单纯性液性肿块而强于实质性肿块和肾实质。B超显像对病肾的解剖位置及囊肿对肾盂、肾盏的影响，常不能完全显示。

静脉尿路造影可显示肾盂、肾盏压迫征象，表现为肾盂或一个及多个肾盏移位、拉长、变形等，对海绵肾的诊断最有意义，能显示积液等并发症。鉴别囊性和实质性占位病变的正确率为 70% 左右。肾功能严重损害时不显影或显影不清晰。

CT 对囊性和实质性占位病变的诊断正确率达 90% 以上。囊性肿块呈低密度影像，均匀一致，CT 值如水，静脉注射造影剂后无增强现象，囊壁薄不宜测得，但与肾实质分界明确。CT 和 B超显像是发现肾囊性疾病的好方法。但它们不能确定囊肿的性质，不能分辨感染和出血。磁共振成像对确定囊液成分很敏感，对囊肿性质的判断有极大帮助。可以通过对囊液成分的不同反应确定其性质。当囊内出血时，血红蛋白被代谢，二价铁被还原为顺磁性状态，在纵向弛豫时间加权扫描时呈白色，即信号强度较弱。当铁离子浓度在增加后，横向弛豫时间缩短。急性出血时，血红蛋白多而正铁血红蛋白少，因此信号强度较弱。4 天后随正铁血红蛋白增多，信号强度增强。于 8 个月后才开始下降。为此，磁共振成像不仅能确定囊肿性质，也能判断囊内出血时间。对不能使用造影剂的终末期病变患者更有帮助。

腹部 X 线片显示钙化部位及形状，对囊性和实质性肿块的鉴别有参考价值。若钙化位于肾外周，呈线形弯曲状，提示为囊肿。若钙化呈中央性和斑块状，提示为实质性肿块。

由于上述方法的广泛使用，已很少用动脉造影来区别囊性和实质性肿块。若疑有囊内恶变时，囊肿穿刺造影和囊液检查能进一步确定诊断。

（一）多囊肾

多囊肾是遗传性疾病。长期透析患者中约 10% 为多囊肾。根据遗传学特点，分为常染色体隐性遗传性多囊肾 (RPK) 和常染色体显性遗传性多囊肾 (DPK) 两类。其遗传性质、表现、病程及预后截然不同。常染色体显性遗传性多囊肾常见。早期发现有发病危险的患者，及早决定是否生育，以减少多囊肾发生率。

1. 常染色体隐性遗传多囊肾

常染色体隐性遗传多囊肾 (RPK) 过去常称为婴儿型，以年龄划分并不确切，因为此类型可在成年后出现。约 4000 个新生儿中出现 1 例，50% 的患儿出生后数小时或数天便死亡，部分可成活到儿童时代或成年。

Blyth 和 Ockenden 将 RPK 分为胎儿型、新生儿型、婴儿型、少年型四型，所有患者均伴有不同程度的肝纤维化。肾脏巨大，切面呈蜂窝状，远端集合管和肾小管呈梭性囊性扩张，呈放射状排列。

RPK 发病类型不同其临床表现亦不同。胎儿型胎儿期死亡；新生儿型 1 岁以内死亡；婴儿由于肺发育不良而表现呼吸抑制。出生时确诊为 RPK 的患儿 2 个月内常因为肾衰竭或呼吸衰竭而死亡。新生儿期少尿，生后数日贫血、失盐等；幼儿和少年可出现高血压和充血性心力衰竭；儿童期由于肝纤维化致门脉高压、食管静脉曲张、脾大。出生时血肌酐、尿素氮正常，随后升高。

RPK 诊断除临床依据表现、家族史外，还有超声和静脉尿路造影检查。超声显示肾脏增大，肾实质回声增强或与肝脏回声相同。诊断有疑问时可借助 CT 检查。静脉造影显示造影剂在皮髓质囊肿内滞留，为不规则斑纹或条纹状影像，在集合管内滞留成放射状影。注意与双肾积水、多囊性肾发育不良相鉴别，有报道，新生儿一过性巨肾被误诊为 RPK。当怀疑为 RPK 时，必须询问家族病史，并做遗传学检查。

目前没有治疗 RPK 的有效方法。能生存下来的小儿需治疗高血压、肾衰竭、肝脏损害等。门脉高压可通过左肾静脉与脾静脉端侧吻合治疗，但往往受肾衰竭等限制。有些患者最终得接受血液透析和肾移植。

2. 常染色体显性遗传多囊肾

同 RPK 一样，过去以年龄划分为成人型并不确切，此型尽管多发病于 30 ～ 50 岁之间，但新生儿也有发病的，是肾衰竭之一，占欧美血液透析患者的 9% ～ 19%，发病率欧美为 1/1000 ～ 1/500，有家族史，为常染色体显性遗传疾病，致病的基因有两个，分别位于 16 号和 4 号染色体，患者常伴肝、脾、胰腺囊肿等，多为双侧，男女发病率相同，早期诊断治疗和防止并发症使预后明显改善。

囊肿先天形成的理论认为，小管上皮细胞增生是囊肿发展的主要因素，小囊随液体增多而增大。肾脏布满大小不等的囊肿，直径从数毫米到数厘米不等。乳头和锥体不易辨认，肾盂与肾盏变形，可见继发性肾小球硬化。肾小管萎缩或间质纤维化。由于囊肿增大到一定程度压迫肾实质，进一步发展可致肾衰竭。

DPK 由于发病年龄、程度和过程不一致所以临床表现有所不同。新生儿多表现为巨肾，疾病严重时可发生呼吸抑制，1 岁以后发病的小孩其症状、体征与高血压和巨肾有关，现在通过超声检测 DPK 家庭，可确认无症状的肾囊肿小儿。典型的症状或体征多在 30 ～ 50 岁之间出现，如腰背部或上腹部疼痛，显微或肉眼血尿、胃肠道症状、尿路感染，合并结石者出现相应症状。较血尿而言，高血压更易成为首发症状，60% 的患者肾衰竭之前出现高血压，10% ～ 40% 的患者有 berry 瘤，9% 蛛网膜下隙出血。当 DPK 出现临床症状时，常见双侧囊肿，单侧只占 10%。有不少患者伴其他器官囊肿，如肝脾和胰腺囊肿。

此型多囊肾发展到一定程度，其诊断较易，腹部 X 线片示肾影增大，外形不规则，静脉尿路造影示肾盂变形延长，双肾肿大；B 超检查双肾为较多的暗区；CT 除显示双肾增大外，可见多发性充满液体的薄壁囊肿。1970 年之前，25 岁前的诊断 DPK 不易，采用超声后诊断率达 85%，如今基因用于诊断，准确率为 100%。注意与肾积水、肾肿瘤等疾病相鉴别，由于 50% 的成人患者其小孩可遗传获得此病，所以下一代应做 B 超筛查。

男性患者的肾脏较女性更易受损害，亦更早发生高血压和肾功能不全，高血压引起肾脏受损并致心脏病，亦有可能脑出血，所以及早控制高血压可减少并发症的发生。目前，治疗方法不理想，一般患者可正常生活，如果出现尿毒症即做相应治疗。囊肿去顶术后的效果有争议，有报道去顶术可改善功能，延长生存期，延迟肾衰竭发生，囊肿穿刺加或不加硬化剂或腹腔镜去顶术起一定效果；另有报道，囊肿去顶术致肾功能恶化。毫无疑问，晚期囊肿去顶术减压无治疗意义。终末期肾衰竭采用血液透析，条件许可者可做同种肾移植术。常见 DPK 上尿路感染，分实质和囊性感染，实质感染较囊性感染的治疗容易，合并上尿路结石和血尿者即采取相应处理措施。

DPK 预后不好，出现症状后平均生存 4～13 年，如果 50 岁后出现症状，生存期更短，多死于尿毒症，心力衰竭或颅内出血。

（二）单纯性肾囊肿

单纯性肾囊肿是最常见的肾脏病理异常，在肾囊性疾病中居首位。Kissane 报道了 50 岁以上患者尸体解剖结果，一个或多个肾囊肿的发生率超过 50%。单纯性肾囊肿一般为单侧或单发，但也有多发或多极性者，双侧发生很少见。单侧和单个肾囊肿相对无害，临床上常被忽视，其发病机制尚未完全阐明，任何年龄均可发生。但 2/3 以上见于 60 岁以上者，被认为是老年病。

单纯性肾囊肿多见于肾下极。囊壁薄，为单层扁平上皮，外观呈蓝色。囊内为清亮琥珀色液体，5% 为血性液体，其中约半数囊壁有乳头状癌。囊肿表浅，但也可位于皮质深层或髓质，于肾盂、肾盏不相通。囊肿较大时使肾外形改变。可压迫邻近正常组织，下极囊肿可压迫输尿管引起梗阻、积液和感染。囊肿起源于肾小管。病变起始为肾上皮细胞增殖而形成肾小管壁囊扩大或微小突出，其内积聚了肾小球滤过液或上皮分泌液，与肾小管相通。最终囊壁内及其邻近的细胞外基质重组，形成有液体积聚的独立囊，不再与肾小管相通。

单纯性肾囊肿常偶然被发现，大多数为无症状性。一般直径达 10 cm 时才引起症状，主要临床表现为侧腹或背部疼痛，当出现并发症时症状明显，若囊内大量出血使囊壁突然肿张，包膜受压，可发生腰部剧痛；继发感染时，除疼痛加重外，伴体温升高及全身不适。一般不引起血尿，偶尔囊肿压迫近肾实质可产生镜下血尿。有时会引起高血压。

单纯性肾囊肿往往是因其他原因做检查而被发现。B 超显像对诊断有极大帮助，应作为首选检查方法。典型的 B 超表现为无病变区无回声，囊壁光滑，边界清楚，该处回声增强；病变区内有细回声；伴血性液体时，回声增强。B 超显像鉴别囊性和实质性占位病变的正确率达 98%。CT 对 B 超显像检查不能确定者有价值。囊肿伴出血或感染时，呈现不均质性，CT 值增加；当 CT 显示为囊肿特征时，可不必再做穿刺。磁共振成像能确定囊液性质。静脉尿路造影能显示囊肿压迫肾实质或输尿管程度。

当 B 超显像、CT 等不能做出诊断，或疑有恶变时，可在 B 超或 CT 引导下穿刺。除观察囊液物理性状外，应送检行细胞学、胆固醇、脂质、蛋白、淀粉酶和 LDH 测定。囊壁继发肿瘤时，囊液为血性或暗褐色，脂肪及其他成分明显增高；细胞学阳性；瘤标 CA-50 水平增高。炎性囊肿抽出液亦呈暗色、混浊，脂肪及蛋白含量中度增加，淀粉酶和 LDH 显著增高；细胞学检查有炎性细胞；囊液培养可确定引起感染的病原菌。抽出囊液后，注入造影剂和（或）气体，能显示囊壁情况，若囊壁光滑表示无肿瘤存在。

单纯性肾囊肿有时需与肾肿瘤、肾积水或肾外肿瘤等鉴别。肾肿瘤血尿常见，静脉尿路造影时肾盂、肾盏受压、变形明显；B 超显像显示肾外形不规则，病变区呈实质性放射，液化区伴大小不等之无回声暗区，后壁因超声衰减不易形成完整光带；CT 表现为 CT 值略低于或接近于正常肾实质，增强扫描后，肿瘤 CT 值增加，但仍低于正常肾实质，病灶与正常肾实质分界清楚，边界不规则，肿瘤坏死液化时，显示大小不等之低密度区，与此同时，能显示局部淋巴转移、邻近器官浸润、肾静脉和下腔静脉瘤栓等。肾错构瘤有特征性 CT 表现，显示软组织密度与脂肪密度混杂的肿块，增强后 CT 值不变。肾积水的临床症状可与单纯性肾囊肿相似，但往往同时有引起梗阻病因所具有的症状。肾积水易继发感染，急性梗阻时症状更为突出。B 超检查和尿路造影表现，两者完全不同。一般鉴别不困难。肾外肿瘤可推移肾脏，但很少侵犯肾脏和压迫肾盂、肾盏。

由于单纯性肾囊肿发展慢，不一定损害肾脏，且发现时多数患者年龄已较大，近年来，在治疗方面趋于保守。无肾实质或肾盂、肾盏明显受压，无感染、恶变、高血压，或上述症状不明显时，即使囊肿较大，亦不主张手术，而采取 B 超检查，定期密切随访。当继发感染时，鉴于抗生素能穿透囊壁，进入囊腔，可首先采用抗生素治疗和超声引导下穿刺引流。失败无效时，再考虑开放手术。若证实囊壁有癌或同时伴发肾癌，应尽早手术治疗。经皮穿刺治疗单纯性肾囊肿已有 40 年历史。经证实仅有暂时性效果，复发率为 30%～78%，有时囊肿反而增大。除诊断需要外，目前不主张以此作为治疗手段。

据 84 个单位 5674 例肾囊肿穿刺统计，穿刺抽吸的重要并发症发生率平均为 1.4%，如肾周出血、血胸、血气胸、动静脉瘘、感染、损伤性尿液囊肿和广泛肾撕伤等。不造成后果的次要并发症，如镜下血尿、造影剂或气体外溢、体温升高、腰痛等约 10% 左右。肾周出血是最常见的并发症，与穿刺技术、应用器械有关，应用软性器械危险性明显减少。气胸与血气胸是另一多见的并发症，主要发生于上极肾囊肿穿刺时。用针穿刺和由 B 超引导，更易发生。应用软性器械，在透视下斜形方向穿刺，能使之减少到最低程度。并发症发生率与穿刺针粗细、囊肿大小及穿刺次数无关。

囊肿大于 4 cm 时可行穿刺和硬化剂治疗，此法曾一度广泛应用。囊肿穿刺后注入 50% 葡萄糖、碘苯酯、酚、95% 乙醇、磷酸铋或四环素。碘苯酯注射后囊肿基本或完全消失率为 23%～82%，由于其他并发症如体温升高、一过性血尿等，现已较少应用。95% 乙醇是效果较好的硬化剂，但有可能不吸收而影响肾实质，若发生外溢亦可引起副作用。采用插管、留置 10～20 分钟后抽出，并发症发生率与单纯穿刺相仿。四环素具有硬化和预防感染双重作用，疗效达 96%，副作用小。磷酸铋疗效亦佳，44% 囊肿完全消失，52% 缩小，无严重并发症。

单纯性肾囊肿的治疗，必须综合考虑囊肿对肾脏和全身的影响，并视囊肿的发展而定。若上述情况并不明显，宜密切随访观察，不急于治疗。

(三) 海绵肾

海绵肾是先天性、可能有遗传倾向的良性肾髓质囊性病变。临床上不常见，常于 40 岁以后被发现。常误诊为肾结石和尿路感染。该病虽为散发，但有家族发病倾向的报道，同一家族有 2 人以上或几代人发病。

髓质海绵肾是先天性常染色体隐性缺陷。特征是远端集合管扩张，形成小囊和囊样空腔。扩张的集合管与近端正常之集合管相通，与肾盏相连处，直径正常或相对缩小。结石、感染和肾内梗阻等并发症常见，肾其余部分结构和发育正常。一般为双侧性，80% 的患者部分或所有乳头受累；有单侧性或仅累及一个乳头者。肾小管液在该处积聚，导致感染和结石。肾脏大小正常或轻度增大，伴钙盐沉着者占 50%。

海绵肾临床病变局限、轻微者可不产生临床症状。常见病症为反复发作的肉眼或镜下血尿、尿路感染症状、腰痛、肾绞痛及排石史，个别表现为无痛性肉眼血尿。临床症状系因扩张小囊中尿液滞留继发感染、出血或结石所致。虽然肾小球滤过率下降，肾浓缩功能降低，尿酸化不足或有肾小管酸中毒。就总体而言，肾功能尚属正常，很少发展到终末期肾衰竭。预后一般良好。临床上常误诊为肾结石及尿路感染，在进一步检查时被发现。

吸收性高尿钙症是海绵肾最常见的异常，发生率为 59%。肾排泄钙增多所致之高尿钙症仅占 18%，提示海绵肾与肾结石患者有相同的代谢异常。尿路结石患者中海绵肾发生率为 3.6% ～ 13%。

海绵肾腹部 X 线片显示钙化或结石位于肾小盏的视锥细胞部，呈簇状、放射状或多数性粟粒状。逆行肾盂造影常不能显示其特征，静脉尿路造影显示肾盂、肾盏正常或肾盏增宽，杯口扩大突出，于其外侧见到造影剂在扩大的肾小管内呈扇形、花束形、葡萄串状和镶嵌状阴影。囊腔间部相通。由于结石密度均匀，边缘不整齐，环绕于肾盂、肾盏周围的多数囊腔似菜花状。大剂量静脉尿路造影更能清晰显示上述特点。

海绵肾患者常因出现尿路结石或尿路感染症状，施行放射学检查时被发现。静脉尿路造影和腹部 X 线片可显示本病特征而被确诊。

本病需与肾钙盐沉着、已愈合的肾乳头坏死及肾结核等鉴别。肾结核一般为单侧性，早期静脉尿路造影显示肾盏呈虫噬样改变，细菌学检查可发现结核杆菌。肾乳头坏死愈合期可合并钙化，通过其典型肾盏变形、感染及肾功能损害，加以鉴别。肾钙盐沉着表现为肾集合管内及其周围弥散性钙盐沉着，较海绵肾更为广泛，晚期可影响全肾不伴有肾功能减退，而无肾小管扩张和囊腔形成等特征性改变。此外，同时有原发性甲状旁腺功能亢进或肾小管酸中毒的症状、体征，依此可兹鉴别。

髓质海绵肾主要针对并发症进行治疗，双侧髓质海绵肾无特殊临床症状，无并发症时无须特殊治疗，可定期随访，若出现并发症时按不同情况予以处理。伴发肾结石者应多饮水，保持每天尿量超过 2000 mL，以减轻钙盐沉着。高尿钙症患者应长期服用噻嗪类利尿剂；尿钙正常的尿结石患者，可口服磷酸盐类药物。单侧或节段性病变，可考虑做肾切除或部分肾切除术，以消除结石和尿路感染原因。由于海绵肾一般为双侧性，只有在全面仔细地检查证实病变确系单侧性，而对侧肾功能正常时，手术方能施行。此外要预防和治疗感染、治疗肾小管酸中毒等。

（四）获得性肾囊肿

获得性肾囊肿 Simon(1847) 首次报道。至 1977 年 Dunnill 报道 30 例长期血液透析患者尸体解剖结果，发现 14 例 (46%) 有获得性肾囊性改变后，才引起广泛注意。对尚未透析的尿毒症患者观察结果发现，肾衰竭本身亦可导致获得性肾囊肿。据近年来统计，有 40% 的慢性血液透析或腹膜透析患者发生多数肾囊肿，而其中 15% 有恶性变倾向。获得性肾囊肿的重要性在于它的并发症，如疼痛、血尿、高血钙症、红细胞增多症及良性或恶性肿瘤。

获得性肾囊肿大小、数目不等，为单房性或多房性，主要集中于肾盂附近或皮质、髓质交界处。囊液清，囊内可伴出血或肿瘤，出血后向肾盂或腹膜后间隙穿破，成为最突出的表现。

肾外观呈晚期肾萎缩表现。显微镜检查可见肾小球硬化、肾小管萎缩和间质纤维化等典型的终末期肾病变。多数囊肿显示单纯性滞留囊肿，囊壁为扁平或立方上皮。囊肿上皮可增生，呈多层和乳头状突出。在囊壁或囊腔内常有草酸钙结晶。可同时伴有肾细胞腺瘤或腺癌。获得性肾囊肿在尿毒症人群中的患病率和严重性的增加，提示肾囊肿形成是由于肾衰竭所致。轻度至中度肾衰竭患者有获得性囊性病，囊肿在肾移植后消退以及囊肿形成与肾功能不全发生的时间有关等，均进一步说明了这一点。获得性肾囊肿病因尚不完全明确，可能与来自透析设备内的物质、草酸钙结晶堵塞肾小管、慢性肾衰竭时毒性物质积聚以及肾缺血等因素有关。本病好发于男性。患者年龄及肾衰竭与本病发生有关。透析时间及方式与本病的关系报道不一。常伴发肿瘤，但往往于尸体解剖时意外发现。恶性肿瘤不常见，未见发生转移者。一旦肾功能重建或停止透析，能自行消退。

获得性肾囊肿发病隐匿，血尿往往是首发症状。急性疼痛提示腹膜后出血。大多数患者无持续性症状。CT 与 B 超显像能确定诊断。尤其是 CT，能区分获得性多数肾囊肿与多个单侧性肾囊肿。

获得性肾囊肿可应用肾动脉栓塞以控制出血；大囊肿伴明显腰痛可穿刺抽液，并做细胞学检查；一般情况下尽可能不做肾切除术。

八、肾脏继发性肿瘤

肾脏为实质和血液肿瘤常见的转移播散部位。最常见的原发癌是肺 (20%)，其次是乳腺 (12%)、胃 (11%) 和肾 (9%)。

蛋白尿和血尿在继发性肾转移瘤患者中相当普遍，但疼痛和肾功能不全罕见。继发性肾转移瘤是倾向于晚期的继发性病变，通常为广泛转移，提示预后不良。

治疗应根据原发肿瘤的应答反应来确定。

第二节 膀胱肿瘤

膀胱肿瘤 (tumor of the bladder) 是泌尿系统最常见的肿瘤，绝大多数来自上皮组织，其中 90% 以上为移行上皮肿瘤。

一、发病率

膀胱肿瘤是我国最常见的泌尿生殖系统肿瘤，无论其发病率，还是死亡率均居首位。其平均发病年龄为 67 ～ 70 岁。

二、病因

(一) 生活习惯

吸烟与膀胱肿瘤的发病率有关。香烟中含有致癌物质，如 α- 和 β- 萘磺酸，这些物质自肺吸入从尿中排泄，长期积聚于体内最终可能致癌。

(二) 职业因素

膀胱肿瘤的发病与职业性接触某些化学物质有关，如化学染料、橡胶、皮革和印刷品等。

（三）遗传因素

导致膀胱癌的遗传因素尚不清楚，但可能与癌基因突变与抑癌基因的丢失和失活有关。在各分级的早期膀胱肿瘤中，均发现了染色体9的长臂上遗传物质的丢失。而在晚期膀胱肿瘤中，却常常发现染色体11和17的短臂上遗传物质的缺失，从而揭示了局部抑癌基因的丢失与肿瘤的发生发展有关。

（四）其他因素

膀胱肿瘤的发生还与膀胱结石、腺性膀胱炎、膀胱血吸虫病、膀胱黏膜白斑等有关，治疗恶性肿瘤的药物，如环磷酰胺及人工甜味品（包括味精）也可能引起膀胱癌。

三、病理

膀胱肿瘤的病理变化以瘤细胞的分化程度和肿瘤的浸润深度最为重要。

（一）组织类型

可分为上皮性肿瘤和非上皮性肿瘤两大类。前者占95%，其中90%为移行上皮肿瘤，鳞癌和腺癌较少见。非上皮性肿瘤罕见，多为横纹肌肉瘤和平滑肌肉瘤。

（二）分化程度

按肿瘤细胞大小、形态、核改变及分裂象可分为三级：Ⅰ级分化良好，为低度恶性；Ⅲ级分化不良，为高度恶性；Ⅱ级分化居Ⅰ、Ⅲ级之间，属中度恶性。

（三）生长方式

分为原位癌、乳头状癌和浸润性癌。原位癌局限于黏膜内，移行细胞癌多为乳头状，鳞癌和腺癌常为浸润癌。不同的生长方式可单独或同时存在。

（四）浸润深度

是肿瘤临床(T)和病理(P)分期的依据，可分为：原位癌(Tis)、乳头状无浸润(Ta)、限于固有层以内(T_1)、浸润浅肌层(T_{2a})、浸润深肌层(T_{2b})、浸润膀胱周围脂肪组织(T_3)、浸润膀胱邻近组织(T_4)。临床上习惯将Tis、Ta和T_1期肿瘤称为表浅膀胱癌。

（五）肿瘤分布

多见于膀胱侧壁及后壁，其次为三角区和顶部。可以是单发也可为多发(25%)。膀胱肿瘤可先后或同时伴有肾盂、输尿管、尿道肿瘤。

（六）扩散方式

以直接浸润为主。当侵入肌层可发生淋巴转移，淋巴转移率与浸润深度呈正相关。晚期发生血行转移，累及肝、肺、骨等处。

四、临床表现

发病年龄大多数为50～70岁。男女发病比例约为4：1。

血尿是膀胱癌最常见和最早出现的症状。约85%的患者表现为间歇性肉眼血尿，可自行减轻或停止，易给患者造成"好转"或"治愈"的错觉而贻误治疗。然而，有时可仅为显微镜下血尿。出血量多少与肿瘤大小、数目及恶性程度并不一致。非上皮性肿瘤血尿一般较轻。

尿频、尿急、尿痛亦是常见的症状，多为膀胱肿瘤的晚期表现，常因肿瘤坏死、溃疡或并发感染所致。少数广泛原位癌或浸润性癌起始即有膀胱刺激症状，预后不良。有时尿内混有"腐肉"样坏死组织排出；三角区及膀胱颈部肿瘤可梗阻膀胱出口，造成排尿困难，甚至尿潴留。

浸润癌晚期,在下腹部耻骨上区可触及肿块,坚硬,排尿后不消退。广泛浸润盆腔或转移时,出现腰骶部疼痛,阻塞输尿管可致肾积水、肾功能不全,下肢水肿、贫血、体重下降、衰弱等症状。

鳞癌和腺癌为浸润性癌,恶性度高,病程短,预后不良,鳞癌多数为结石或感染长期刺激所致。小儿横纹肌肉瘤常在症状出现前肿瘤体积已很大,造成排尿困难和尿潴留,有时尿中排出肿瘤组织碎屑。

五、检查

(一)实验室检查

1. 常规检查

尿常规提示为肾外性血尿,有时伴有泌尿道感染可出现脓尿,肿瘤或淋巴结肿大引起输尿管阻塞的患者可以发生氮质血症,慢性失血可引起贫血改变。

2. 尿细胞学检查

多在发病早期或随访时进行细胞学检查,尤其用于高发人群的普查中,估价对治疗的反应。

3. 流式细胞计数法 (FCM)

是测量细胞 DNA 含量异常的另一种检查膀胱肿瘤的细胞学方法。

4. 其他实验室检查

随着肿瘤分子生物学的发展和检测技术的革新,应用新的尿细胞学检测方法来提高诊断膀胱癌的准确率成为可能。这些新的方法有 BTA 法、BTAstat 法、BTATRAK 分析、尿液的核基质蛋白 (NMP22) 测定、尿纤维蛋白和 (或) 纤维蛋白降解产物 (FDP) 的定量分析、尿脱落细胞中 lewisX 抗原的识别及检测其脱落细胞分裂末期的活性。

(二)影像学检查

B 超检查:为无创检查,膀胱充盈 B 超可发现 0.5 cm 以上的膀胱肿瘤,可初步了解膀胱肿瘤的大小、数目。

静脉尿路造影:是估价血尿最常见的方法之一。膀胱肿瘤若带蒂时可显示为充盈缺损,向膀胱腔内突出。非乳头状浸润性癌肿患者 IVP 则显示膀胱壁僵硬或平坦,输尿管梗阻引起的肾积水常与浸润程度有关。

CT 或 MRI 检查:是无创性最准确的膀胱肿瘤分期方法,可辨出肌层、有无膀胱周围的浸润,还能检查出盆腔内肿大的淋巴结,若淋巴结大于 1 cm 认为转移可疑。

(三)膀胱尿道镜检查

可直接看到肿瘤所在部位、大小、数目、形态、蒂部情况和基底部浸润程度等。联合活组织检查具有确诊价值。

六、治疗

肿瘤的治疗比较复杂,应根据不同的病理分期 (TNM)、分级、肿瘤的大小、数目的多少和复发的类型选用不同的治疗方法 (表 1-1)。

表 1-1　膀胱肿瘤早期治疗方法选择

肿瘤分期	早期治疗方案的选择
Tis	TUR 术后，用 BCG 进行膀胱灌注
T_a(单发、浅表的、非复发的)	TUR 术
T_1	TUR 术后，用 BCG 进行膀胱灌注或免疫治疗
$T_2 \sim T_4$	根治性膀胱全切除术
	新的辅助化疗后，再行根治性膀胱全切除术
	根治性膀胱全切除术后，再辅以化疗
	新的辅助化疗后，再做化疗或放疗
任何分期的 T，N^+M^+	选择性外科手术和放疗后，进行系统的化疗

　　浅表性肿瘤经尿道切除后应进一步有选择性地进行膀胱腔内化疗，一般对那些早期低级、瘤体小的患者仅做单纯性经尿道切除术，并进行随诊监测。目前，对 T_1 的治疗尚有争议，有人认为应尽早行膀胱根治性切除手术，尤其是复发率高的Ⅲ级肿瘤，这些患者经膀胱腔内化疗后，其复发率降低。

　　局部浸润性肿瘤(T_2、T_3 期)需进一步积极性的局部治疗，其中包括部分切除或根治性切除、放疗和全身性化疗，有局部或远处转移的患者应先接受全身性化疗，再根据情况有选择性放疗和进行外科手术治疗。

　　(一) 膀胱腔内化疗

　　大多数浅表性肿瘤患者都有可能复发，进行膀胱腔内化疗能降低或预防肿瘤复发。其中，有三种不同的膀胱内灌注化疗药或免疫制剂的方式 (表 1-2)。

表 1-2　膀胱内化疗药物的选择

用法	时间	目的
用于辅助治疗	TUR 术中行膀胱灌注	预防肿瘤种植
预防性治疗	完全性 TUR 术后行膀胱灌注	预防肿瘤复发或进展
治疗为主要手段	不完全性 TUR 术后行膀胱灌注	治疗残余病变

　　大多数药物癌注每周 1 次，每个疗程为 6 ～ 8 次，以后每个月灌注 1 次维持治疗。因为膀胱基底膜有限制药物吸收的作用，所以全身性副作用较少见。①现在最常用的药物有：丝裂霉素 C、噻呋哌、阿霉素和卡介苗等；②最近国内最新用药有羟喜树碱、吡柔比星、米西宁等。根据患者的个体差异性不同所选择的灌注药物不同。

　　经尿道电切术的同时行膀胱灌注药物一次，其治疗结果较好，可以减少肿瘤复发，并且能减少肿瘤直接在膀胱黏膜上的种植，而且还可以抑制浅表性膀胱肿瘤进一步恶化。

（二）手术治疗

1. 经尿道膀胱肿瘤切除术 (TUR)

TUR 是早期膀胱肿瘤治疗的有效方法，它能合理地、准确地估价肿瘤的分期、分级，但需要进一步治疗（如膀胱腔内化疗）。无浸润、单个、低级的肿瘤可以单独经尿道切除。

2. 膀胱部分切除术

其适应证为单个局部浸润性肿瘤 ($T_1 \sim T_3$)；局限在后壁、侧壁、顶部的肿瘤，憩室内癌，还有少数伴有浸润性移行细胞肿瘤，相关联的远离原发性肿瘤的原位癌必须通过术前广泛的膀胱活检排除。虽然可以达到和同期肿瘤根治手术的存活率，但局部复发率较为常见。目前，随着膀胱替代手术在临床上的应用，膀胱部分切除术较过去明显减少。

3. 根治性膀胱切除术

根治性手术切除范围包括整个膀胱及周围脂肪、黏附的腹膜，在男性应包括前列腺和精囊，女性包括宫颈、子宫、阴道前穹隆、尿道和卵巢。伴有原位癌和明显的前列腺部尿道肿瘤时，应该同时进行全尿道切除术以减少尿道癌复发的可能。

两侧盆腔淋巴结清扫通常与根治术同时进行。有淋巴结转移的患者预后较差。

（三）放射疗法

外部放射治疗 (5000 ~ 7000 cGy) 是对深部浸润性膀胱肿瘤行根治术患者的一种新方法。大多数患者能耐受放疗，约 15% 的患者可能出现小肠、膀胱、直肠的并发症，单纯放疗比术前放疗再行根治术的存活率要低。

（四）化学疗法

大约 15% 的膀胱肿瘤患者有局部或远处转移，浸润性膀胱肿瘤患者虽已行根治术或放疗，但仍有 30% ~ 40% 的患者发生远处转移。化疗对转移性肿瘤绝大多数有效，甲氨蝶呤、长春新碱、阿霉素和顺铂 (MVAC) 已经广泛应用于复发性浸润性膀胱肿瘤。

（五）联合治疗

虽然，联合化疗适用于伴有浸润性肿瘤的患者，但有学者认为，如果对那些局部浸润性肿瘤 ($T_3 \sim T_4$) 患者在行根治术前先进行化疗，能降低其复发率和有预防作用。

七、预防

对膀胱肿瘤发病目前尚缺乏有效的预防措施，但对密切接触致癌物质的职业人员应加强劳动保护，嗜烟者及早戒烟，可能防止或减少肿瘤的发生。对保留膀胱的手术后患者，膀胱灌注化疗药物及 BCG，可以预防或推迟肿瘤的复发。同时，进一步研究膀胱肿瘤的复发转移，开发预测和干预的手段，对膀胱肿瘤的防治十分重要。

第三节　输尿管肿瘤

输尿管肿瘤发病率占整个上尿路肿瘤的 1% ~ 3%。年龄多在 20 ~ 50 岁，男多于女。按肿瘤性质可分为良性（息肉、乳头状瘤等）和恶性。50% ~ 60% 的输尿管上皮肿瘤伴发其他泌

尿道器官肿瘤 (多器官发病)。临床表现与肾盂癌相似的血尿、疼痛 (肿瘤阻塞输尿管和肿瘤浸润周围组织)、尿路刺激症状等。有报道 10% ～ 15% 无临床症状，仅在其他疾病检查时偶然发现。

一、原发性输尿管恶性肿瘤

原发性输尿管肿瘤少见，随着诊断技术的提高，寿命延长，发病率有增高趋势。多为尿路上皮细胞癌，偶见鳞癌、腺癌。恶性肿瘤多发病于 45 岁以上患者，男多于女，下 1/3 段输尿管约占 75%。

(一) 病因

输尿管肿瘤的致病因素尚不清楚。除了年龄、种族等原因外，主要包括：①化学致癌物的刺激作用。目前认为吸烟是最重要的危险因素，另外，饮用咖啡、职业暴露如长期从事化学石油工业、煤炭开采、塑料加工业工作的人群中发生输尿管肿瘤的危险性明显增加，长期暴露于沥青、石油等行业的人群相对而言危险性更高。②巴尔干半岛肾病是间质性肾炎，为肾盂输尿管癌的常见病因，包括南斯拉夫、罗马尼亚、保加利亚、希腊等有明显的区域性，甚至村落之间有界限，发展缓慢，肾功能减退，男女发病数相似，双侧 10%。曾进行环境、职业、遗传等调查，原因仍不清楚。③止痛片可引起肾盂癌，近年认为，acetaminophen(Tylenol) 是其代谢物具致癌性质。止痛片致癌常需积累超过 5 kg，与每日吸 15 支烟 20 年的致癌机会相似。④慢性刺激如尿路结石所致的炎症等可引起肾盂癌，多数为鳞癌，鳞癌患者中 50% 以上有结石病史。⑤有家族性发病现象。McCullough 报道父亲和两子发生上尿路多发肿瘤，Gitte 见到三兄弟多发肿瘤，先有膀胱肿瘤。家族性发病可能与梅毒感染、代谢异常和接触致癌质有关。

(二) 临床表现

男女比例为 2 ∶ 1，40 ～ 70 岁占 80%，平均 55 岁。血尿、腰痛及腹部包块是输尿管癌常见的三大症状，但均为非特异性表现，极易同肾、膀胱肿瘤及输尿管结石、肾积水等疾患相混淆。

1. 血尿

血尿为最常见初发症状，多数患者常为无痛性肉眼血尿间歇发生。

2. 疼痛

偶有腰部钝痛，少数患者由于血尿通过输尿管而引起严重的肾绞痛或排出条状血块。在有扩散至盆腔部或腹部器官引起疼痛，常是广泛而恒定的刀割样痛，这样的疼痛一旦发生，往往是晚期症状，很少存活超过 1 年。

3. 肿块

输尿管肿瘤可扪及肿块者占 5% ～ 15%，输尿管肿瘤本身能扪及肿块是罕见的，大部分患者扪及的肿块并不是肿瘤本身，往往是一个肿大积水的肾脏，可能有脊肋角压痛。

4. 其他

10% ～ 15% 的患者被确诊时无任何症状。少见症状有尿频、尿痛、体重减轻、厌食和乏力等。如有反复发作的无痛性肉眼血尿伴有一侧精索静脉曲张者，要高度怀疑同侧输尿管肿瘤的可能。有 7% 左右表现为恶病质，是晚期病例。鳞状细胞癌常表现为结石或感染的病象。在一小部分肿瘤转移患者可以表现为锁骨上或腹股沟淋巴结肿大或肝大。

(三) 病理学

输尿管的黏膜层与膀胱及肾盂的黏膜层相似，由尿路上皮构成，因此大多数的输尿管癌是尿路上皮细胞癌，鳞癌在输尿管肿瘤中非常罕见。大多数鳞癌在诊断时已呈无蒂、浸润性，这种肿瘤多见于有感染或结石导致的慢性炎症病史的患者。腺癌与鳞癌相似，也是非常罕见的上尿路肿瘤，在诊断时已为进展期。输尿管的中胚层肿瘤极其罕见，最多见的恶性中胚层肿瘤是平滑肌肉瘤。

1. 移行细胞癌

在 2 000 例报道中，38 例为双侧输尿管上皮细胞癌，5 例是肾细胞癌和同侧输尿管上皮细胞癌同时发生。有人认为，在南斯拉夫有一种病 (Balkan 肾炎)，患者常患有双侧肾盂和输尿管癌。近年有报道环磷酰胺治疗的患者可引起输尿管癌。输尿管黏膜不完整可导致肿瘤的发生，50% ～ 73% 的尿路上皮细胞癌发生在输尿管下 1/3 的位置。大约占总病例的 2/3，有多发倾向。一些学者认为输尿管的尿细胞学检查有一定规律：①尿中脱落的癌细胞数量少，容易漏诊；②早期输尿管癌的癌细胞在尿中更容易发现，这是因为肌层完整而保持输尿管的张力和蠕动之故。

2. 鳞状细胞癌

输尿管鳞状细胞癌少见，占输尿管原发癌的 4.8% ～ 7.8%。70% 是男性，年龄 22 ～ 82 岁，60 ～ 70 岁最多见。90% 的患者出现血尿，50% 的患者腰痛和有明显肿块。25% 的患者有肾盂和输尿管结石，左、右侧受累情况相等，65% 的患者发生在输尿管的 1/3。大体和组织学与其他部位的鳞状细胞癌相同。组织发生，一般认为与黏膜上皮鳞状化生有关。常伴有感染与尿路结石。大多数病例已是临床Ⅲ～Ⅳ期。有人报道最长存活期为 3 年，大多数患者在 1 年内死亡。

3. 腺癌

输尿管腺癌更少见。自 1906 年首例报道以来，约有 15 例报道。其中 8 例是 1970 年以来报道的。发病年龄 29 ～ 73 岁，最多见于 60 ～ 70 岁。72% 是男性，常合并肾盂和输尿管的其他类型的恶性上皮成分。67% 发生在左侧，45% 发生在输尿管远端，40% 有结石。

(四) 病理分期

输尿管癌的病理分期依赖于对肿瘤浸润程度的准确评估，TNM 分期如下。

T——原发肿瘤

T_x：原发肿瘤阴性，无法评价，如输尿管引流尿细胞学检查阳性，尚未找到肿瘤。

T_0：无原发肿瘤存在的证据。

T_{is}：原位癌。

T_a：非浸润性乳头状瘤。

T_1：肿瘤侵犯上皮下结缔组织。

T_2：肿瘤侵犯肌层。

T_{3a}：浸透肌层至输尿管周围脂肪。

T_{3b}：浸润肌层外脂肪。

T_4：浸润附近器官。

N——区域淋巴结：肾门、髂血管腔静脉旁、输尿管周围及盆腔。

N_0: 区域淋巴结无法评价。

N_1: 单个淋巴结转移，最大径不超过 2 cm。

N_2: 单个淋巴结转移，最大径大于 2 cm，但不超过 5 cm 或多个淋巴结转移，最大径不超过 5 cm。

N_3: 淋巴结转移，最大径大于 5 cm。

M——远处转移：

M_0: 无远处转移。

M_1: 有远处转移。

输尿管癌就诊时第 Ⅰ、Ⅱ 期占 40%，Ⅲ 期占 30%，Ⅳ 期占 30%。肿瘤细胞分化程度常与分期一样，决定治疗的方法和其预后。肿瘤的分级，乳头状瘤占 15% ～ 20%，乳头状瘤 50% 的患者为单发，其余为多发，大约 25% 的单发乳头状瘤患者和 50% 的多发乳头状瘤患者，最终会发展成为癌。在输尿管癌患者中，多中心性者多达 50%。肿瘤的分级与尿路上皮其他部位异常的可能性之间有关系，在低分级肿瘤患者，远隔部位尿路上皮不典型增生和原位癌发生率低，而在高分级肿瘤患者这种异常则多见。

输尿管癌可以转移至周围的淋巴结，因其淋巴引流是弥散和境界不清的，范围不定。尚可转移至骨、肾、肾上腺、胰腺、脾、肝、肺等。

(五) 辅助检查

1. 影像学检查

(1) 静脉肾盂造影 (IVU)：是上尿路上皮性肿瘤最重要的检查方法，典型表现为局部输尿管充盈缺损及上端扩张及肾积水，充盈缺损外形毛糙、不规则。排泄性泌尿系造影不良时应配合逆行性造影或其他检查。

(2) 逆行肾盂输尿管造影：IVU 患侧肾、输尿管未显影或显影质量不佳时，可选用逆行造影。其重要性为：①造影更清晰，尤其是排泄性造影显影不良时；②可能见到病侧输尿管口喷血，下端输尿管肿瘤向输尿管口突出；③直接收集病侧尿行肿瘤细胞学检查或刷取活检；④膀胱镜检查以除外膀胱内肿瘤。逆行造影时，肾盂内注入过多对比剂可能遮盖小的充盈缺损，输尿管造影必须使全输尿管充盈方可明确诊断。球状头 (bulb) 导管输尿管造影，其输尿管导管头似橄榄或橡子块，插入输尿管口荧屏下注入对比剂，可见肿瘤推向上方，输尿管下方扩张如同"高脚杯状"，如系结石则下方不扩张，浸注性肿瘤表面不光滑，尿路结石并发水肿时可误诊。有时尿路结石可合并肿瘤。输尿管息肉常表现为表面光滑的长条状充盈缺损，可有分支。如插管通过肿瘤可发现其上方为清尿，而导管旁边流出的为血尿。造影时必须防止带入气泡造成误诊。

(3) 超声检查：可以区别结石与软组织病变，肿瘤与坏死乳头、血块、基质结石等难以鉴别。输尿管病变超声检查不可靠。

(4)CT、MRI 检查：对其他影像学检查可疑的部位进行 3 mm 薄扫，常可发现输尿管肿瘤，并了解肿瘤浸润范围进行分期。在输尿管出现梗阻积水时，MRU 可显示梗阻的部位。

MRI 尚无优于 CT 的报道，但 MRI 水成像可能代替上行性尿路造影。尤其是尿路存在梗阻性病变时。

2. 内腔镜检查

(1) 膀胱镜检查：可发现患侧输尿管口向外喷血，并可观察到下段输尿管肿瘤向膀胱内突出及伴发的膀胱肿瘤等。

(2) 输尿管镜检查：输尿管镜硬的或可曲性都可用于诊断输尿管肿瘤，可直接观察到肿瘤的形态、位置及大小，并可取活组织检查。有报道，输尿管癌诊断准确率达 90%，并发症 7%。

值得注意的是，检查时，可能穿透输尿管，同时创伤尿路上皮黏膜，易于肿瘤种植。因此必须严格选择适应证。

3. 病理学检查

输尿管癌的尿细胞学检查阳性率低于膀胱癌，如肿瘤细胞分化差即高级细胞容易在尿中找到。有的输尿管癌没有任何症状，仅能在细胞学检查中发现。分化良好的肿瘤细胞学检查常阴性，输尿管导管引流尿发现瘤细胞可以更正确地诊断上尿路肿瘤。为提高阳性率尚可应用等渗盐水冲洗，甚至刷取活检，提高诊断的阳性率。

4. 实验室检查肿瘤标记物

采用核基质蛋白 -22(NMP-22)，与尿细胞学检查相比具有较高的敏感性。

(六) 诊断要点

1. 无痛性肉眼血尿，间歇发作。

2. 少数患者有输尿管部分梗阻，梗阻部位以上积水，腰部胀痛。

3.X 线尿路造影：可见输尿管造影剂充盈缺损或患侧肾不显影。

4. 膀胱镜检查：可见患侧输尿管口喷血。逆行输尿管插管造影，可见梗阻段或充盈缺损。

5. 尿液细胞学检查：可见有癌细胞。

6. 输尿管镜检查：可发现肿瘤组织，并可取活组织做病理检查。

7. 核素肾图：患侧表现为梗阻性曲线。

(七) 鉴别诊断

1. 输尿管结石

输尿管结石可引起上尿路梗阻，当为阴性结石时，尿路造影可发现输尿管内有充盈缺损，需要与输尿管肿瘤鉴别。输尿管结石多见于 40 岁以下的青壮年，特点为绞痛，肉眼血尿少见，多为间歇性镜下血尿，常与肾绞痛并存。逆行造影输尿管肿瘤局部扩张，呈杯口样改变，而结石无此变化。CT 平扫结石呈高密度影，肿瘤呈软组织影。

2. 输尿管息肉

多见于 40 岁以下的青壮年，病史长，血尿不明显，输尿管造影见充盈缺损，但表面光滑，呈长条形，范围较输尿管肿瘤大，多在 2 cm 以上。部位多在近肾盂输尿管交界及输尿管膀胱交界处，反复从尿中找瘤细胞皆为阴性。

3. 输尿管狭窄

表现为腰部胀痛及肾积水，应与输尿管癌鉴别。输尿管狭窄的原因多种多样，非肿瘤引起的输尿管狭窄无血尿史，尿路造影表现为单纯狭窄，而无充盈缺损。反复尿中找瘤细胞均为阴性。

4. 输尿管内血块

血尿、输尿管内充盈缺损与输尿管瘤类似，但输尿管血块具有易变性，不同时间的两次造影检查，可发现其位置、大小及形态发生改变。

5. 膀胱癌

位于输尿管口周围的膀胱癌，将输尿管口遮盖，需与下段输尿管癌鉴别。输尿管癌突入膀胱有两种情况：一是肿瘤有蒂，蒂在输尿管；二是肿瘤没有蒂，肿瘤在输尿管和膀胱各一部分。鉴别主要靠膀胱镜检查及尿路造影。

（八）治疗

输尿管癌行输尿管切除包括膀胱壁段已有 50 年历史，近年的认识随着对肿瘤的生物学特征的了解，认识到输尿管肿瘤手术不能千篇一律。应根据患者机体情况，对侧肾功能状况及肿瘤的部位确定。

1. 根治性肾输尿管全切除术

根治性肾输尿管全切除术是传统的基本的手术治疗方法。绝大多数输尿管上皮性肿瘤为恶性，即使良性的乳头状瘤，也有较多恶变的机会，所以对于对侧肾功能良好的病例，一般都主张根治性手术切除，切除范围包括该侧肾、全长输尿管及输尿管开口周围的一小部分膀胱壁，尤其强调输尿管开口部位膀胱壁的切除，包括输尿管口在内的 2 cm 直径膀胱壁。如果保留一段输尿管或其在膀胱的开口，肿瘤在残留输尿管或其开口的复发率可达 30%～75%。手术可分两切口进行，输尿管不要切断。是否有必要从 Gerotal 筋膜外切除肾脏，以及是否需切除肾上腺及腹膜后淋巴结尚存争议。有报道，手术在肾周筋膜外开始，切除肾上腺、淋巴结清除术可以提高肾输尿管切除术的 5 年生存率，从 51% 提高到 84%。一般认为，上尿路肿瘤如果已有淋巴结转移，往往存在远处转移，淋巴结清除术可否提高生存率存在疑问，但如果是高峰期分化不良的输尿管癌，淋巴结清除手术可能有好处。低期低级的肾输尿管癌行部分肾输尿管切除和根治手术疗效相同。高峰期高级癌则应行根治性手术，否则难以治愈，特别是细胞学阳性者。有主张高峰期高级的局限性癌病变时仍可行部分切除手术，最后发现 90% 死于癌，而根治手术者死于癌仅 30%。

2. 保守性手术治疗

主要适用于低级低期肿瘤，有时局部复发还可行局部切除。可以节段性切除病变再吻合，下段输尿管病变可行切除后输尿管膀胱再吻合术，尽可能保留原有功能。有报道，9 例对侧正常肾的上尿路肿瘤行保守手术。44% 术后复发，但复发病变仍可成功地切除。

(1) 保守性手术的绝对指征：①伴有肾功能不全；②孤立肾；③双侧输尿管肿瘤。

(2) 保守性手术的相对指征：①单一的低分期、低分级，非浸润性生长的肿瘤；②肿瘤有狭小的蒂或基底很小；③年龄较大的患者；④输尿管远端的肿瘤。

3. 双侧输尿管肿瘤的处理

(1) 如果是双侧下 1/3 段输尿管肿瘤，可采取一次性手术方法，切除双侧病变，分别行输尿管膀胱再植术。

(2) 双侧上 1/3 段输尿管肿瘤，采取双侧输尿管切除，双侧肾盏肠襻吻合术或双侧自体肾移植。

(3) 一侧上段输尿管肿瘤，另一侧为下段输尿管肿瘤，视病变情况，根治病情严重的一侧，或做上段一侧的肾、输尿管及部分膀胱切除，另一侧做肠代输尿管或自体肾移植术。

(4) 输尿管切除后尿急、尿频、尿痛,下腹部牵拉样疼痛,间断血尿。应行输尿管逆行造影,排除输尿管残端癌或输尿管残端结核,必要时应行输尿管残端切除。

4. 激光治疗

在输尿管镜下对肿瘤进行激光治疗。适用于双肾功能正常的患者,只有低分级、非浸润性肿瘤才考虑单纯内腔镜切除。我们必须认识到,内腔镜检查可能没有充分查明肿瘤的浸润程度,因而可能低估某些肿瘤的分期。有关内腔镜切除、电灼和汽化的有限经验表明,这种手术对于选择恰当的患者是安全的。但是内腔镜切除治疗后,有 15% ~ 80% 的患者将来肿瘤会复发。输尿管镜治疗上尿路肿瘤并发症为 7%,也有报道术后为 1/3 以上输尿管狭窄。如用激光可能减少狭窄的发生。输尿管镜治疗必须有严密的随访。

5. 化学治疗及放射治疗

放疗对输尿管肿瘤的治疗效果不很理想,全身化疗的效果不好,并有严重副作用,临床很少使用。输尿管癌浸润周围组织时可行放射治疗,使病变缩小,有可能切除者再行手术切除。术后病理结果显示局部复发可能性大的患者应采用局部放疗,可降低局部肿瘤复发率,晚期的输尿管肿瘤可采取放射治疗,效果欠满意。化学治疗方案同膀胱肿瘤治疗,如 MVAC 等,总体说来效果不理想。尿路上皮细胞癌已发生转移的患者,应接受以顺铂为基础的化疗方案。新的药物及方案如 GC(吉西他滨与顺铂)、紫杉醇等的疗效正在研究中。

6. 药物灌注

(1) 上尿路多发浅表肿瘤或原位癌,肾功能低下,可从肾造瘘灌注丝裂霉素。BCG 慎用,可能引起脓毒血症。

(2) 通过双 "J" 管灌注上尿路。

(3) 膀胱灌注治疗:术后输尿管残端及输尿管膀胱入口周围易发生复发癌,而输尿管癌切除平面以上尿路上皮则很少再复发。

输尿管肿瘤为尿路上皮肿瘤,易多器官发病,常是顺尿流方向发病,北京医科大学第一临床医院统计占 92%,逆尿流方向发病仅占 8%。文献报道上尿路肿瘤 30%~50% 以后发生膀胱癌,必须紧密随访。术后定期膀胱腔内化疗,术后定期膀胱镜复查,以便及早发现膀胱肿瘤。有主张每 6 个月行尿细胞学检查一次,膀胱镜检查随访 2 年。

(九) 预后

输尿管肿瘤的复发与肿瘤的分化程度和临床分期有关。另外,手术方式的选择对输尿管肿瘤的预后也有一定影响。术后输尿管残端及输尿管膀胱入口周围易发生复发癌,而输尿管癌切除平面以上尿路上皮肿瘤则很少再发癌。术后应定期复查,30% ~ 50% 的上尿路上皮肿瘤患者会发生膀胱癌。部分学者不主张全身化疗,但应常规行膀胱灌注化疗。

二、输尿管良性肿瘤

输尿管的良性肿瘤少见,按组织来源分为上皮性和非上皮性两类。具体包括息肉、纤维瘤、乳头状瘤、内翻性乳头状瘤、腺性输尿管炎、黏液瘤、脂肪瘤、血管瘤、腺瘤等,其中比较常见的为息肉和纤维瘤。

(一) 输尿管息肉

输尿管非上皮性肿瘤占输尿管肿瘤的 25%,最常见的是良性纤维性息肉,也称为纤维上皮性息肉，其大部分息肉细长有蒂，且可以有分支表现光滑，细胞学阳性，组织学上属于纤维上皮性息肉，表面覆以增生的尿路上皮，其下主要为混有毛细血管和平滑肌的结缔组织，并有白细胞浸润。息肉的发生原因目前尚有争论，发生可能与梗阻、感染、慢性刺激、激素失衡、发育异常等有关。有人认为是炎症性尿路上皮化生或增生，有人认为是原发性肿瘤。

输尿管息肉系输尿管非上皮性的良性肿瘤，多发生于 40 岁以下青壮年，也有报道发生在学龄前儿童，可发生于输尿管的任何部位，但多发生于上段输尿管，特别是肾盂输尿管连接处，中下段相对较少，多为单发，多发的罕见。输尿管息肉病因不明，有学者认为输尿管结石继发息肉是重要原因，输尿管息肉并发结石是次要原因，可能与炎症挫伤的慢性刺激、致癌物及内分泌失调有关，无明显家族倾向。临床表现主要为反复发作的输尿管绞痛，伴有肉眼或镜下血尿、输尿管结石。

1. 诊断时要注意以下方面。

(1) 血尿：无痛性肉眼血尿或镜下血尿，病史比较长。

(2) 常继发结石，X 线平片可见不透光阴影。

(3) X 线检查是诊断本病的主要方法。静脉肾盂造影通常表现为输尿管内境界清楚，边缘光滑的条状充盈缺损，呈"蚯蚓状"，一般长 2 cm 以上，有的长达 14 cm；病变之上可见肾积水征象，由于梗阻可导致肾功能下降或丧失，因此静脉肾盂造影检查时，患侧输尿管不显影或显影不满意。患侧行输尿管逆行插管时，除插管至病变处受阻外，造影可显示病变区充盈缺损。IVU 对本病确诊率低的原因是满足于输尿管结石的诊断；对输尿管息肉缺乏认识；未行输尿管镜检查。

(4) 如继发感染，可出现尿频、尿急、尿痛。尿液检查有红细胞和脓细胞。

(5) 输尿管镜检查及活检可明确病变部位、数目及性质，对诊断及治疗起着决定性作用。其镜下可见息肉呈灰白色，表面光滑，可在输尿管内漂移，有蒂。术中可取活检进一步明确诊断。

(6) CT 检查示输尿管腔内软组织密度影。

2. 鉴别诊断时需与以下疾病相鉴别

(1) 输尿管结石：输尿管阴性结石或密度低而显影不清楚的结石需与输尿管息肉鉴别。输尿管结石以下段输尿管多见，有绞痛病史。绞痛多伴有血尿，以镜下血尿多见。经膀胱镜逆行插输尿管导管有阻挡感，或完全受阻，导管不能越过结石。而输尿管息肉一般都能够通过梗阻部位，阻挡感不明显，造影所见有负影，一般在 2 cm 以上。呈圆形或卵圆形。

(2) 输尿管癌：输尿管癌肉眼血尿多见，病程短。尿路造影见负影比较小，多在 2 cm 以下，表面不光滑。如果肿瘤侵及输尿管外，则形成肿块，压迫输尿管致其狭窄移位。

(3) 凝血块：凝血块与输尿管息肉较难鉴别，可在血尿停止后复查造影能发现凝血块所致充盈缺损与血尿前的不同。

输尿管息肉系良性病变，根据息肉部位、大小及肾受累情况选择不同的术式。手术多采用保留肾脏的方法，手术治疗目的是解除梗阻，恢复泌尿系通畅。术中可见息肉处的输尿管较硬，少见输尿管周围粘连，无局部淋巴结病变。对单发局限的息肉可切开输尿管行局部切除术或电灼术。若息肉多发、蒂宽，累及输尿管的周径与长度范围较广，单纯息肉切除加基底电灼术可能造成治疗不彻底或输尿管远期狭窄。对于多发息肉根据部位及范围不同，可行肾盂成形，输

尿管端 - 端吻合及输尿管膀胱吻合术，以至回肠代输尿管或自体肾移植术。术中对息肉进行活检送冰冻切片检查是必要的，如证实有恶变，应将肾、输尿管全长及输尿管周围膀胱壁一并切除。随着输尿管镜技术日益成熟，输尿管镜下腔内手术是治疗本病的首选方法，此手术具有损伤小、恢复快，并发症与开放手术相当，患者易接受等优点。内镜治疗输尿管息肉可以替代输尿管开放手术，但对于息肉多发及病变段较长患者，腔内手术有其相对局限。输尿管息肉手术后，预后良好。

（二）内翻乳头状瘤

上尿路发生的内翻乳头状瘤与膀胱发生者，在肉眼所见、内镜下观察及组织学表现上均相似。内翻性乳头状瘤被覆的尿路上皮可表现为正常、减少或增生，有时可见局部鳞状上皮化生，好发于输尿管下 1/3，多为单发少数多发。尿路造影显示输尿管腔内单个、多个的不规则分叶状充盈缺损，有蒂附于输尿管壁，边缘光滑，邻近宫腔局限性扩张。鉴别诊断主要为结石、血块、息肉及气泡。

输尿管内翻乳头状瘤术前诊断比较困难。肉眼血尿与腰痛、腰酸为最多的临床症状，也有部分患者症状不明显。影像学检查可行 B 超、KUB+IVU、输尿管插管逆行造影等检查，若肾功能较差者可考虑磁共振尿路造影以期得到较好影像。此外，输尿管薄层 CT 扫描有时可显示肿瘤情况及其浸润深度，在诊断时必须同时评价整个尿路系统情况，因为其可多中心生长，也可与其他泌尿系肿瘤并存。

治疗以手术切除为主，并最好行术中冰冻切片检查以除外输尿管癌的可能。但有时由于部分肿瘤可外向生长，以及对于是否存在细胞的异生性较难定论而易误诊。手术方式上，大多数情况下，可行病变段输尿管切除，输尿管端 - 端吻合术，若肿瘤位于输尿管下段可考虑行输尿管部分切除膀胱再植术。也有人采用输尿管镜下肿瘤电切取得了较好的疗效。对输尿管梗阻时间较长，肾功能较差者，则行肾输尿管切除术。

尽管多数内翻乳头状瘤为良性肿瘤，但有些病例可出现恶性病变。上尿路和膀胱的内翻乳头状瘤还常伴随其他尿路上皮癌，有的有症状，有的可无症状。所以，对患内翻乳头状瘤的患者一定要密切随访检查，以便及时发现可能伴随的上尿路或膀胱尿路上皮细胞癌，包括定期IVU、尿脱落细胞学、膀胱镜等检查，都是十分必要的。

（三）腺性输尿管炎

腺性输尿管炎的输尿管呈暗褐色、增粗、僵硬、粘连、周围组织有水肿等。

1. 组织学类型

(1) 尿路上皮型：上皮下灶性分布 Bnmn 巢，大部分巢内有腺样化生。

(2) 肠上皮型：化生腺体和结肠腺体类似，含杯状细胞。

(3) 前列腺上皮型：腺上皮呈立方或假复层，形态类似前列腺腺泡。

2. 临床特征

(1) 抗生素治疗效果不满意。

(2) 可引起尿路梗阻。

(3) 有发生癌变可能。在未获得病理诊断以前，术前鉴别诊断非常困难。

手术探查及病理冰冻切片检查排除恶性病变后，病变表浅范围小者可行输尿管切除及电灼术，或行病变输尿管切除及输尿管成形术。但切忌盲目按输尿管肿瘤行肾切除术，或行带蒂大网膜包裹术，或行保留系膜阑尾代右侧输尿管术。

(四) 纤维瘤

输尿管纤维瘤大多发生于输尿管腹段，输尿管壁局部肿胀，或肿块呈息肉样附于管壁，镜下可见肿块主要由相互交织的致密纤维组织构成，其表面被覆黏膜往往破溃，并有肉芽组织形成。

其他输尿管良性肿瘤，如黏液瘤、脂肪瘤、血管瘤、腺瘤等极其少见。

三、继发性输尿管恶性肿瘤

输尿管癌转移癌少见，文献报道单侧 10%，双侧 46%。输尿管可以被邻近组织的肿瘤侵袭，如原发性肾癌、卵巢癌和宫颈癌，真正转移到输尿管者罕见，最多见的转移性肿瘤有胃肠道、前列腺、肾和乳腺的肿瘤及淋巴瘤。输尿管位于腹膜后，腹膜后是恶性肿瘤转移的好发部位之一，转移途径有血行转移、淋巴转移和直接侵犯、扩展。一般认为癌瘤发生腹膜后淋巴结转移已属晚期，预后差。诊断标准为转移癌侵及输尿管壁，转移癌紧贴着输尿管周围的淋巴结和结缔组织。输尿管被邻近器官肿瘤如子宫颈癌或直肠癌浸润不包括在内。

输尿管转移癌多伴有泌尿系统其他器官和 (或) 泌尿系统外其他组织器官的多发转移癌。

第四节 前列腺癌

前列腺癌 (carcmoma of the prostate) 是老年男性的常见疾病，不同国家和种族的发病率差别很大，在欧美发病率最高，目前在美国前列腺癌的发病率已经超过肺癌，成为第一位危害男性健康的肿瘤。在亚洲，前列腺癌的发病率最低，但是，随着我国人均寿命的不断增长，饮食结构的改变及诊断技术的提高等，近年发病率呈升高的态势。

一、病因

前列腺癌的病因尚不清楚，可能与种族、遗传、环境、食物、吸烟、肥胖和性激素等有关。有家族史的发病率高，有家族发病倾向的，发病年龄也较轻。过多的动物脂肪摄入有可能促进前列腺癌的发展。研究显示，双氢睾酮在前列腺癌发生过程中发挥重要的作用。此外，某些基因的功能丢失或突变在前列腺癌的发病、进展及转移中得到实验证实。

二、病理

前列腺癌 98% 为腺癌，起源于腺细胞，其他少见的有移行细胞癌、鳞癌，以及黏液腺癌、小细胞癌、导管腺癌等。前列腺的外周带是癌最常发生的部位，大多数为多病灶，易侵犯前列腺尖部。前列腺癌的分化程度差异极大，故组织结构异型性明显，表现为癌腺泡结构紊乱、核间变及浸润现象。癌腺泡形状各异，大小不一，细胞深染，核仁大而明显，染色质凝集，靠边，胞质含量较多。大多数前列腺癌的诊断主要是根据核间变做出。发生在前列腺外周带的高级别前列腺上皮内瘤 (HGPIN)，可能是前列腺癌的癌前期病变。前列腺癌的组织学分级，是根据腺体分化程度和肿瘤的生长形式来评估其恶性程度，其中以 Gleason 分级系统应用最为普遍。

采用 5 级 10 分制的分法，将肿瘤分成主要类型和次要类型，每个类型分为 5 级计 5 分，最后分级的评分为两者之和。Gleason 2 ～ 4 分属于分化良好癌；5 ～ 7 分属于中等分化癌；8 ～ 10 分为分化差或未分化癌。前列腺癌可经血行、淋巴扩散或直接侵及邻近器官 (如精囊)。最常见的转移部位是淋巴结和骨骼，其他转移部位是肺、肝、膀胱和肾上腺等。

前列腺癌临床分期多采用 TNM 分期系统，分为 4 期。T_1 期分为 T_{1a} 期：偶发肿瘤体积小于所切除组织体积的 5%，直肠指检正常；T_{1a} 期：偶发肿瘤体积大于所切除组织体积的 5%，直肠指检正常；T_{1c} 期：单纯 PSA 升高，穿刺活检发现肿瘤，直肠指检及经直肠超声正常。T_2 期分为 T_{2a} 期：肿瘤局限于并小于单叶的 1/2；T_{2a} 期：肿瘤局限于并大于单叶的 1/2；T_{2c} 期：肿瘤侵犯两叶，但仍局限于前列腺内。T_3 期分为 T_{3a} 期：肿瘤侵犯并突破前列腺一叶或两叶包膜；T_{3b} 期：肿瘤侵犯精囊。T_4 期：肿瘤侵犯膀胱颈、尿道外括约肌、直肠、肛提肌和 (或) 盆壁。临床分期能够反映疾病的真实情况，为患者和医生提供有价值的信息，对治疗方案的选择进行指导。

前列腺癌大多数为雄激素依赖型，其发生和发展与雄激素关系密切，雄激素非依赖型前列腺癌只占少数。雄激素依赖型前列腺癌后期可发展为雄激素非依赖型前列腺癌。

三、临床表现

85% 的患者发病年龄超过 65 岁，高发年龄在 70 ～ 74 岁，而 50 岁以下的男性很少罹患此病。前列腺癌多数无明显临床症状，常在体检时直肠指检或检测血清 PSA 值升高被发现，也可在前列腺增生手术标本中发现。可以表现为下尿路梗阻症状，如尿频、尿急、尿流缓慢、尿流中断、排尿不尽，甚至尿潴留或尿失禁。血尿少见。前列腺癌出现远处转移时可以引起骨痛、脊髓压迫神经症状及病理性骨折。其他晚期症状有贫血、衰弱、下肢水肿、排便困难、少尿或无尿等。少数患者以转移症状就医而无明显前列腺癌原发症状。

四、诊断

直肠指检、血清前列腺特异性抗原 (prostate-specific antigen，PSA) 测定和超声引导下前列腺穿刺活检是诊断前列腺癌的三个主要方法。直肠指检可以发现前列腺结节，质地坚硬。前列腺癌常伴血清 PSA 升高，有淋巴结转移或骨转移的，往往血清 PSA 水平增高显著。CT 对早期前列腺癌的诊断价值不大。MRI 对前列腺癌的诊断优于其他影像学方法，在 T_2 加权像上，高信号的前列腺外周带内出现低信号结节或弥散性信号减低区，应考虑前列腺癌的可能。对 T_3 期与 T_4 期的肿瘤 CT 和 MRI 可以显示其侵及包膜外、精囊、膀胱颈以及盆腔肿大的淋巴结。有骨转移时，X 线片可显示成骨性骨质破坏。IVU 可发现晚期前列腺癌浸润膀胱，压迫输尿管引起肾积水。全身核素骨显像和 MRI 可早期发现骨转移病灶。经直肠超声可以显示前列腺内低回声病灶及其大小与侵及范围。前列腺癌的确诊依靠经直肠超声引导下前列腺系统性穿刺活检，根据所获组织有无癌做出诊断。

五、治疗

局限性癌采用外科手术治疗或放射治疗，进行性癌采用全身性治疗，包括内分泌治疗和化学治疗。

(一) 观察疗法

对于低危前列腺癌 (PSA 4 ～ 10 ng/mL，GS ≤ 6，临床分期 ≤ T_{2a}) 和预期寿命短的患者以及不适宜手术的晚期前列腺癌患者，可行观察疗法，而适合根治手术的局限性前列腺癌患者，若选择观察疗法，则必须接受局部进展和转移的危险。

(二) 外科治疗

根治性前列腺切除术是治疗局限性前列腺癌最有效的方法，包括经会阴、经耻骨后及腹腔镜前列腺癌根治术。根治术用于可能治愈的前列腺癌，要考虑肿瘤的临床分期、预期寿命及健康状况，70 岁以后伴随年龄增长，手术并发症及死亡率将会增加。根治术的远期效果非常好，特别是局限性癌术后生存率与预期寿命生存率几乎相同，5 年、10 年总生存率分别为 68.9%～95.0%、44.4%～88.0%，前列腺癌特异 5 年、10 年生存率分别为 90.0%～97.0%、88.5%～93.0%。这个结果优于放射治疗和保守观察。

1. 手术适应证

(1) 临床分期：适应于局限性前列腺癌，临床分期 T_1～T_{2c} 的患者。

(2) 预期寿命：预期寿命 10 年以上者可选择根治术。

(3) 健康状况：前列腺癌患者多为高龄，手术并发症的发生率与身体状况密切相关。因此，只有身体状况好，没有严重心肺疾病的患者适应根治术。

(4)PSA 或 Gleason 评分高危患者的处理：对于 PSA 大于 20 或 Gleason 评分 8 分以上的局限性前列腺癌患者符合上述分期和预算寿命条件的，根治术后可给予其他辅助治疗。

2. 手术禁忌证

(1) 患有显著增加手术危险性的疾病，如严重的心血管疾病、肺功能不良等。

(2) 患有严重出血倾向或血液凝固性疾病。

(3) 已有淋巴结转移或骨转移。

(4) 预期寿命不足 10 年。

3. 手术方法和标准

国内推荐开放式耻骨后前列腺根治术和腹腔镜前列腺癌根治术。

(1) 耻骨后前列腺癌根治术：术野开阔，操作简便易行，可经同一入路完成盆腔淋巴结切除，达到根治目的。术中发现肿瘤可能累及神经血管束时，是保留神经的禁忌证。

①改良式盆腔淋巴结切除术：下腹正中切口，整块切除髂动脉、髂静脉前面、后面及血管之间的纤维脂肪组织，下至腹股沟管，后至闭孔神经后方。可疑淋巴结转移者可进行冰冻切片病理学检查。②根治性前列腺切除术：手术切除范围包括完整的前列腺、双侧精囊和双侧输精管壶腹段、膀胱颈部。

(2) 腹腔镜前列腺癌根治术：其疗效与开放手术类似，优点是损伤小、术野及解剖结构清晰，术中和术后并发症少，缺点是技术操作比较复杂。腹腔镜手术切除步骤和范围同开放手术。

4. 手术时机

一旦确诊为前列腺癌并符合上述根治性手术条件者应采取根治术。有报道认为，经直肠穿刺活检者应等待 6～8 周，可能减少手术难度和并发症。经尿道前列腺切除者应等待 12 周再行手术。

5. 手术并发症

目前围术期死亡率为 0～2.1%，主要并发症有术中严重出血、直肠损伤、术后阴茎勃起功能障碍、尿失禁、膀胱尿道吻合口狭窄、尿道狭窄、深部静脉血栓、淋巴囊肿、尿瘘、肺栓塞。腹腔镜前列腺癌根治术还可能出现沿切口种植转移、转行开腹手术、气体栓塞、高碳酸血症、继发出血等并发症。

(三) 前列腺癌外放射治疗 (EBRT)

前列腺癌患者的放射治疗具有疗效好、适应证广、并发症少等优点，适用于各期患者。早期患者行根治性放射治疗，其局部控制率和 10 年无病生存率与前列腺癌根治术相似，局部晚期前列腺癌治疗原则以辅助性放疗和内分泌治疗为主。转移性癌可行姑息性放疗，以减轻症状、改善生活质量。近年三维适形放疗 (3 DCRT) 和强调放疗 (IMRT) 等技术逐渐应用于前列腺癌治疗并成为放疗的主流技术。适形放疗的优点为最大限度地减少对周围正常组织及器官的照射，提高肿瘤局部的照射量及靶区的照射总量，提高肿瘤的局部控制率，降低并发症。

1. 前列腺常规外放射治疗

(1) 照射范围的界定：先确定肿瘤体积、靶体积和治疗体积，通过患者固定系统，应用 MRI 或 CT 来确定目标及周边正常器官范围，并用计算机辅助治疗计划系统计算出中央面肿瘤及周边正常组织的剂量分布。

(2) 照射剂量：前列腺癌局部照射剂量分别为小于 55 Gy、55 ～ 60 Gy、60 ～ 65 Gy、60 ～ 70 Gy 及大于 70 Gy，其复发率依次为 48%、36%、21%、11% 和 10%。随着照射剂量的递增，局部复发率明显降低。

2. 不同分期前列腺癌外放射治疗的疗效

(1) 局限性前列腺癌的外放射治疗 ($T_{1～2} N_0 M_0$)：对于低危 ($T_1 ～ T_{2a}$、Gleason 评分 ≤ 6 和 PSA < 10 ng/mL) 前列腺癌的疗效与根治性前列腺切除相似；中危 (T_{2b} Gleason 评分 =7 或 PSA10 ～ 20 ng/mL) 患者提高照射剂量可提高无生化复发生存率。局限高危 (Gleason 评分 > 7 或 PSA > 20 ng/mL) 患者提高照射剂量的同时应用辅助性内分泌治疗可提高疗效。

(2) 局部晚期前列腺癌的放疗 ($T_{3～4} N_0 M_0$, $T_{1～4} N_1 M_0$, $pT_3 N_0 M_0$)：局部晚期前列腺癌放疗常与内分泌治疗联合应用，多采用新辅助内分泌治疗或辅助内分泌治疗。外放疗联合内分泌治疗能明显提高肿瘤控制率和生存率。根治术后切缘阳性者辅助体外放疗，局部肿瘤控制率可达 90% ～ 100%。

(3) 转移性前列腺癌的放疗：前列腺癌盆腔扩散或淋巴结转移可导致盆腔疼痛、便秘、下肢肿胀、输尿管梗阻或肾积水等，进行姑息放疗，能显著改善症状。对前列腺癌骨转移的姑息放疗可缓解疼痛症状和脊髓压迫。

3. 前列腺癌放疗并发症

放疗可能出现泌尿系统和肠道系统副作用及性功能障碍。泌尿系统副作用包括尿道狭窄、膀胱瘘、出血性膀胱炎、血尿、尿失禁等，肠道副作用包括肠炎、腹泻、腹部绞痛、直肠不适和直肠出血、小肠梗阻等，需手术治疗的严重乙状结肠和小肠损伤、会阴部脓肿、肛门狭窄或慢性直肠出血的发生率低于 1%。放射性急性皮肤副作用为红斑、皮肤干燥和脱屑，主要发生于会阴和臀部的皮肤皱褶处。其他还可出现骨和软组织坏死，下肢、阴囊或阴茎水肿等，发生率均小于 1%，放疗后性功能障碍发生率低于根治性手术患者。

（四）前列腺癌近距离照射治疗

近距离照射包括腔内照射、组织间照射等，是将放射源密封后直接放入人体的天然腔内或放入被治疗的组织内进行照射。近距离照射治疗包括短暂插植治疗和永久粒子种植治疗。永久粒子种植治疗常用 ^{125} 碘和 ^{103} 钯，半衰期分别为 60 天和 17 天，短暂插植治疗常用 192 铱。

1. 适应证

(1) 同时符合以下 3 个条件为单纯近距离照射治疗的适应证

①临床分期为 $T_1 \sim T_{2a}$ 期；②Gleason 分级为 2～6；③PSA 小于 10 ng/mL。

(2) 符合以下任一条件为近距离照射治疗联合外放疗的适应证

①临床分期为 T_{2b}，T_{2c}；②Gleason 分级为8～10；③PSA 大于 20 ng/mL；④周围神经受侵；⑤多点活检病理结果阳性；⑥双侧活检病理结果为阳性；⑦MRI 检查明确右前列腺包膜外侵犯。

Gleason 评分为 7 或 PSA 为 10～20 ng/mL 则要根据具体情况决定是否联合外放疗。近距离照射治疗联合内分泌治疗的适应证：前列腺体积大于 60 mL，可行新辅助内分泌治疗使前列腺缩小。

2. 禁忌证

(1) 绝对禁忌证

①预计生存期少于 5 年；②TURP 后缺损较大或预后不佳；③一般情况差；④有远处转移。

(2) 相对禁忌证

①腺体大于 60 mL；②既往有 TURP 史；③中叶突出；④严重糖尿病；⑤多次盆腔放疗及手术史。

3. 并发症

通常将 1 年内发生的并发症定义为短期并发症，而将 1 年后发生的并发症定义为长期并发症。这些并发症主要涉及尿路、直肠和性功能方面。

短期并发症有尿频、尿急、尿痛等尿路刺激症状，排尿困难和夜尿增多。大便次数增多及里急后重等直肠刺激症状、直肠炎等。长期并发症以慢性尿潴留、尿道狭窄、尿失禁为常见。

总之，前列腺癌近距离照射治疗是继前列腺癌根治术及外放疗以后的又一种有望根治局限性前列腺癌的方法，疗效肯定、创伤小，尤其适合于不能耐受前列腺癌根治术的高龄前列腺癌患者。

（五）实验性前列腺癌局部治疗

前列腺癌的局部治疗除手术、放疗外，还包括前列腺癌冷冻治疗 (CSAP)、高能聚焦超声 (HIFU) 和组织内肿瘤射频消融 (RITA) 等实验性局部治疗，其对临床局限性前列腺癌的治疗效果，还需更多的长期临床研究加以评估和提高。

1. 前列腺癌的冷冻治疗

与放疗相比较，其优点是无放射危险、直肠损伤率较低。

(1)CSAP 适应证

①不适合做外科手术或预期寿命小于 10 年的局限性前列腺癌；②血清 PSA 小于 20 ng/mL；③Gleason 评分 < 7；④前列腺体积不超过 40 mL，以保证有效的冷冻范围，如体积大于 40 mL，先行新辅助内分泌治疗使腺体缩小。

(2) 姑息性局部治疗及挽救性局部治疗：已发生转移的前列腺癌的姑息性局部治疗，以控制局部肿瘤的发展、缓解由其引起的症状，以及前列腺癌放疗后局部复发的挽救性治疗手段。

(3)CSAP 的并发症：常见并发症包括勃起功能障碍、组织脱落、尿失禁、盆腔痛、尿潴留、直肠瘘、膀胱出口梗阻等。

2. 前列腺癌的高能聚焦超声 (HIFU) 治疗

HIFU 是利用压电晶体或声透镜等超声发生器，体外发射高能超声波，并在体内将超声波能量聚焦在选定的脏器组织区域内。多用于年龄较大，预期寿命小于 10 年的局限性前列腺癌。其并发症包括尿潴留、尿失禁、勃起功能障碍等。

3. 组织内肿瘤射频消融 (RITA)

RITA 是将针状电极直接刺入肿瘤部位，通过射频消融仪测控单元和计算机控制，将大功率射频能量通过消融电极传送到肿瘤组织内，利用肿瘤组织中的导电离子和极化分子按射频交变电流的方向做快速变化，使肿瘤组织本身产生摩擦热。当温度达到 60℃ 以上时，肿瘤组织产生不可逆的凝固性坏死，以达到治疗目的。

(六) 内分泌治疗

早在 1941 年有学者证实了前列腺癌对雄激素去除的反应性，前列腺细胞在无雄激素刺激的状况下将会发生凋亡。

雄激素去除主要通过以下策略：

①抑制睾酮分泌：手术去势或药物去势；②阻断雄激素与受体结合应用抗雄激素药物竞争性封闭雄激素与前列腺细胞雄激素受体的结合。

内分泌治疗的目的是降低体内雄激素浓度、抑制肾上腺雄激素的合成、抑制睾酮转化为双氢睾酮或阻断雄激素与其受体结合，以抑制或控制前列腺癌细胞生长。

内分泌治疗的方法包括：

①去势；②最大限度雄激素阻断；③间歇内分泌治疗；④根治性治疗前新辅助内分泌治疗；⑤辅助内分泌治疗。

1. 适应证

(1) 转移前列腺癌。

(2) 局限早期前列腺癌或局部进展前列腺癌，无法行根治术或放射治疗。

(3) 根治术或根治放疗前的新辅助内分泌治疗。

(4) 配合放疗的辅助内分泌治疗。

(5) 治愈性治疗后局部复发，但再无法行局部治疗。

(6) 治愈性治疗后远处转移。

(7) 雄激素非依赖期的雄激素持续抑制。

2. 去势治疗

(1) 手术去势：手术去势可使睾酮迅速且持续下降至极低水平，主要的副作用是对患者的心理影响。

(2) 药物去势：黄体生成素释放激素类似物 (LHRH-α) 是人工合成的黄体生成素释放激素，如亮丙瑞林、戈舍瑞林、曲普瑞林。注射 LHRH-α 后，睾酮逐渐升高，在 1 周时达最高点，后逐渐下降，3～4 周时可达到去势水平，但有 10% 的患者睾酮不能达到去势水平。由于初次注射 LHRH-α 有睾酮一过性升高，故应在注射前 2 周或当日开始，给予抗雄激素药物至注射后 2 周，以对抗睾酮一过性升高所致病情加剧。对已有骨转移脊髓压迫的患者，应慎用 LHRH-α，可选择迅速降低睾酮水平的手术去势。

(3) 雌激素：雌激素下调 LHRH 的分泌，抑制雄激素活性，直接抑制睾丸 Leydig 细胞功能，以及对前列腺细胞的直接毒性。雌激素的应用可引起心血管方面的副作用，故应慎用。

手术去势、药物去势及雌激素治疗，患者肿瘤相关的生存率、无进展生存率基本相同。

3. 最大限度雄激素阻断 (MAB)

MAB 的目的是同时去除或阻断睾丸来源和肾上腺来源的雄激素。常用的方法为去势加抗雄激素药物。抗雄激素药物主要有两大类：一类是类固醇药物，其代表药物为醋酸甲地黄体酮；另一类是非类固醇药物，主要有比卡鲁胺和氟他胺。

4. 根治术前新辅助内分泌治疗 (NHT)

适合于 T_2、T_{3a} 期，其目的是在根治术前对前列腺癌患者进行一定时间的内分泌治疗，以减少肿瘤体积、降低临床分期、降低前列腺切缘肿瘤阳性率，减少局部复发率，进而提高生存率，但不能降低淋巴结和精囊的浸润。NHT 主要采用 LHRH-α 和抗雄激素的 MAB 法，也可单用 LHRH-α、抗雄激素药物或雌二醇氮芥，但 MAB 法疗效更为可靠，时间为 3～9 个月。

5. 间歇内分泌治疗 (IHT)

在雄激素缺如或低水平状态下，能够存活的前列腺癌细胞通过补充的雄激素获得抗凋亡潜能而继续生长，从而延长进展到激素非依赖的时间。IHT 的优点包括提高患者生活质量，可延长雄激素依赖时间，可能有生存优势，降低治疗成本，可使肿瘤细胞对雄激素依赖时间延长，而对病变进展或生存时间无大的负面影响。IHT 更适合于局限性病灶及经过治疗局部复发者。

IHT 多采用 MAB 方法，也可用药物去势。国内推荐停药标准为 PSA < 0.2 ng/mL 后，持续 3～6 个月。间歇治疗后，当 PSA > 4 ng/mL 后开始新一轮治疗。

IHT 适合于局限性前列腺癌，无法行根治性手术或放疗；局部晚期患者 (T_3～T_4 期)；转移前列腺癌；根治术后病理切缘阳性；根治术或局部放疗后复发。

6. 前列腺癌的辅助内分泌治疗 (AHT)

AHT 是指前列腺癌根治性切除术后或根治性放疗后，辅以内分泌治疗，目的是治疗切缘残余病灶、残余的阳性淋巴结、微小转移病灶，提高长期存活率。多主张术后或放疗后即刻开始 AHT。

(1)AHT 适应证：①根治术后病理切缘阳性；②术后病理淋巴结阳性；③术后病理证实为 T_3 期或 T_2 期以内但伴高危因素 (GleasOn > 7，PSA > 20 ng/mL)；④局限前列腺癌伴高危因素 (GleaSOn > 7，PSA > 20 ng/mL)，根治性放疗后 AHT；⑤局部晚期前列腺癌放疗后 AHT。

(2)AHT 可选择的方式：①最大限度雄激素全阻断；②药物去势；③抗雄激素；④手术去势。

(七) 化学疗法

不用做一线治疗，用于对内分泌治疗无效的复发癌。单剂有效率较高的有雌醇氮芥，其他还有顺铂、长春碱等。有人试用联合应用这些药物，目前尚无确定的方案。

六、前列腺癌的随访

1. 前列腺癌治愈性治疗后的随访

根治性前列腺切除术和放射治疗后，随访的基本内容是检测血清 PSA。成功地根治性前列腺切除术，术后 3 周应该不能检测到 PSA，若 PSA 持续升高说明体内有残留的前列腺癌病灶；术后连续 2 次血清 PSA 水平超过 0.2 ng/mL 提示前列腺癌生化复发。

放疗后 PSA 下降缓慢，放疗后 PSA 最低值是生化治愈的标志，也是重要的预后判断因素，这个最低值越低，治愈率越高，一般认为 3～5 年内 PSA 水平最低值达到 1 ng/mL 者预后较好。放疗后 PSA 水平达到最低值后连续 3 次增高被认为是放疗后前列腺癌生化复发的标志。有研究表明，临床复发一般发生在生化复发后 6～18 个月。

直肠指诊也作为随访的常规检查项目。如果直肠指诊前列腺区有先出现的结节时应怀疑局部复发。PSA 和直肠指诊是根治性前列腺切除术和放疗后随访的一线检查方法。

经直肠超声和活检，以及骨扫描、CT 等检查手段，不作为常规的随访手段。若根治术后 PSA 大于 0.5 ng/mL、直肠指诊发现局部结节或超声检查发现局部低回声时建议行前列腺窝活检。腹部 CT 可用于 PSA 大于 20 ng/mL 或 PSA 速率大于 0.75 ng/mL 每月者；如患者有骨骼疼痛，应进行骨扫描，不必考虑血 PSA 水平。

治愈性治疗之后就是随访的开始，第一次随访主要检查与治疗相关的并发症，如有无尿失禁及性功能状态等。治疗后每 3 个月进行 PSA 检测及直肠指诊，2 年后每 6 个月检测，5 年后每年进行检测。如肛门指诊阳性，血清 PSA 持续升高，行骨盆 CT、MRI 及骨扫描。存在骨痛，无论 PSA 水平如何，应行骨扫描。放疗后如行补救性根治术，应用经直肠超声及活检。

2. 前列腺癌内分泌治疗后的随访

内分泌治疗的早期阶段，应对患者进行有规律的血清 PSA 检测。治疗后 3 个月和 6 个月的 PSA 水平越低或不能够发现者，相对于高 PSA 水平患者，可能对治疗反应性持续时间更长。对于无症状患者进行规律的 PSA 监控可以更早发现生化复发，但必须强调 PSA 水平并非一个可靠的逃逸标志物，不可单独作为随访检查。

对于肿瘤进展中的患者，监测血肌酐可以发现尿路梗阻，血红蛋白和肝功能的监测也可以显示疾病进展和内分泌治疗的毒性。对于骨转移患者，可检测碱性磷酸酶及其骨特异性同工异构酶，这些标志物不受内分泌治疗的直接影响，内分泌治疗可使血清碱性磷酸酶升高，这种情况下骨特异性碱性磷酸酶可能有帮助。

血 PSA 正常的无症状患者不需要行骨扫描，若内分泌治疗过程中出现 PSA 升高、骨痛等症状应行骨扫描，必要时行超声和胸部 X 线片检查。

内分泌治疗开始后每 3 个月进行随访，疾病进展时，随访间期应缩短，因为此时停止抗雄激素治疗对患者有益，对于内分泌治疗抵抗的患者，发生疾病进展或按标准治疗无反应时，可行个性化随访方案。

内分泌治疗后每 3 个月进行 PSA 检测，抗雄激素治疗应注意肝功能情况，治疗开始后前 3 个月应每月检测肝功能，以后每 3～6 个月检查一次。病情稳定者不推荐常规行影像学检查。若血清 PSA 持续升高，或出现骨痛需进行骨扫描。疾病发生进展时随访间期应更短。

七、预防

1. 普查

当前普遍应用的普查方法是直肠指检及血清 PSA 浓度测定。美国有研究提示，用血清 PSA 检测应当在 40 ～ 45 岁男性公民中开始，然后在 50 岁以后第二年随访测定一次。如 PSA 超过 4.0 ng/mL 时，再做直肠指检或超声检查，如果阳性或可疑再做针刺活检。这一方法能十分有效地查出早期局限性前列腺癌。

2. 避免危险因素

与前列腺癌有关的遗传、年龄等危险因素是无法避免的，但潜在的环境危险因子如高脂饮食、镉、除草剂及其他未能确定的因子则可能避免。现已知大约 60% 的导致前列腺癌的因素来自生存环境。有统计学上显著危险性的职业为农业、相关的工业性制皂和香水及皮革工业，所以农民、制革工人和这些行业的管理工作人员均有显著的发病率增加。此外，接触化学药品、化肥的人员均增加前列腺癌的危险。另外，坚持低脂肪饮食、多食用富含植物蛋白的大豆类食物、长期饮用绿茶、适当提高饮食中微量元素硒和维生素 E 的含量等措施也可以预防前列腺癌的发生。

3. 化学预防

前列腺癌的发生、发展是一个长期的过程，因此可以应用药物对前列腺癌的发生和发展进行化学预防或药物抑制，如肿瘤发生抑制剂、抗肿瘤生长的药物及肿瘤进展抑制剂等，但某些药物的作用仍在临床研究观察中，有待进一步证实。

第五节 阴茎肿瘤

阴茎癌为常见的男性生殖系统的恶性肿瘤之一。阴茎癌的病因仍不十分清楚，但根据临床观察及统计数字表明，揭示阴茎癌的发病与包茎或包皮过长有密切关系。多发生于中年人，平均年龄为 30 岁。较阴茎乳头状瘤的患者大 10 岁，所以它在初期可能为乳头状瘤，经若干年后转移为鳞状细胞癌。

一、阴茎良性肿瘤与癌前期病变

阴茎常见的良性肿瘤及癌前病期变有以下几种。

（一）阴茎乳头状瘤

本病是最常见的阴茎良性肿瘤之一，常见于青年人和中年人，多有包茎或包皮过长史，与包皮垢或炎症刺激及 HPV 感染有关。病变常位于阴茎头、冠状沟、包皮系带和包皮内板，肿瘤单发或多发，初为体积较小的乳头状突起，随着病情发展可沿冠状沟环形生长，布满阴茎头和包皮。瘤体呈乳头状，细长，有蒂，大小不一，多呈淡红色。若伴感染可形成溃疡，产生恶臭脓液。如肿瘤突然增大应怀疑其恶变。

肿瘤切面可见到上皮区增厚，基底部整齐，与下面组织分界清楚，无浸润现象。镜检上皮呈乳头状增生，表面平整、圆钝，覆盖正常的移行上皮。乳头之轴心为含有血管和淋巴管的纤维结缔组织，伴有淋巴细胞浸润。有时可见增生的上皮细胞发生间变，若间变累及皮肤全层则为恶性变征象，乳头状瘤若恶变则成为鳞状上皮细胞癌。

诊断依据患者年龄、肿瘤位置和形态，若肿瘤突然增大，并伴有感染、出血及溃疡应怀疑恶变之可能，需及时行活体组织学检查确诊。

治疗可行肿瘤电切、激光、冰冻等疗法，同时行包皮环切术，以防复发。手术切除标本一律送组织学检查，病理检查有恶变者则按鳞状细胞癌处理。

(二) 干燥性色素脱失性阴茎头炎

干燥性色素脱失性阴茎头炎又称为干性阻塞性阴茎头炎，是一种病因未明的阴茎头慢性硬化萎缩性皮炎，多发于中年，表现为阴茎头斑片状色素脱失区，呈苔藓状硬化。这种病变可出现疼痛、瘙痒、裂痕和糜烂，累及尿道外口引起狭窄，出现梗阻症状。组织学检查可见表皮表层过度角化，棘细胞萎缩，上皮角变平，真皮层可见水肿及淋巴细胞浸润。

治疗局部可应用类固醇激素，若有尿道狭窄可行尿道扩张，必要时行尿道外口切开以解除梗阻。应密切观察随访以尽早发现恶变。

(三) 阴茎血管瘤

阴茎血管瘤属先天性发育异常，较罕见。和其他部位的血管瘤相同，可分为鲜红斑痣、毛细血管瘤、海绵状血管瘤和混合型血管瘤。

鲜红斑痣常伴有其他部位较大血管的畸形。海绵状血管瘤发生于皮下，可累及部分或整个阴茎，使其增大、变形，也可扩展至阴茎周围组织及大腿内侧。部分毛细血管瘤区皮下可合并海绵状血管瘤。治疗时应予以注意。

血管瘤虽有少数可自行消退，但绝大多数持续存在，逐渐增大，破坏阴茎的正常形态，影响阴茎功能，侵犯尿道可引起排尿困难，肿瘤破裂发生大出血，因此多主张早期治疗，以青少年期治疗为宜。根据肿瘤的部位、大小、类别可选用手术治疗、激光治疗，局部注射硬化治疗等疗法。手术切除效果肯定，可用于各类型血管瘤。

(四) 阴茎白斑病

多见于阴茎头、包皮及尿道口，表现为边界清楚、灰白色、大小不等的斑块，可伴有疼痛和瘙痒。病变与皮肤、口腔、舌等处的白斑相同，是一种阴茎表皮组织增生性病变。组织学检查可见棘细胞层增生，过度角化和角化不全，部分阴茎白斑病可恶变。

治疗包括消除慢性刺激，如有包茎则行包皮环切术，病变可行局部切除或行阴茎部分切除术，也可行放射治疗，需密切随访以尽早发现恶变。

(五) 阴茎囊肿

阴茎囊肿可见于任何年龄，以阴茎头、冠状沟、包皮等处多见。可单发或多发，多呈圆形，位于皮下或皮内，触之呈囊性，表而光滑，皮肤或黏膜颜色正常，直径多在数毫米至 2 cm 以内。一般无任何自觉症状，较大者性交时可有不适感。若合并感染可出现肿胀、疼痛，也可破裂形成溃疡。

依据囊肿发生原因可分为：

(1) 皮样囊肿：是先天性发育时因胚胎期中、外胚叶遗留于周围组织所形成。多见于青少年，囊肿位于皮下，与表皮无粘连，有时体积可较大。囊肿内壁为复层鳞状上皮，其内常含有毛发及皮脂腺等皮肤附属器。

(2) 潴留性囊肿：亦称为皮脂囊肿，是由于炎症等因素造成皮脂腺管闭塞，皮脂腺淤积而形成。多见于青年及中年人，好发于包皮过长的包皮囊内，位于皮内，多与表面覆盖的皮肤粘连。

(3) 表皮样囊肿：是因外伤所导致表皮或毛囊上皮碎块植入皮下而形成。肿块质地较硬，表面光滑，可活动，有轻压疼。囊壁早期可辨认棘细胞层，稍晚常显示部分或完全萎缩，仅见一层扁平细胞，囊内容物为排列成层的角质层，极少数可恶变为分化良好的鳞状细胞癌。

(4) 黏液样囊肿：属代谢异常疾病，多见于中老年，好发于肢端小关节的伸侧，偶见于阴茎体部。单发，一般直径 1.5 cm 之内，表面光滑，质地柔软或柔韧。组织学检查可见病变位于真皮层，囊肿局限或边界不清，在无定形黏膜基质中散在梭形或星芒状成纤维细胞，其内含有大量黏液样物质。

以上各型囊肿均可采用手术治疗，如能将囊肿完整切除则可治愈。表皮样囊肿有恶变者可行阴茎部分切除术，极少发生转移。黏液样囊肿切除不彻底较易复发，切除范围应稍大或切除后局部进行小剂量表浅放射治疗。

(六) 尖锐湿疣及巨大尖锐湿疣

尖锐湿疣是由感染所致的增生性炎症，临床潜伏期为 3 周至 8 个月，平均 3 个月。主要发生于阴茎头、包皮内板及冠状沟处，少数可累及尿道，甚至延伸至前列腺、膀胱，也可累及肛周及肛门。病变初期为淡红色或暗红色粟粒大小的赘生物，质软，顶端稍尖，逐渐体积增大，数目增多，可呈乳头状、蕈状或菜花状，表面湿润，有时有出血、脓性分泌物、恶臭。极少数病灶生长迅速并侵及深部组织，疣体巨大。有人将其另列一型，称之为巨大尖锐湿疣，病变部位如鸡冠或菜花状显著隆起，常围绕大部或全部阴茎头而形成大肿块，以致临床常误诊为阴茎癌。巨大尖锐湿疣在组织学角度虽属良性肿瘤范畴，但由于较易恶变，只能手术切除，且术后易复发，故有人认为它有低度恶性特征。

治疗可采用激光、冷冻、电切等方法，预防其复发可应用 α-2 b 干扰素。

(七) 阴茎角或皮角

阴茎皮角是一种过度角化病变，可能与先期存在的病变有关，如疣或创伤。多位于阴茎头和包皮部，是由于棘细胞增生并有明显角化过度和角化不全所致，肉眼观察呈坚硬的角状突起，属癌前病变。

治疗可行包括肿物基底部正常组织的局部切除，或行阴茎部分切除术，并密切随访观察切除后的创面。

(八) 阴茎硬结症

阴茎硬结症又称阴茎纤维性海绵体炎、Peyronie 病，是阴茎海绵体白膜的纤维化病变，病因不明。多见于中老年，阴茎海绵体内可触及硬结，常位于阴茎背侧近冠状沟处，一般无疼痛或有阴茎勃起痛、阴茎弯曲。病变早期显微镜下可见血管周围炎细胞浸润，主要是淋巴细胞、浆细胞，血管内皮细胞增生或局灶性血管周围纤维化，晚期则以纤维组织增生为主。

治疗多采用非手术疗法，包括药物、X 线照射和局部激素注射等，对严重阴茎弯曲变形者，可行手术治疗。

（九）阴茎其他良性疾病

(1) 包皮过长者青春期后可在阴茎头或冠状沟处发现珍珠样丘疹或小疣状改变，多无任何症状，与恶性病变无关，有时被误诊为尖锐湿疣，一般不需治疗，也可行激光或电凝治疗。

(2) 阴茎皮下有时可见索条或硬结，多因静脉炎、淋巴管炎或阴茎海绵状药物注射所致，与恶性病无关，可不需治疗或对症处理。

(3) 一些阴茎真皮炎性或溃疡病变时，其表面覆盖的表皮出现增生，称为假上皮瘤样增生，需与阴茎湿疹及鳞状细胞癌相鉴别。可用激光、电凝及局部切除治疗。

二、阴茎癌

阴茎癌是阴茎最常见的恶性肿瘤，占阴茎肿瘤的 90%～97%。发病率随国家、地区、民族、宗教信仰和卫生习惯的不同而有很大的差异。发病率为 (0.1～7.9/10) 万人，在西方国家阴茎癌较为罕见，欧洲的发病率为 (0.1～0.9/10) 万人，美国为 (0.7～0.9/10) 万人，其他地区如亚洲、非洲和南美阴茎癌占男性癌症的 10%～20%。在 20 世纪 50 年代以前，它曾是我国男性泌尿生殖系统常见的恶性肿瘤。随着人民生活的提高和卫生条件的改善，发病率在不断下降。目前我国阴茎癌调整死亡率 0.39/10 万，居男性恶性肿瘤的第十二位。少数民族死亡率普遍低于全国水平，农村死亡率高于城市。阴茎癌可发生在任何年龄，据统计，阴茎癌高危地区比低危地区发病年龄相对小些，每增加 10 岁发病率有一次明显上升。在我国阴茎癌发病高峰年龄在 41～60 岁，平均发病年龄为 50 岁左右。

（一）病因

阴茎癌的病因目前仍不十分清楚，但根据临床观察及统计数字表明，阴茎癌与包茎和包皮过长关系密切，包皮垢的长期刺激是主要病因，临床上所见患者中绝大多数有包茎、包皮过长史，早期行包皮环切术阴茎癌发病率显著降低。犹太人出生后 10 天即行包皮环切术，阴茎癌非常罕见，信奉伊斯兰教者在幼年奉行包皮环切教仪，阴茎癌发病率也很低。统计资料表明，未做包皮环切术者发生阴茎癌的危险性是做包皮环切术者的 3 倍，在儿童或成年以后再行包皮环切术不能预防阴茎癌的发生。

1. 包皮垢

正如人体其他部位皮肤会分泌皮脂一样，包皮的皮脂腺也会分泌皮脂。由于包茎或包皮过长时包皮不能上翻，因此这些皮脂便积聚在包皮内板与阴茎头之间的空隙中。同时，尿液也会渗入这个空隙，与这些皮脂发生化学反应，形成包皮垢，并产生奇臭，长期积存的包皮垢会变成坚硬的块状。包皮垢是一种化学性致癌物质，实验证实，它具有强烈的致癌作用，将马的包皮垢接种于小鼠体内，可使之产生皮肤的恶性肿瘤。用人的包皮垢接种给小鼠，也可诱发雌鼠的子宫颈癌。上述试验提示阴茎癌的发生与包皮垢有关，可诱发许多阴茎癌的癌前性病变，如阴茎角、阴茎乳头状瘤、尖锐湿疣、阴茎白斑、增生性阴茎红斑症等，此类病变容易转化成阴茎癌。国内文献报道，92%～98% 的阴茎癌患者有包茎、包皮过长史。

2. 性传播疾病

Ⅱ型单纯疱疹病毒 (HSV-2) 感染，阴茎癌患者血清的 HSV-2 阳性检出率为 78.13%(25/32)，高于正常对照人群的 9.31%(19/204)。配对调查研究中，56 例阴茎癌组中有 HSV-2 感染史者 10 例，对照组 112 例中仅有 1 例，差异非常显著。提示病毒与阴茎癌发生有关。

3. 人类乳头状瘤病毒

阴茎癌患者的性伙伴宫颈癌患病危险性是正常人的 3 ～ 8 倍，在宫颈癌中人类乳头状瘤病 p70- 毒 (HFV)DAN 发现率为 90% ～ 100%，配偶患宫颈癌的男性阴茎癌的发病率高于普通男性。致癌因素可能相同，由性传播，特别性生活混乱和性病流行的人群里值得警惕。

4. 梅毒

梅毒可以减低患者对阴茎癌的抵抗力。10% ～ 15% 的阴茎癌患者血清华康反应阳性。有冶游性病史者发病年龄提前 10 年。

5.BC1 ～ 2 和 pS3 癌基因

49 例阴茎癌中有 38 例 (82.6%)BCl-2 蛋白表达阳性，有 11 例 (23.9%)P53 蛋白表达阳性。提示两种癌基因蛋白的过度表达参与了阴茎癌的发生发展过程。

此外，与阴茎癌发病有关的危险因素还包括环境因素、卫生习惯、吸烟、阴茎外伤和阴茎的癌前病变等。

(二) 病理

1. 大体

阴茎癌最常见的发生部位是在包皮系带附近、阴茎头、冠状沟、包皮内板及外尿道口边缘，极少发生于阴茎体。由于阴茎筋膜和白膜坚韧，除晚期病例外，阴茎癌很少浸润尿道海绵体。

阴茎癌的大体形态可分为原位癌、乳头状癌、浸润型癌和溃疡型癌。

(1) 原位癌：多位于阴茎头和冠状沟，是边界清楚的红色略突起的斑块，表面有脱屑或糜烂。有的表面为炎症性湿疹样改变，单发或多发，生长缓慢或数年不变。

(2) 乳头状 (或菜花型)：常好发于包皮内板、冠状沟及阴茎头部。可单发或多发，乳头状或菜花样突出伴有脓性分泌物和恶臭，质脆易出血。主要是外生性生长，一般淋巴结转移较少。

(3) 浸润型 (或结节型) 癌：以冠状沟处较多见，癌肿表面呈结节状，有溃疡，伴脓性或血性渗出液。此型肿瘤质硬，体积小而较固定，肿瘤浸润较深，肿瘤和周围组织无明显界线。可破坏阴茎筋膜达海绵体，因海绵体血运丰富可促使肿瘤生长迅速，很快发生淋巴道转移。

(4) 溃疡型：是浸润型的一种，因肿瘤生长迅速，中央以大量坏死为主，而四周仍呈结节状隆起。此型肿瘤生长快，浸润深，更易发生淋巴道转移。

阴茎癌在早期，不论哪一种类型都很少侵及尿道海绵体，因此排尿多无障碍。但到晚期，癌肿不但可能侵及尿道，使尿道口受压变形，尿道外口不易辨认，而且可能破坏整个阴茎。

2. 镜下

综合国内 1706 例阴茎癌病理组织学检查结果，92.15% 为分化好的鳞癌，3.3% 为乳头状癌，仅有极少数为腺癌、基底细胞癌或未分化癌。

鳞状细胞癌为最常见的阴茎癌。此癌常发生在 40 岁以上，患者多有包茎史，部分病例可见到由阴茎白斑、皮角、增生性红斑、尖锐湿疣等癌前病变恶变而来。大体在肿瘤初起时位于阴茎头、包皮内板面或冠状沟，可单发或多发，早期以表面生长为主，呈疣状、乳头状或菜花状，常因包皮遮盖而不易发现。病变可逐渐增大，发展成浸润型，表面可有溃疡，阴茎被破坏可累及尿道海绵体，与尿道相通形成瘘管。

3. 播散途径

(1) 直接浸润：癌组织沿皮肤、结缔组织及阴茎海绵体向周围及阴茎根部蔓延。晚期浸润阴茎根部、耻骨前软组织、阴囊皮肤及其内容物、前列腺、耻骨，甚至可直接侵入盆腔。因尿道海绵体白膜相当坚韧，能抵御癌浸润，一般不侵犯尿道，晚期浸润尿道海绵体引起尿流梗阻、尿道瘘等。

(2) 淋巴结转移：是阴茎癌常见、最重要的转移途径。年轻的未分化癌患者，癌侵及海绵体的患者，易发生转移。区域淋巴结的转移由癌栓子栓塞所形成，与淋巴管的渗透性没有关系。淋巴结转移途径：①沿包皮、系带、皮肤及皮下淋巴管引流至腹股沟浅淋巴结，再注入腹股沟深淋巴结；②阴茎头、阴茎海绵体引流到耻骨上淋巴结，再注入腹股沟深淋巴结或髂外淋巴结；③尿道和尿道海绵体的淋巴引流至腹股沟深淋巴结或髂外淋巴结。其中最常见和最先转移的部位是腹股沟浅淋巴结，多为双侧性。深腹股沟淋巴结和髂外淋巴结多继发于腹股沟浅淋巴结，只有少数不经过浅部或在浅部未形成癌栓病灶而直接引流至深部淋巴结，多为阴茎体部癌或阴茎海绵体有浸润者。癌栓可由髂外淋巴结向上至腹主动脉旁淋巴结。

阴茎癌多有继发性感染，所以两侧腹股沟的淋巴结常因感染而肿大，有时需通过活检方能确诊。

(3) 血行转移：很少见，多为手术后复发的晚期患者，可转移至肺、肝、骨、脑、皮肤等处。

(三) 临床表现

阴茎癌的临床表现主要视包皮能否翻转而定，包皮过长者的癌变被发现较包茎者为早。在包皮过长者中，早期常在阴茎头或包皮内板见到丘疹、湿疹、疣、硬结及溃疡等表现，初时很小，多无明显自觉症状，少数患者有轻度不适，自觉刺痒，烧灼样疼痛，少许分泌物及性交时摩擦感。病变逐渐增大，虽经一般治疗而不见好转，有的呈乳头状生长或溃疡经久不愈，更应引起警惕。在包茎者中，由于其包皮口狭小，不能上翻，不易见到病变。起初患者可能仅感包皮内有刺痒不适，或有烧灼、疼痛感觉，或在阴茎头某部能摸及肿块，此时必须和包皮垢相区别。

如同时伴有包皮阴茎头炎，由包皮口则常有脓性渗出物流出，或有血性液，分泌物均有恶臭。当肿瘤继续生长，侵及阴茎头的大部时，则能清楚触及肿块，因合并有感染，可使阴茎头部疼痛、排尿不适或尿道疼痛。如肿瘤在包皮囊内占位过多，可使尿道口移位，尿线变形。晚期肿瘤可以从包皮口或皮肤穿出，呈菜花状、乳头状、蕈状肿块或癌性溃疡，伴有恶臭味、脓血性分泌物等典型表现。肿瘤继续发展可侵犯整个阴茎海绵体和尿道海绵体，此时可出现排尿困难。

如有腹股沟淋巴结转移，该处可以触及增大淋巴结。随着病情的发展而腹股沟肿大的淋巴结增多，并相互融合形成较大的肿块，再晚期可溃破呈溃疡型或菜花状肿块。此时则出现全身症状如消瘦、贫血、食欲缺乏、精神萎靡等恶病质表现，终至全身衰竭。因为阴茎癌大多伴有局部炎症，腹股沟淋巴结亦常有炎症，淋巴结可因炎症而引起肿大，不要将增大淋巴结都误认为是癌肿转移。

有些阴茎癌患者出现高钙血症，手术切除转移淋巴结后高血钙消失，可能与肿瘤及转移灶有关。

阴茎癌患者的病程长短不一，发病至就诊平均时间为 1～2 年，亦有长达数年者。有些病例在做包皮环切时肉眼并未发现肿瘤，仅是伤口经久不愈，尔后不久出现肿瘤。所以，凡做包皮环切者，包皮组织最好送病理检查，以便早期诊断。对年龄较大的做包皮环切后需加强随访，因为有些癌肿是在包皮环切后不久发现的。

（四）诊断

根据病史及临床表现，典型的阴茎癌患者的诊断一般并不困难，尤其是对于晚期阴茎癌有呈菜花状且伴有特殊恶臭的分泌物，或阴茎已被严重破坏呈烂肉状，或腹股沟淋巴结肿大、质硬，甚至有溃烂时，则诊断更易于确立。但对某些早期阴茎癌患者诊断则较难，因有包茎而不能直接检视阴茎头部，通常只能隔着包皮触及可疑肿块，且常不易和包皮垢等相区别。这些患者应立即施行包皮环切手术，若包皮与阴茎头有粘连，则应尽量剥离以显露冠状沟处，仔细检查包皮内板、冠状沟、阴茎头、包皮系带等处有无溃疡、肿块等异常情况，如发现有可疑病变应立即做活组织检查或细胞学检查，以达到早期诊断的目的。对包皮过长者的患者将包皮翻转进行同样的检查。

对已明确诊断的患者，应注意肿瘤的大小、部位、浸润深度、肿瘤是否固定，有无腹股沟淋巴结及盆腔淋巴结转移等，做出肿瘤的分期、分级，这样有助于选择适当的治疗方法。

阴茎癌诊断确立后，尚应明确有无腹股沟及盆腔淋巴结转移等。应仔细检查耻骨联合上区和双侧腹股沟等部位有无肿块，以及肿块的硬度、大小和数目，如发现耻骨上或腹股沟淋巴结肿块的直径超过 1.5 cm，质坚硬固定无压痛，经 3 ～ 4 周消炎药物治疗不见好转者，则癌肿转移的可能性很大，应即时做细胞学或活组织检查。用淋巴管造影检查来明确肿瘤淋巴结转移的范围，其价值不大。通过腹股沟区及盆腔超声、CT、MRI 或腹腔镜检查，能比较全面地了解淋巴结转移范围和大小。

阴茎癌的实验室检查早期化验大多正常，晚期可有贫血、低蛋白血症，淋巴转移者多数血钙升高；肝脏有转移者可出现肝功能异常，骨转移时可出现血清碱性磷酸团增高；行血清梅毒抗体检测，以除外梅毒。

（五）鉴别诊断

阴茎癌诊断中需要鉴别的疾病很多，良性肿瘤和癌前病变前节已述及，临床中需要注意以下几种疾病须与早期阴茎癌相鉴别。

1. 阴茎乳头状瘤

阴茎乳头状瘤发生于阴茎的包皮、阴茎头及冠状沟等处，呈淡红色或红色，肿瘤质软，表面可有溃疡或出血，生长较慢。

2. 阴茎白斑病

阴茎白斑病发生于包皮、阴茎头及尿道外口等处。病变边界清楚，呈灰白色，大小不等，表面可有糜烂。

3. 阴茎增生性红斑症

阴茎增生性红斑症常发生于阴茎头，生长较慢，呈淡红色圆形斑状，边界清楚，可单发或多发，斑块常呈乳头状，有鳞屑，也可发生溃疡癌。

4. 阴茎尖锐湿疣

阴茎尖锐湿疣常发生于阴茎头、冠状沟及包皮内板处。有性病接触史，病变呈菜花状、乳头状、颗粒状或结节状，紫红色，大小数目不定，可有蒂，表面可糜烂。

5. 硬下疳

硬下疳主要通过不洁性交而感染，最常发生部位为阴茎头、冠状沟、包皮内板，也可见于尿道外口及阴茎体部。多为单发，初期为 1～2 cm 无痛性红斑，逐渐隆起、变硬，1 周左右发生溃疡，溃疡表浅、创面新鲜，肉芽呈紫红色，有血清样渗出；边缘隆起，具有软骨样硬度。伤口 3～8 周愈合，遗留瘢痕。约 3/4 的患者伴有腹股沟淋巴结肿大。诊断主要依靠性病或治游史、典型溃疡损害、疮面分泌物暗视野荧光法检查发现梅毒螺旋体、荧光抗体试验及酶联免疫吸附试验等，青霉素治疗效果明显。

6. 阴茎结核

阴茎结核较少见，病变多位于阴茎头、系带和尿道外口。有 1/3 的患者开始为结核结节，逐渐发展成为溃疡。2/3 开始即为溃疡，呈潜掘形，边缘清楚，溃疡底部覆一层干酪性坏死组织，其下为新鲜肉芽组织。部分可形成瘘管，病变累及尿道可形成尿道瘘，但很少发生尿道狭窄。若病变累及阴茎海绵体，发生纤维瘢痕可使阴茎弯曲。腹股沟淋巴结可出现继发性结核，寒性脓肿，甚至破溃形成窦道。病变早期不易与癌肿鉴别。有结核接触史及全身或泌尿生殖系其他脏器有结核病灶者有助于诊断，对抗结核药物治疗有效。最后确诊需行分泌物直接涂片、活体组织学检查、结核杆菌培养或动物接种。

7. 软下疳

软下疳常发生于阴茎头或会阴部，开始为小红色丘疹，继而变为脓疱，扩大、破溃，形成卵圆形或圆形溃疡，深浅不一，覆有脓液，边缘柔软，有轻度疼痛和触痛，亦可发生阴茎坏死。约 50% 的患者伴有腹股沟淋巴结肿大，亦可出现疼痛、化脓、破溃。病原体为杜克雷链杆菌，革兰染色阴性，经不洁性交而感染，潜伏期 2～5 天，病程数周至数月可自愈。诊断依靠治游史和极短的潜伏期、阴茎头、会阴部溃疡，腹股沟淋巴结肿大，取脓液涂片检查可见革兰染色阴性杆菌，成对或呈链状排列，无鞭毛和芽孢。

8. 阴茎角化症

阴茎角化症多位于阴茎头和包皮部，呈坚硬的角状突起，无溃破。

9. 阴茎 Bowen 病

病变常位于阴茎头、体部及包皮，表现为淡红色小片红斑，表面有鳞屑或形成硬痂皮，实际上是阴茎原位癌的一种类型，尚未发生局部浸润。

以上病变行活组织病理检查均能明确诊断。

（六）治疗

治疗前应经病理明确诊断，以免给患者带来不必要的痛苦和精神创伤。治疗方案的确定应以组织学类型、病理学分级、临床分期和患者的全身情况为依据。总的治疗原则是既要根治肿瘤又要尽量保持性功能，对年轻患者或未婚青年尤为重要。

阴茎癌的治疗方法有手术治疗、放射治疗、激光治疗、冷冻治疗、化学药物治疗、生物免疫辅助治疗及综合治疗等，主要依靠外科手术切除，包括原发肿瘤和区域淋巴结的切除，配合放射治疗、化学药物等综合治疗可以提高疗效。

1. 手术治疗

阴茎癌若不治疗，则绝大多数患者于诊断后 1～5 年内死亡，个别报道阴茎癌不治疗的 5 年生存率为 11.8%。治疗后 5 年生存率一般为 60% 左右。手术为当前治疗阴茎癌的最有效方法之一。根据阴茎癌的大小、侵犯深度、患者年龄以及腹股沟淋巴结转移情况等，可分别采用包皮环切术、肿瘤局部切除、阴茎部分切除、阴茎全部切除加髂腹股沟淋巴结清除等不同手术方式。

(1) 包皮环切术：适合于肿瘤位于包皮、体积较小并较浅、没有深部浸润、没有淋巴结转移的 I 期 (Jackson 分期) 或 TNM 分期以前的患者。大多数患者有包茎或包皮过长，所以对早期患者均需要做包皮环切手术，一方面有利于明确诊断，另一方面对较小、较浅的肿瘤，环切术也是治疗的方法。可行超出肿瘤范围 2 cm 的包皮环切术。对于需做放射治疗的患者也需做包皮环切手术，以利于治疗和观察。包皮环切术即使是施行于很早的肿瘤患者，但因为手术范围所限，其切缘距肿瘤太近，易于复发，术后如能再配合放射治疗，则可达满意的疗效。

(2) 肿瘤局部切除术：包皮环切术也属肿瘤局部切除术的一种，其他肿瘤局部切除术仅适用于肿瘤局限于阴茎头、阴茎体或冠状沟处的浅表而小的非浸润型肿瘤。手术局部切除的范围必须包括肿瘤周围 1～2 cm 的正常组织。若为了多保留阴茎，手术切缘距肿瘤太近，常不易彻底清除病变，造成术后残端肿瘤复发或转移，反而给患者带来更大的痛苦和失去根治的机会。如患者年轻，拒绝做更大范围的手术，则行局部切除术后，必须配合放射治疗，以防止肿瘤的复发。因手术范围较小，术后复发率高，现很少行局部切除术。凡施行局部切除术的患者，术后必须严密随访。

(3) 阴茎部分切除术：适用于肿瘤较大，位于阴茎头、包皮、冠状沟及阴茎体远端的无淋巴结转移的 I 期或 T_1 期肿瘤，年轻患者，侵及阴茎体的 T_2 期肿瘤，要求保留阴茎，阴茎海绵体残留可在 2 cm 以上者也可施行阴茎部分切除术。离断的阴茎平面应距肿瘤基底部 2 cm 以上，最好经病理确认阴茎断端无淋巴管或静脉癌栓，也无肿瘤浸润，否则残端易于复发。残留阴茎应在 2 cm 以上，残留的尿道海绵体应长于阴茎海绵体 1 cm 左右，便于尿道重建成形，防止尿道外口狭窄。也可同时切除部分阴囊，并用阴囊皮肤行阴茎尿道成形术。

阴茎部分切除术能保留部分性功能和直立排尿，患者术后很少有心理障碍，生活质量较高。据报道，保留 4～6 cm 阴茎海绵体 45% 能完成性交，保留 2～4 cm，则有 25% 有性交能力。阴茎部分切除术后 2 年如无复发，可行阴茎再造术。

(4) 阴茎全切除加尿道会阴部造口术：适用于肿瘤较大，累及阴茎 1/2 以上，浸润性阴茎癌，肿瘤切除后不能保留有功能的残端；组织学为III～IV级的内生浸润型癌肿；阴茎部分切除术后残端复发者；临床III～IV期，阴茎根部浸润不明显；尿道受累出现排尿不畅、梗阻或并发尿瘘者；原发阴茎体，恶性度较高，即使癌肿较小也宜行阴茎全部切除术。切除范围包括紧贴耻骨上支切断阴茎海绵体脚，切除全部阴茎海绵体、阴茎皮肤和阴茎根部周围软组织。

(5) 保留阴茎组织的手术：目前对阴茎癌的治疗倾向于在彻底切除原发肿瘤的同时，最大限度地保存阴茎的长度和外观，特别是年轻患者，以求保持直立排尿的功能和性生活能力，因为有资料表明，部分阴茎癌患者宁愿选择有性生活能力的保留阴茎的方法，而非长期存活的治疗方法。

Mohs 手术指在显微镜调控下对连续切除的新鲜组织做冰冻切片显微镜检查，从而确保完全切除病变，尽量保留正常组织的方法。Mohs 手术适于肿瘤较大或再次行阴茎部分切除者，能够保留足够长度的阴茎，有助于术后生活质量的提高，减轻患者的心理负担。但对保留阴茎组织治疗的患者，术后应配合近距离放射治疗，以防止局部复发和淋巴结转移，并要密切观察，长期随访。

(6) 区域淋巴结清除术：阴茎癌主要经淋巴道转移，主要的区域淋巴结是腹股沟及髂血管淋巴结。有无区域淋巴结转移，能否彻底切除是决定预后的最重要因素。然而对阴茎癌原发病灶切除后淋巴结清除术的手术指征，多年来存在很大的争议。

阴茎癌患者就诊时有 40% ~ 60% 可触及腹股沟淋巴结肿大，其中 30% ~ 60% 的病理证实已有淋巴结转移，其余部分为炎性淋巴结肿大。因此有人提出即使腹股沟淋巴结肿大也不主张一律常规行腹股沟淋巴结清除术。但也有人认为原发病灶切除后 1 个月内常规淋巴结清除有较高的无瘤生存率。传统的治疗方法是先切除原发肿瘤，抗感染治疗 3 ~ 4 周，若肿大的淋巴结不见减小或有增大则认为是转移所致。须行髂腹股沟淋巴结清除术。也有人主张在原发肿瘤切除前行肿大淋巴结针吸活检或在手术同时取双侧腹股沟淋巴结做病理学检查。如果病理学检查为阳性，应该在切除原发病灶同时行髂腹股沟淋巴结清除术；若为阴性则只切除原发肿瘤，术后严密随访。但是病理学检查有假阴性的可能，而且阴茎癌多数侵及阴茎头而阴茎头的淋巴液可不通过浅表淋巴结而直接进入盆腔淋巴结，有时双侧位于大隐静脉和股静脉连接处上内侧所谓"前哨淋巴结"活检阴性，却发现腹股沟深淋巴结和髂淋巴结已有转移，因此淋巴结活检虽仍有一定的临床意义，但并不可靠。另外，对于临床上淋巴结阴性的患者，是否要进行预防性淋巴结清除术，也存在争议。

目前比较一致的观点认为，以下情况应是腹股沟淋巴结清除术的指征：①原发肿瘤切除后连续应用 4 周抗生素，腹股沟仍能触及肿大固定的淋巴结；②组织学或细胞学检查证实有转移；③有阴茎癌病史，腹股沟又出现淋巴结肿大者；④原发肿瘤已侵及海绵体，肿瘤细胞分化差者；⑤Ⅱ期肿瘤，临床或影像学检查淋巴结转移者；⑥因各种原因须行姑息性手术者；⑦原发肿瘤切除后不能定期随访者。

到目前为止，多数学者认为阴茎癌在切除原发肿瘤同时行淋巴结清除是必须遵循的原则。当腹股沟淋巴结转移时须行双侧髂腹股沟淋巴结清除术。如果证实髂淋巴结阳性时则不必行髂淋巴结清除术，只行姑息性治疗。因为手术损伤较大，并发症多，此时已不能通过外科手术来控制疾病，只能靠放疗、化疗等综合治疗。

标准腹股沟淋巴结清除术范围：①腹股沟淋巴结清除术。上缘至脐与髂前上棘平面，下缘达股三角顶端，外界由髂前上棘向下到缝匠肌内侧缘，内界在腹股沟韧带上前正中线旁 3 cm，腹股沟韧带下阔筋膜内缘，清除腹股沟区及股管内所有淋巴脂肪组织，股管内淋巴结证实有转移者须施行髂淋巴结清除术。②髂淋巴结清除术。主动脉分叉以下盆筋膜、髂总动脉和髂外血管鞘及周围淋巴脂肪组织。

为减少标准腹股沟淋巴结清除术的并发症，有学者提出改良的腹股沟淋巴结清除术，其疗效与标准的腹股沟淋巴结清除术无明显差异。但损伤小、并发症少。对临床淋巴结阴性或淋巴结轻度增大尚无转移证据的患者推荐行改良的腹股沟淋巴结清除术。如果术中病理学检查证实淋巴结转移，即行标准的淋巴结清除术。改良的腹股沟淋巴结清除术范围：内界为内收长肌，外界是股动脉，上界是精索，下界为卵圆窝。

对于晚期浸润型或溃疡型肿瘤，淋巴结较大且固定，临床已证实淋巴结转移患者，淋巴结清除与否生存率无明显差异。可进行放疗，使肿瘤暂时缓解，减少疼痛和出血，放射后可再做根治性清扫手术。也可进行姑息性局部切除。

2. 放射治疗

放疗不但是治疗阴茎癌的重要手段之一，对于低分期肿瘤，放射治疗不但可取得很好的疗效，而且能保留阴茎，患者可直立排尿，且大多数患者保留性生理功能。但放射治疗也有局限性，对晚期的患者仅能达到姑息的效果或减轻症状的作用，很难彻底控制。对于用根治性放疗失败的病例并不妨碍手术切除。

(1) 适应证：①早期局限肿瘤，直径小于 2 cm，表浅外生型或有轻度浸润，无淋巴结或远处转移者，可选择根治性放射治疗；②仅行肿瘤局部切除，或年轻患者拒绝做更大范围手术者，术后配合放射治疗预防复发；③行阴茎全切除的患者有残端复发的可能，术前术后最好配合放射治疗；④晚期肿瘤已不适合手术治疗者，行姑息性放射治疗控制病情发展，缓解症状，减轻痛苦。

(2) 治疗方法：根据阴茎癌的大小和浸润的程度选用不同能量的常规 X 线或电子线治疗；亦可用组织间插植或 192 铱近距离后装治疗；腹股沟淋巴结转移用直线加速器 6 ～ 8 MVX 线或 ^{60} 钴治疗；腹股沟淋巴结阴性的患者一般不做预防性照射，局部晚期病例则可个别对待。阴茎照射范围视病灶大小而定，一般要超出病灶 2 cm，行部分或全阴茎照射，腹股沟的照射要包括区域淋巴结。放射治疗的 5 年生存率为 56.5% ～ 84%，Ⅰ、Ⅱ期病例 100%，Ⅰ期病例降为 31%。晚发的并发症有尿道狭窄和淋巴性水肿，个别病例放射性局部组织坏死。

(3) 注意事项：①放射治疗前必须经活检确定诊断；②如有包茎或包皮过长，则应先行包皮环切术，使有病变的龟头完全暴露，切口愈合后再开始放疗；③放疗开始后 4 ～ 6 个月禁止性生活；④由于感染可使局部对放射线的耐受性降低，故放疗前应使用抗菌药物治疗局部感染；⑤睾丸是放射高度敏感的器官，在放射治疗过程中，必须做好睾丸的保护。

(4) 并发症：早期可出现局部皮肤和黏膜水肿、糜烂，远期可出现皮肤坏死、尿道狭窄、阴茎萎缩等。坏死是较常见的并发症。

放射治疗可作为阴茎癌综合治疗措施的一种重要方法。近年来，国内外对早期阴茎癌逐渐靶向于局部切除合并放疗及化疗，常可保存阴茎，且疗效满意。

3. 化疗

阴茎癌多属高分化鳞形细胞癌，对化疗药物大多不敏感，单独化疗疗效甚差，多用于辅助治疗和联合治疗，可提高手术治疗效果，提高保留阴茎手术的治愈率，延长患者的生存时间。

临床常用药物有平阳霉素 (PYM)、环磷酰胺 (CTX)、阿霉素 (ADM)、甲氨蝶呤 (MTX)、长春新碱 (VCR)、氟尿嘧啶 (5-Fu)、博莱霉素 (BLM)、顺铂 (DDP)、丝裂霉素 (MMC) 等。

对早期表浅的阴茎癌，可用平阳霉素，或氟尿嘧啶软膏局部涂敷，也可用 5% 氟尿嘧啶液湿敷。术后病理证实 $N_{2 \sim 3}$ 或单个淋巴结大于 4 cm 的患者需要接受 3 ～ 4 个周期的化疗，方案为 5-Fu+DDP；晚期病例的化疗采用 DDP 为基础的各种方案，联合应用 5-Fu、BLM 或 MTX，反应率为 32%，治疗相关死亡率为 12%。

4. 综合治疗

综合治疗法 5 年及 10 年生存率远高于单一疗法，但受设备、患者经济状况等限制。若能真正依病程、组织学类型、分期、分级等严格制订综合治疗方案，疗效还会更好。

早期阴茎癌手术局部切除或包皮环切后经病理证实，切除范围不多，术后复发机会较多。为减少复发，局部使用接触放射治疗或后装近距离放射治疗，也可用 PYM 软膏或氟尿嘧啶软膏局部涂敷，有希望达到根治。

中期阴茎癌，既希望达到根治，又希望保留性功能，最好的方法是阴茎原发灶放射治疗，而双侧腹股沟淋巴结手术清扫，两者密切配合，疗效最理想。

晚期阴茎癌已不能手术，患者年轻，可先姑息性放射治疗，放疗后再用药物治疗，两者紧密配合，不但可减少患者痛苦，而且可延长生命，从而获得一定疗效。

第六节　睾丸肿瘤

睾丸肿瘤占男性恶性肿瘤的 1.5% ～ 2%，占泌尿生殖系统肿瘤的 3% ～ 9% 的原发性睾丸肿瘤是生殖细胞肿瘤 (精原细胞瘤和非精原细胞瘤)，其余为非生殖细胞肿瘤 (间质细胞瘤、支持细胞瘤、性腺母细胞瘤)。睾丸肿瘤的发病有地区和种族差异，斯堪的纳维亚、瑞士、德国发病率较高，美国和英国属中等，亚洲及非洲较低。近年来统计数字显示，各地区的睾丸肿瘤发病率均有明显增加趋势。

睾丸肿瘤右侧略多于左侧，与隐睾更多发生于右侧情况相吻合。超过 50% 的双侧睾丸肿瘤患者有单侧或双侧的隐睾病史。虽然原发的双侧睾丸肿瘤可能同时或相继发生，但其组织学类型多是相同的，多为精原细胞瘤，而最常见的继发双侧睾丸肿瘤是恶性淋巴瘤。

一、病因

(一) 先天性因素

1. 隐睾

隐睾的患者发生睾丸肿瘤的机会是正常人的 20 ～ 40 倍。据临床观察，隐睾患者在 10 岁后行睾丸下降固定术仍不能减少肿瘤的发生率，10 岁前行手术可明显减少肿瘤的发生，3 岁前手术可避免肿瘤发生。

2. 遗传

据统计，在睾丸肿瘤患者中 16% 有肿瘤病家族史，真正机制尚不清楚。

3. 多乳症和睾丸女性综合病征。

(二) 后天因素

后天因素可能与损伤、性激素和感染有关。

二、病理

睾丸肿瘤是泌尿生殖系肿瘤中成分最复杂、组织学表现最多样、肿瘤成分与治疗关系最密切的肿瘤，分原发性和继发性两大类。原发性睾丸肿瘤又分为生殖细胞肿瘤和非生殖细胞肿瘤。

睾丸生殖细胞肿瘤占 90% ～ 95%，根据组织学的变化可分为 5 种细胞基本类型，即精原细胞瘤 (seminoma)、胚胎癌、畸胎瘤、绒毛膜癌和卵黄囊瘤等。睾丸生殖细胞肿瘤可以由多种成分组成。非生殖细胞肿瘤占 5% ～ 10%，包括间质细胞 (leydig cell) 瘤和支持细胞 (sertoli cell) 瘤等。因为有白膜的阻碍，局部浸润至附睾或精索较困难。多数睾丸肿瘤早期可发生淋巴转移，最先转移到邻近肾蒂的腹主动脉及下腔静脉旁淋巴结。经血行转移可扩散至肺、骨或肝。继发性睾丸肿瘤主要来自淋巴瘤及白血病等转移性肿瘤。

三、临床表现

睾丸肿瘤多发于 20 ～ 40 岁，其中精原细胞瘤在 ＜ 10 岁和 ＞ 60 岁中少见，35 ～ 39 岁发病率最高。胚胎癌、畸胎瘤常见于 25 ～ 35 岁，绒毛膜癌好发于 20 ～ 30 岁，而卵黄囊瘤则是婴幼儿易发生的睾丸肿瘤。恶性睾丸淋巴瘤常发生在 50 岁以上。右侧较左侧更常见。双侧睾丸肿瘤占 2% ～ 3%，可同时或相继发生。

典型的表现是睾丸肿胀或变硬。睾丸肿瘤较小时，临床症状不明显。肿瘤逐渐增大，表面光滑，质硬而沉重，有轻微坠胀或钝痛。附睾、输精管常无异常。极少数患者起病较急，突然出现疼痛性肿块，局部红肿伴发热，多因肿瘤出血、梗死、坏死所致，易误诊为急性附睾炎或睾丸炎。隐睾患者在腹部或腹股沟部发现肿块并逐渐增大，常是隐睾发生恶变的表现。少数分泌绒毛膜促性腺激素 (HCG) 升高的睾丸肿瘤患者可引起男性乳房女性化。极少数患者因睾丸肿瘤转移病灶引起症状，如胸痛、咳嗽或咯血、呕吐或出血、颈部肿块、骨痛、下肢水肿、神经系统表现等就医。

四、诊断

体检应做阴囊内容物的双手触诊，患侧睾丸增大或扪及肿块，质地较硬，与睾丸界限不清，用手托起较正常侧沉重感，透光试验阴性。体检还应包括腹部触诊，以了解淋巴结是否有转移，或内脏受侵犯。锁骨上淋巴结检查可发现晚期患者的淋巴结转移灶。胸部检查可发现男性乳房女性化或肺部转移。检测血甲种胎儿蛋白 (AFP) 和人绒毛膜促性腺激素 -β 亚基 (β-HCG) 等肿瘤标志物，有助于了解肿瘤组织学性质、临床分期、术后有无复发及预后。绒毛膜癌 HCG 100% 升高，其他非精原生殖细胞肿瘤 40% ～ 60% 的 HCG 升高，精原细胞癌仅 5% HCG 升高。睾丸肿瘤切除后，若 HCG 持续升高，提示有转移；若术后 HCG 降至正常后又升高，表明肿瘤复发；HCG 升高与预后亦有关系。超声和 CT 对睾丸肿瘤的诊断与阴囊内其他肿物的鉴别，确定腹膜后淋巴结有无转移及转移的范围非常重要。而 MRI 并不比 CT 更有优势。胸部 X 线片可了解肺部和纵隔有无转移病变。睾丸肿瘤需要与睾丸扭转、附睾炎以及鞘膜积液、腹股沟斜疝、血肿、精索囊肿等鉴别。

五、治疗

睾丸肿瘤的治疗决定于其病理性质和分期，治疗可分为手术、放疗和化疗。首先应做经腹股沟的根治性睾丸切除术。标本应做详细检查，最好行节段切片，了解肿瘤性质，尤其是精原细胞瘤是纯的还是混合的，治疗上有相当大的差别，一般统计精原细胞瘤 65% ～ 70% 已有转移。如果纯精原细胞瘤无腹膜后淋巴结转移而已有肺、肝转移灶，应想到非精原细胞瘤成分，以下分别讨论治疗方案。

（一）精原细胞瘤

睾丸切除后放射治疗，25～35 Gy(2 500～3 500 rad)3 周照射主动脉旁和同侧髂、腹股沟淋巴结。第 1 期者 90%～95% 可生存 5 年。如临床发现腹膜后病变即第 2 期，则纵隔及锁骨上区亦照射 20～35 Gy(2 000～3 500 rad)2～4 周 5 年生存率亦可达 80% 以上。腹内大块转移和远处病灶预后不良，生存率仅 20%～30%，近年亦用含顺铂的化疗，生存率可以明显提高，60%～100% 有效应 (PVB 或 DDP+Gy) 化疗方案在下段内介绍。

睾丸切除时精索有病变者，半侧阴囊亦应包括在照射区内。腹部有大于 10 cm 的肿瘤，肺部转移癌均有明显的放疗效应。

（二）非精原细胞瘤

包括胚胎癌、畸胎癌、绒癌、卵黄囊肿瘤或各种混合组成肿瘤。腹膜后淋巴结转移极常见，由于对放射线不如精原细胞瘤敏感，因此，除睾丸切除外应同时行腹膜后淋巴结清扫术，第 1 期病例手术证明 10%～20% 已有转移，即病理属 2 期。睾丸切除加腹膜后淋巴结清除术，病理 1 期者 90% 左右可生存 5 年以上，病理 2 期者降至 50% 左右。第 3 期远处转移 144 例中肺 89%、肝 73%、脑 31%、骨 30%、肾 30%、肾上腺 29%、消化道 27%、脾 13%、腔静脉 11%。以化疗为主要治疗。在非精原细胞瘤中绒癌常是先转移至肺等远处病灶。在治疗过程中密切观察瘤标记 HCG 及 AFP 的改变。

婴幼儿 3 岁以内胚胎癌恶性程度比成年人低，对手术、化疗、放疗耐受性差，腹膜后淋巴结转移亦低于成年人，仅 4% 左右，一般不考虑行腹膜后淋巴结清除术，小儿畸胎瘤、卵黄囊肿瘤等处理与胚胎癌相同。死亡多为血行转移。必要时行化疗。

化疗：化疗在非精原细胞瘤中有一定地位，主要适应证：①预后不良的 I 期非精原细胞瘤，已侵及精索或睾丸，切除后瘤标仍持续升高者；②ⅡA～Ⅳ的非精原细胞瘤；③晚期难治的肿瘤复发或用药无效，采用挽救性化疗方案。

化疗方案 PvB 为基础应用最广，即顺铂、长春新碱、博来霉素组成。常用方案：顺铂 20 mg/(m²•d)。第 1、2、3、4、5 日，长春新碱 0.2 mg/kg。第 2 年，博来霉素 30 mg 每周，第 2、9、16 日，3 周为一疗程，共 12 周。

上述三药综合治疗，部分缓解可达 100%，完全缓解 70%。I 期睾丸肿瘤无转移淋巴结者可不做化疗，亦有主张 II 期病例在多发时再次化疗，可减少对患者不必要的打击。

腹膜后大块肿瘤，未超过横膈亦可化疗，等肿瘤缩小再做腹膜后淋巴结清除术。Ⅲ期患者以化疗为主。

第七节　阴囊肿瘤

一、阴囊良性肿瘤

阴囊的良性肿瘤主要有皮脂腺瘤 (皮脂腺囊肿)、纤维瘤、血管瘤、脂肪瘤等。

（一）诊断依据

1. 阴囊皮脂腺瘤

位于阴囊皮肤或皮下组织生长缓慢的肿块，与皮肤有粘连，质硬，光滑，可被推动，无压痛。合并感染时有红肿、疼痛，病理检查示内容物为皮脂腺。

2. 阴囊纤维瘤

阴囊内生长缓慢的肿块，小而坚硬，无不适。个别巨大者可达拳头大小，此时坠痛不适，影响排尿。病理检查示肿块由成纤维细胞组成，细胞之间有胶原组织，无有丝分裂象。

3. 阴囊血管瘤

为胚胎发育异常而形成的一种血管先天性畸形。病变在皮内，不在皮下。阴囊可扪及青色的较小柔软肿物，病理学检查示肿瘤由群集的薄壁微血管组成，管壁内衬单层成熟的内皮细胞，管外有薄层网状纤维，管腔内含血液。

4. 阴囊脂肪瘤

位于阴囊皮下，缓慢生长的质软肿物，有阴囊坠胀感。阴囊内可触及分叶状、质地软的肿块，与周围组织界限清楚。病理检查肿瘤由成熟脂肪组织构成，小叶大小不规则，并有不均匀的结缔组织间隔存在。

（二）治疗方案

肿瘤较小或无症状者，可定期检查。肿块增长较快，或出现症状，可手术切除。手术切除后预后良好。

二、阴囊癌

（一）概述

阴囊鳞状细胞癌，又称阴囊癌。病因不明，多有煤烟、沥青、酚油等物质长期接触史，因此与职业因素有关。多见于 50 ～ 70 岁，多经淋巴途径转移。

Ray 将阴囊癌分四期。A1 期：病变局限在阴囊；A2 期：病变累及邻近器官，如阴茎、精索，但没有其他转移。B 期：可切除的腹股沟或髂腹股沟淋巴结转移。C 期：髂腹股沟淋巴结转移无法切除。D 期：有远处转移，如肺、主动脉旁淋巴结等处。

（二）诊断依据

(1) 阴囊皮肤出现无痛性疣状或丘疹状隆起，质地较硬。突出于阴囊表面，中央可凹陷形成溃疡伴出血、坏死及脓性分泌物。

(2) 腹股沟淋巴结肿大。

(3) 活检可证实。

（三）治疗方案

1. 手术切除

原发病灶切除范围应包括肿瘤边缘 2 ～ 3 cm 的正常阴囊皮肤，一般可保留阴囊内容物。腹股沟淋巴结有转移，可在原发肿瘤切除后 2 ～ 6 周行淋巴结清除术。

2. 放射治疗及化疗

效果不满意，可在手术治疗后作为辅助治疗。

（四）评述

先行病灶切除，并行双侧腹股沟肿大淋巴结活检术，证实转移后行清扫术，这对减少盲目的清扫术，提高患者的生存率和减少术后并发症至为重要。是否有淋巴结转移是影响阴囊癌患者生存的重要因素。对于有明确转移者，应积极行腹股沟或髂腹股沟淋巴结清扫术，以提高患者生存率。本病预防在于改善工作环境，避免致癌物质的侵害，局部保持清洁，可避免或减少阴囊癌的发生。预后取决于临床分期，A 期 5 年存活率 50%～70%，B 期以上小于 30%。

三、阴囊炎性癌

（一）概述

阴囊炎性癌又称阴囊 Paget 病、湿疹样癌，是一种少见的恶性肿瘤，易被误诊为湿疹、皮炎或股癣。

发病机制还不十分清楚，目前主要有以下三种学说。

1. 根据 Paget 病多发于汗腺区域及 Paget 细胞和汗腺细胞在组织和超微结构方面的类似性，据此推断本病为汗腺腺癌表皮内转移。

2. 由表皮细胞直接恶变而来，是一种特殊类型的表皮原位癌，进而侵犯下方的汗腺及邻近器官。

3. 由一种尚不清楚的癌基因突变引起，其产生多中心的上皮组织致癌效应，作用于表皮可致 Paget 病，作用于其他上皮产生汗腺癌或内脏器官肿瘤。因部分患者可伴有其他组织或器官的腺癌，目前大多倾向于第三种学说。

阴囊 Paget 病多见于老年患者，病程较长，进展缓慢，有经历几年或十几年者。

（二）诊断依据

1. 局部皮肤瘙痒、糜烂、渗液、结痂，脱痂后仍有糜烂渗液，皮损范围逐渐扩大。

2. 皮肤病变均表现为红斑样皮损，微隆于正常皮肤，边界清楚，但不规则如地图状。病灶表面粗糙，可见结痂、糜烂或渗液，少数见丘疹、色素沉着。病变的周边与正常皮肤有分界。

3. 腹股沟淋巴结肿大，多为炎症性，必要时活检以排除肿瘤转移。

4. 病理学检查

在表皮的基底层或棘层下部找到 Paget 细胞，该细胞大而圆，胞质丰富、淡染，胞核大而圆或不整、染色较淡、可见丝状分裂。细胞可单个散在，增多时可聚集成巢状，无细胞间桥，真皮内常可见到明显的炎性细胞浸润。

（三）鉴别诊断

1. 阴囊皮肤癌（鳞癌）

有长期从事化学工业的病史，肿瘤为单发或多发的疣状或扁平隆起。腹股沟部可触及肿大的淋巴结，活检可明确诊断。

2. 阴囊湿疹

发病可能与过敏因素有关。患者阴部瘙痒，阴囊表面有软痂，反复发作者皮肤增厚，粗糙呈苔藓样。抗过敏治疗有效，可发生于任何年龄。

（四）治疗方案

1. 活检证实为 Paget 病，则应及早手术治疗。目前治疗以阴囊局部扩大切除术为首选，切除病变之阴囊皮肤全层，切缘宜距病灶 2 cm 以上。手术时可有皮肤缺损，一般经泌尿外科诊疗松解均能缝合，不能缝合的病例，应行皮瓣转移或游离植皮术。如睾丸鞘膜受侵犯，则应同时切除睾丸。如腹股沟淋巴结阳性则需行包括睾丸、精索、腹股沟淋巴结及髂腹股沟淋巴结在内的根治性切除。

2. 对有禁忌证或无法手术者可放疗，放射以 X 线或 β 射线为宜，剂量＞ 270 Gy。

3. 局部化疗药物涂布通常用 1% 5-FU 软膏，可使皮损面积缩小，改善瘙痒症状。亦可外照射辅以 5-FU 软膏，有一定疗效。

（五）评述

本病临床上多表现为乳头状增生与溃烂交替出现，由于皮损处可出现瘙痒、渗液、糜烂、结痂等，亦称为慢性湿疹样癌或炎性癌，临床上极易误诊为阴囊皮肤慢性湿疹或炎症。为避免漏诊，故对治疗 6 ～ 8 周没有好转的阴囊皮肤湿疹样改变者，应常规活检以早期诊断。本病手术治疗预后良好。

第八节 尿道肿瘤

尿道肿瘤包括良性肿瘤与恶性肿瘤、上皮性肿瘤和非上皮性肿瘤。尿道肿瘤少见，其中绝大多数为尿道癌。1883 年，Boivin 和 Duges 首先报道女性尿道癌。在尿路肿瘤中女性尿道癌明显多于男性。男女发病比约 1 ： 19。

一、男性尿道癌

（一）概述

尿道恶性肿瘤少见，约半数继发于膀胱、输尿管、肾盂移行上皮细胞癌。原发性尿道癌中以鳞状细胞癌最多见，约占 80%，多位于尿道球部及悬垂部；其次是移行细胞癌，约占 15%，位于前列腺部尿道；腺癌和未分化癌少见，约占 5%。尿道癌病因尚不明，可能与炎症、慢性刺激、尿道狭窄等因素有关。

男性尿道癌分期常用 Levine 分期（表 1-3）。

表 1-3 男性尿道癌 Levinc 分期（改良的 Ray 分期）

O 期		局限于黏膜
A 期		未超出黏膜固有层
B 期		累及海绵体或前列腺，但未穿透
C 期		超出尿道海绵体组织或超过前列腺包膜
D 期	D1 期	腹股沟淋巴结或盆腔淋巴结转移
	D2 期	远处转移

（二）诊断依据

(1) 临床表现：反复尿道出血或初血尿，尿线变细、排尿困难、尿潴留、阴茎肿胀、阴囊或会阴水肿等。

(2) 体检：可发现尿道结节或肿块，大的球膜部尿道癌可经会阴部触及肿块，实质性或有波动感。腹股沟淋巴结转移时可触及肿大淋巴结。

(3) 尿道造影：可帮助确定肿瘤的大小、部位，但不能估计肿瘤范围。

(4) 尿道膀胱镜检查：可观察肿瘤范围，并取活体组织检查进一步确诊。

(5) 尿道分泌物细胞学检查可发现癌细胞。

(6)CT 和 MRI 检查：可了解有无盆腔和腹膜后淋巴结转移，有助于肿瘤分期。

（三）治疗方案

以手术治疗为主，放疗和化疗效果不肯定。

1. 手术治疗

(1) 肿瘤局部切除：适用于尿道单发、表浅的肿瘤。可采用经尿道电切、电灼或激光治疗，尿道外口处肿瘤可行局部切除术。

(2) 尿道部分切除或阴茎部分切除术：适用于尿道远侧 1/2 的低分期癌，尿道切缘应距肿瘤边缘 2 cm。

(3) 根治性尿道切除：适用于近段尿道癌及位于尿道球部或膜部者。切除范围包括全尿道和阴茎脚。

(4) 根治性广泛脏器切除：切除范围包括阴茎、尿道、阴囊、精囊、膀胱、前列腺整块切除，有时需行睾丸切除。适应证为 C 期以上近侧尿道癌且能耐受手术者。如有直肠壁浸润，需决定是否做全盆腔脏器切除或姑息治疗。

2. 淋巴结的处理

腹股沟淋巴结触诊的准确率可达 83% ～ 100%。凡触及腹股沟淋巴结者，均应施行规范的淋巴结切除术。若行膀胱前列腺整块切除，则应同时切除盆腔淋巴结。腹股沟淋巴结阳性、CT 未发现盆腔淋巴结者，可考虑盆腔淋巴结切除术。未触及腹股沟淋巴结者，并没必要做预防性淋巴结切除。

3. 放射治疗

原发性尿道癌放疗的主要目的是保存器官。效果取决于肿瘤部位和大小，前尿道癌优于后尿道癌。

4. 化学治疗

疗效不确定。甲氨蝶呤、顺铂、长春新碱、阿霉素和博来霉素等可能有一定效果。

（四）评述

男性前、后尿道癌生物学行为不尽相同。尿道不同部位，上皮细胞类型也不相同。前列腺部尿道癌 90% 为移行细胞癌，且多伴有膀胱癌；而在球、膜部则多数为腺癌 (59%)，阴茎部主要为鳞癌。前、后尿道发生癌的比例为 (1 ∶ 2) ～ (7 ∶ 10)。

各年龄段均可发病，多数患者在 50 岁以上。临床表现与肿瘤所在的部位有关。后尿道癌患者临床发现迟，球、膜部尿道癌常易被误诊为尿道狭窄。

尿道癌主要通过直接蔓延、淋巴转移和血行转移。大多数前列腺部尿道癌在确诊时已有远处播散，多数已累及阴茎海绵体。远处转移常见部位为肺、肝、骨和脑。

男性尿道防御屏障相对薄弱，故大多数患者不适于局部切除。术前应对全尿道彻底检查，凡可疑病变区，均取活体组织检查，以确定病变范围。如直肠壁有浸润，则需决定全盆腔脏器切除或姑息治疗。球部、膜部尿道癌在确诊时多已广泛蔓延，已不能行手术治疗，且根治性切除术后复发率很高。

尿道癌类似阴茎癌，一般区域淋巴结转移发生在远处转移之前，腹股沟淋巴结切除术可提高生存率，有些病例术后可长期无癌生存。盆腔淋巴结转移者预后不佳。因此，要强调腹股沟淋巴结活检的重要性。对高危患者 (C 期、近侧尿道癌、易淋巴结转移者)，早期淋巴结切除可能有益。预后与原发肿瘤的部位及肿瘤分期有关。前尿道癌比后尿道癌预后好。Kaplan 等报道前者 5 年生存率为 22%，后者为 10%。Hopkins 等报道男性尿道癌患者总体平均生存期为 26 个月、前尿道癌平均为 77 个月、球膜部尿道癌平均为 15 个月。

二、女性尿道癌

(一) 概述

原发女性尿道癌，其发病率比男性高 4 ～ 5 倍，占妇科恶性肿瘤的 0.017%，发病年龄为 37 ～ 69 岁。

尿道癌分远段癌和近段癌，前者癌灶位于尿道口至尿道前 1/3 段，也可逐渐扩展至全尿道，或累及外阴；后者癌灶位于尿道其余 2/3，较容易侵犯全尿道。

本病病因尚不十分明确。一般认为与性交、妊娠及反复尿路感染对尿道刺激有关。尿道肉阜、尿道黏膜白斑及慢性尿道炎均可能并发尿道癌。

原发性尿道癌以鳞状上皮细胞癌最多见，其次是腺癌及移行细胞癌等。转移途径包括血行、淋巴和局部浸润，其中以淋巴转移和局部浸润为主。远段尿道癌可转移至腹股沟深、浅淋巴结，而近段尿道癌可转移到盆腔淋巴结及髂内、髂外及闭孔淋巴结。

(二) 诊断依据

1. 症状

尿痛、尿急、尿频、血尿，排尿困难，下腹或腰背疼痛。

2. 体检

阴道指检可及尿道肿物，尿道血性分泌物。腹股沟可扪及肿大淋巴结。

3. 细胞学检查

尿脱落细胞及尿道拭子细胞学检查可以发现肿瘤细胞。

4. 尿道镜检查

可见肿块，活检可证实。

5.CT 及 MRI

了解盆腔淋巴结有无转移。

6. 临床分期常用 Grabstald 分期

O 期：原位癌，病变局限于黏膜层。

A 期：病变达黏膜下层。

B 期：病变浸润尿道壁肌层。

C 期：病变浸润尿道周围器官。

C_1 期：浸润阴道壁肌层。

C_2 期：浸润阴道壁肌层及黏膜。

C_3 期：浸润邻近器官如膀胱、阴唇及阴蒂。

D 期：出现远处转移。

D_1 期：腹股沟淋巴结有转移。

D_2 期：盆腔淋巴结有转移。

D_3 期：腹主动脉分叉以上淋巴结有转移。

D_4 期：远处器官转移。

（三）鉴别诊断

1. 尿道肉阜

鲜红色、质软、易出血，表面无溃疡及分泌物，活检可证实。

2. 尿道尖锐湿疣

是由性接触传播的人乳头状瘤病毒引起的增生性病变，多位于黏膜上，外阴亦见多个病灶，排尿有灼痛。尿道镜检见乳头状、淡红色肿物。病检可证实。

（四）治疗方案

1. 手术治疗

远段尿道癌，如较早期可行局部广泛切除，包括尿道周围组织和部分外阴、前庭、阴唇、阴蒂等组织。年轻患者切除尿道 2/3 尚不至于尿失禁。若癌肿累及较广泛或位于近段尿道，则必须行全尿道全膀胱切除，并须做尿流改道。此外，应根据病变部位和区域淋巴结的情况决定是否清扫相应淋巴组织。

2. 放射治疗

多用于早期、无转移、深部组织无浸润者。尿道癌对放疗较敏感，特别是早期病例进行放疗即可治愈。对晚期患者可作为姑息性治疗。

3. 化学治疗

表柔比星、顺铂、甲氨蝶呤等有一定疗效，但效果不满意，仅作为辅助治疗。

（五）评述

本病少见，根据临床症状应及早活检以明确诊断。文献报道，手术加放疗的生存率比单纯放疗高。综合应用放疗和化疗，争取保留尿道，可减轻对患者生理和心理影响。预后主要与病理分期、病理类型、治疗方法有关，而年龄、病程对预后影响不大。因此，早期诊断、早期治疗仍是提高生存率的有效手段。治疗后 2 年内容易发生远处转移，故应注意随访观察。

三、恶性尿道非上皮性肿瘤

尿道非上皮性肿瘤较少见，又以黑色瘤稍多，平滑肌肉瘤、纤维肉瘤及恶性纤维组织细胞瘤仅见个案报道。

尿道黑色瘤多见于老年人，女性较多，多发生于尿道外口。病因不清，认为可能与遗传、长期摩擦、妊娠、内分泌等因素有关。与日光照射可能无关。

(一) 诊断依据

1. 临床表现

尿道口肿块及尿道出血，可有排尿困难、尿流方向改变。

2. 体检

黑色至蓝色或褐色的皮损，以黑褐色为多，常伴出血，表面可有溃烂、坏死，伴有感染时可有脓臭分泌物。肿块周围常有黑色卫星灶。腹股沟淋巴结可因转移而肿大。血行转移常发生于肺、肝及脑。

3. 病理检查

可见瘤细胞呈梭形、多角形，胞质丰富，充满黑色素，呈实性片状、巢索状乃至腺样多种排列类型。细胞增生活跃，可见核分裂象，染色不均，黑色素染色呈阳性。肿瘤细胞具有大核及核仁明显的特点。胞质较少，染色浅。免疫组化显示 HMB45 强阳性。

(二) 治疗方案

主张早期根治性切除术，包括全尿道及腹股沟淋巴结清扫术，必要时行盆腔淋巴结清扫，术后可辅以化疗、放疗、免疫、生物学等治疗。化疗首选药物为达卡巴嗪 (DTIC)，二线药物为亚硝脲类，其他如 5-FU、长春新碱、环磷酰胺、放线菌素 D 等亦有一定疗效。目前多主张二联或三联用药，有效率可达 30% ~ 45%，单一用药则低于 20%。

放疗仅能起缓解症状的作用，近来报道大剂量分次照射 400 ~ 800 Gy/ 次，每周 3 次，总量达 3 000 ~ 4 000 Gy，有效率可达 34% ~ 67%。

免疫治疗用于术后辅助治疗及不能切除或已有广泛转移者，有很好的前景。20 世纪 60 年代后期曾试用 BCG 与天花疫苗瘤体注射和皮下注射，部分患者肿块消退，复发延迟，生存期延长。多价免疫疫苗可提高晚期患者主动免疫力 3 ~ 4 倍，Bend 用黑色素瘤疫苗治疗转移性黑色素瘤患者取得了一定效果。近年来，IL-2、干扰素、转移因子、单克隆抗体、LAK 细胞等亦被临床应用，取得了较好的效果。

四、良性尿道非上皮性肿瘤

(一) 尿道平滑肌瘤

尿道平滑肌瘤少见，但却是尿道非上皮性肿瘤中最常见的类型。女性多见，约为男性的 3 倍，多发于 20 ~ 50 岁，可能与内分泌、妊娠等因素有关。

1. 诊断依据

(1) 临床症状：尿道外口滴血或反复发作的尿路感染，可有排尿困难。

(2) 尿道口肿块：呈圆形，表面光滑，质硬韧，界限清晰，小的肿瘤多呈广基，大者可有蒂。呈粉红、乳白或呈嫩肉色。

(3) 尿道镜检查：可见尿道肿块，并可取活检。

(4) 病理检查：是确诊的唯一方法。显微镜下肿瘤组织由分化较好的平滑肌细胞构成，细胞呈梭形，胞质丰富，胞核呈长杆状，两端钝圆，少见核分裂象，肿瘤细胞聚集成束。

2. 治疗方案

手术切除。预后良好，但有复发可能。

（二）尿道纤维瘤

尿道纤维瘤极少见，临床报道仅见于女性。

1. 诊断依据

(1) 临床症状：可有腹部不适、下腹部坠胀等症状，也可有尿频、尿痛、性交不适等症状。

(2) 检查：见尿道内或尿道口肿瘤，表面可有溃烂、分泌物，瘤体光滑，质硬，直径多在3 cm 以下，个别有体积巨大者。

(3) 病理检查示瘤组织由纤维组织构成，为确诊依据。

2. 治疗方案

本病为良性尿道非上皮性肿瘤，手术切除肿瘤为唯一有效的治疗方法，预后良好。

（三）尿道血管瘤

尿道血管瘤罕见，分为毛细血管瘤和海绵状血管瘤，可发生于任何年龄，但20～30岁多见，男性多于女性。

1. 诊断依据

(1) 临床症状：间歇性尿道口滴血，呈鲜红色，间歇发作，持续时间长短不一，一般不伴有其他不适。

(2) 肿瘤较大时可出现排尿困难。

(3) 尿道镜检查：可见尿道内深红色、广基的黏膜病损，呈扁平状或突出于尿道黏膜，质软，触诊难以发现。

2. 治疗方案

行肿瘤广泛切除，必要时行尿道成形术。本病属良性，但常复发，术后注意随访。

第二章 泌尿系结石

第一节 泌尿系结石的基本知识

一、泌尿系结石的概念

(一) 什么是泌尿系结石

泌尿系结石是人体经尿排出的大量代谢产物与人体为节约体液排出而产生的浓缩尿之间的矛盾产物，突出的表现是一些溶解度低的物质，如草酸钙、磷酸钙、尿酸、磷酸镁铵等的析出并形成结石。尿液是由肾脏产生并经过输尿管、膀胱、尿道 (统称为尿路) 排出体外的。当某些代谢产物在上述器官中形成团块状固体物质，在尿路的某一部位沉淀下来，并逐渐增大就形成结石。由于它位于泌尿系统的管道系统内，故称为泌尿系结石。

(二) 泌尿系结石的发病情况

泌尿系结石的历史悠久，根据考古学资料，埃及在公元前四千余年前的古尸中，曾发现膀胱结石和肾结石。尿路结石是泌尿系统常见的重要疾病之一。其中以肾和输尿管结石多见，肾和输尿管结石与膀胱和尿道结石之比约为 5：1。男性发病率高于女性，男女之比约为 2.5：1；尿路结石好发于青壮年；另外，尿路结石在我国的发生有一定的地区性，以广东、广西、云南、安徽、山东、贵州、福建、海南等省、自治区多见。

肾结石多发生于青壮年，以 20 ~ 40 岁青壮年为多见。男性患者多于女性患者。肾结石未见明显的多发地区。肾和输尿管结石症与膀胱和尿道结石症的发病率，和地区及时代有很大关系。随着人民生活与营养条件及饮水供应条件的改善，很多以往是膀胱和尿道结石多发的地区，现在这类结石症已较少见，而代之以肾结石越来越多见。

膀胱结石多发生于 10 岁以下的儿童。在世界各地及我国许多尿路结石的多发病地区，大多数结石系膀胱结石。印度、日本、埃及、智利、巴西、泰国、阿根廷和美国部分地区以及我国的广东珠江三角洲、安徽怀安、湖南中南部、山东胶东地区、江苏北部、贵州遵义、福建厦门等地属于膀胱结石多发地区。但这些多发地区的发病情况随着人民生活水平提高及供水条件改变而发生变化。近年来许多地区上尿路结石病例明显增加，而膀胱结石大大减少。此外，膀胱结石以磷酸盐结石较多见，多见于男性患者，尤其是儿童及老年患者。这主要是因为膀胱易于受到感染使尿液呈碱性，而使磷酸盐结石增加。男性尿道长而细，且较弯曲，遂使男性易发生膀胱结石。

尿道结石较为少见，且大多数尿道结石均来自于膀胱结石和肾结石。尿道结石多发生于男性，以儿童为多见。在上述膀胱结石的多发地区，尿道结石也相应较为多见。尿道结石多停留于前列腺尿道、尿道球部、舟状窝及尿道外口处，或嵌顿于尿道狭窄处。多呈单个发生，一般较小。

（三）泌尿系结石的危害

泌尿系结石对机体的损害主要在泌尿系统，有以下危害。

1. 梗阻

最容易引起梗阻的是输尿管结石，如嵌顿在肾盂输尿管连接处的结石，可造成尿流梗阻、肾盂积液；结石在输尿管中、下段者，可在结石以上的输尿管及肾盂积液；结石位于肾盏静止不动，不一定引起明显梗阻，可不出现症状。长期引起肾盂尿潴留，肾盂、肾盏扩大，肾积水，最后会使皮质萎缩成一个水囊，失去了正常功能。膀胱结石间歇性或持续性地阻塞内尿道口，可引起膀胱壁的增厚，亦可引起膀胱尿潴留。如果长时间尿潴留，可引起像上尿路梗阻那样的后果。

2. 感染

结石合并感染为结石性肾盂肾炎，既有积水又合并感染能成为结石性肾积脓、肾周围炎、肾周围脓肿，最终完全毁坏肾实质。另外，有梗阻、感染更使结石增大，更加重了肾脏的病变。

3. 对肾脏的直接损伤

较大的结石或表面粗糙的结石容易造成黏膜糜烂、溃疡，严重者可引起自发性肾破裂、肾瘘，黏膜长期被结石刺激的结果还可引起鳞状上皮癌。

（四）中医学对泌尿系结石的认识

泌尿系结石中医称为石淋，属淋证、癃闭、腰痛等范畴。早在《黄帝内经》中，即有淋证的记载，如《素问·六元正纪大论》："阳明司天之政……小便黄赤，甚则淋。"

其后，历代医家多有关于淋证、石淋的论述。如《金匮要略·消渴小便不利病脉证治》："淋之为病，小便如粟状，小腹弦急，痛引脐中"。《诸病源候论》："石淋者，淋而出石也。肾主水，水结则化为石，故肾客沙石。肾虚为热所乘，热则成淋。其病之状，小便则茎里痛，尿不能卒出，痛引少腹，膀胱里急，沙石从小便道出，甚者塞痛，令闷绝"。这段文字极其简要地说明石淋的发病脏腑主要是肾和膀胱，并且指出石淋的发病机制是"肾虚为热所乘"，以及一系列的石淋症状，小便疼痛，痛及少腹。特别是膀胱部位，沙石可从小便排出，或者沙石阻塞尿道，小便突然中断，塞痛甚者可使人虚脱。

石淋或称泌尿系结石病，是一种常见病，发病率有上升的趋势，而且复发率较高。我国以南方地区发病率高，发病年龄多在青壮年。男性多于女性。

二、泌尿系结石的分类

泌尿系结石有多种分类方法，各种分类法均有其一定的实用意义。

（一）按结石所在的位置分类

1. 肾结石

肾结石是指在肾盂、肾小盏等肾实质部位发生结石性病在我国以男性多发，男比女多3～9倍，以21～50岁高发，可占到83.2%，左右侧发病相似，双侧结石大约占10%。

肾结石一般有两大基本症状：疼痛和血尿。有一半患者有间歇性发作的疼痛病史。疼痛有钝痛和绞痛的区分，一般在发作间歇期，有钝痛、酸胀不适，活动和劳累可使其加重；在急性发作期，多表现为剧烈的肾绞痛，常为突然发作的严重刀割样疼痛，可向下腹、会阴、腹股沟等部位放射，同时伴有面色苍白、出汗、恶心呕吐、辗转翻滚或蜷曲在床，或双手叉腰、尿少等，可持续数分钟到数小时不等。其另一个症状为血尿，多在疼痛时伴有镜下血尿或肉眼血尿，偶尔也有单纯血尿而无疼痛，或疼痛极轻以致无发觉。另外，还可有发热、腰部肿块等症状。通过 B 超、肾图、腹部 X 线片、静脉肾盂造影等检查，一般都可以得到确诊。

2. 输尿管结石

输尿管结石是指输尿管发生结石性病变。男性多于女性，以 20 ～ 40 岁高发，基本与肾结石相同。输尿管结石的 90% 是由肾结石形成后降入输尿管所致的。

输尿管结石症状同肾结石基本相同，上中输尿管结石发作时也常有一侧腰痛和镜下血尿，血尿可在疼痛发作后加重。下端输尿管结石，可有尿频、急、痛等明显的膀胱刺激征。往往需要进行 B 超、肾图、X 线片等多项检查才能确诊。

3. 膀胱结石

膀胱结石是指膀胱内的结石性病变。有原发性和继发性两种。继发性者，多为上尿路结石下降所致。原发性者其发病率有明显的地区、种族和年龄差异，多发于儿童、老年人、营养不良者，尤其是缺乏动物蛋白摄入者，多发于男性及经济落后地区。

4. 尿道结石

尿道结石是指在尿道内发生结石性病变。一般原发性极少见，多为继发性所致。

（二）按尿路结石的成分分类

1. 尿酸盐结石

为黄色或褐色，质硬，圆形或卵圆形，表面光滑或呈颗粒状，常为多发性，X 线片不易显影。尿酸是体内嘌呤代谢的产物。尿酸结石常见于痛风病、高尿酸血症、高尿酸尿症、持久性酸性尿的患者，偶尔见于使用抗癌药物的人。

2. 胱胺酸结石

光滑，在 X 线片上不能显影，故称"透光性结石"，酸性尿液中易形成。胱胺酸结石临床上较罕见，是由一种先天性遗传病引起，在儿童期即出现症状。这类患者排出过多的色氨酸、精氨酸、鸟氨酸和胱胺酸，但只有胱胺酸能形成结石。

3. 草酸盐结石

最为多见，呈棕褐色，质坚硬，切面呈多环形，表面粗糙有刺，容易损伤泌尿系统的管道而引起血尿，碱性尿液内易形成。X 线特征为结石中有较深的斑纹，呈桑葚形，边缘针刺状。

4. 磷酸盐结石

呈白或灰白色，多为磷酸钙、磷酸镁铵的混合性结石，质较软，表面粗糙，生成迅速，可以形成鹿角形结石，碱性尿液中易形成。

5. 碳酸盐结石

呈白色，质松脆，同样易在碱性尿液中形成。

以上几种结石中，以草酸钙结石最为常见，占 80% 左右；其次为磷酸钙结石和尿酸结石，各占 6% ～ 9%；胱胺酸结石仅占 1% ～ 2%。此外，还有黄嘌呤结石、碳酸钙结石、磺胺类药物引起的磺胺结石等，但这些都属少见的尿路结石。

（三）按尿路结石的活动性分类

按结石的活动性分类：可分为代谢活动性结石（具备下列条件中的一种或一种以上者：

①在过去的一年中有新结石形成；②在过去的一年中见到已存在的结石生长；③在过去的一年中排出尿砂或小结石的客观证据)；代谢非活动性结石 (在过去的一年内未出现上述情况或无结石形成的变化)、不能确定代谢活动性结石 (未得到足够的临床资料) 和外科活动性结石 (引起尿路梗阻、感染以及血尿、疼痛的尿路结石)。

(四) 按尿路结石的起始原因分类

1. 原发性结石

原发性结石也可称之为代谢性结石，是由于体内或肾内的代谢紊乱，引起高钙血症、高钙尿症，损害肾小管，从而产生结石基质，继而有结石晶体沉积于尿路结石、草酸盐结石、胱胺酸结石和黄嘌呤结石。

2. 继发性结石

继发性结石又可称之为感染性结石，是由于尿液中的细菌 - 变形杆菌产生脲酶，将尿素分解为游离氨而使尿液碱化，促使磷酸盐、碳酸盐的沉积，因而在肾盏、肾盂内形成结石。继发性结石多为磷酸盐结石、碳酸盐结石。

(五) 按结石的病因分类

按结石的病因分类有吸收性高钙尿、肾性高钙尿、原发性甲状旁腺功能亢进、未分类的高钙尿、高尿酸尿性钙结石、高草酸尿性钙结石、低枸橼酸尿性钙结石、低镁尿性钙结石、痛风素质、感染石、胱胺酸尿、低尿量及其他原因。

(六) 按结石在 X 线片上的显影分类

尿路结石由于结石的成分不同，因此有些结石在 X 线片上容易显影，而有些结石则不显影。故而临床上把在 X 线片上容易显影的结石，称为阳性结石；而在 X 线片上不易显影的结石称为阴性结石。一般如草酸钙、磷酸钙等结石，在 X 线片上容易显影，而尿酸结石在 X 线片上则不显影。虽然从理论上讲，90% 以上的尿路结石在 X 线片上都能显影，但结石在 X 线片上显影的程度受到很多因素的影响，如肥胖、肠内气体较多、结石较小等。再者，与投照技术也有较大关系。因此，在实际工作中，阴性结石并不少见。

三、泌尿系结石的成分性质

(一) 泌尿系结石的外观

结石的形状有多种多样，如鹿角形、星形、条索形、圆形、椭圆形或哑铃形。结石形状的形成与其所在脏器有关，如在肾盂内才能形成鹿角形结石；在输尿管内则呈索条状；在有梗阻的膀胱内由于尿潴留，已形成的结石可在腔内不断滚动，故可形成较大的椭圆形结石；当结石嵌于膀胱颈及后尿道之间时，由于膀胱内部的结石继续增大，日久可形成哑铃状结石。草酸钙或草酸钙磷酸钙混合结石表面呈桑葚样，或为星状突出，多被血染成褐色，质较硬；磷酸镁按磷酸钙混合结石呈白色，表面粗糙，常为鹿角形；尿酸结石表面光滑或粗糙，呈黄色或褐色；胱胺酸结石表面光滑呈黄蜡样。

(二) 泌尿系结石的内部结构

泌尿系结石的结构很复杂。它的结构通常与其形成时周围的环境有密切的关系。

从结石的整体看，除个别极小的结石外，每一枚结石都有一个核心，以及围绕核心的周边部分。核心的位置可以在结石的中心，也可以偏向一侧。有的结石有两个或多个核心，说明这枚结石可能是由两个或两个以上的结石黏结在一起形成的。

根据现有的研究资料,泌尿系结石的结构大致有 3 种类型。

1. 粒晶结构

这种结石主要是由晶体互相堆积而形成的。晶体相互之间没有紧密的联结,比较疏松。一些比较小的结石都属于这种类型,这种结石大都没有明确的核心。

2. 鱼卵状结构

大多数鱼卵状结构的结石都有一个明确的核心,晶体围绕着核心形成一种像树木的年轮一样层状排列的结构。核心的位置可以在结石的中心,也可以偏向结石的一侧。有的结石可以有两个或两个以上的核心。其中有的结石中除了有层状排列的结构外,还有一些放射状排列的条纹。

3. 复合结构

这种结石同时具有上述两种结构。

观察结石的结构可以间接地了解结石形成的原因。结石核心的形态和成分对于研究这枚石形成时的情况有很重要的意义。鱼卵状结构的结石一般都在滚动的环境中形成,基质可能在其中起促进作用;粒晶结构的结石形成的时间一般比较短,形成时尿液中晶体成分的过饱和度(高钙尿)也比较高;复合结构的结石形成的时间一般比较长,且情况也比较复杂。

(三)泌尿系结石的主要成分

泌尿系结石中的成分很多,主要是无机盐和一部分有机盐。大部分为晶体,其次为基质。

晶体成分主要有:

1. 草酸盐

是泌尿系结石中的主要成分,几乎绝大部分结石中(70%～80%)都不同程度地含有草酸盐。草酸盐多为褐黑色或灰色。小的结石光滑,大的表面粗糙,常呈大珊瑚状或八边形。结石中的草酸盐主要是草酸钙,根据分子内部结晶水的多少又可以分为一水草酸钙和二水草酸钙。草酸钙开始沉淀时主要是二水草酸钙,它的外形呈四方双锥的晶体;常见于结石的表面,表现为粒晶结构。主要见于高钙尿和尿 pH 值较高的年轻男性患者。二水草酸钙一般不太稳定,它在沉淀后即逐渐脱去一个结晶水变为比较稳定的一水草酸钙。一水草酸钙则主要位于结石的核心,大多数表现为鱼卵状结构。

2. 磷酸盐

磷酸盐结石多为灰白色或黄色,表面多粗糙,质松脆易碎。常见的有磷酸钙(占结石的5%～10%。它又可分为羟基磷灰石、碳酸磷灰石和磷酸三钙)、磷酸氢钙(又可分为二水磷酸氢钙和磷酸八钙)和含镁磷酸盐(又可分为磷酸镁铵、磷酸氢镁和磷酸镁)。磷灰石一般是直径为4～10 μm的小球体。磷灰石在结石中普遍存在,并在结石形成的过程中具有很重要的作用,它可为结石的核心,也可为晶体间的充填物。磷酸氢钙比较少见,一般与磷酸镁铵共存。磷酸镁铵(占结石的5%～10%)主要存在于感染结石中,它的晶体有两种状态,一种是羽毛状的晶体,另一种是较大的晶块。

3. 尿酸和尿酸盐

尿酸结石占结石的 5%～10%。尿酸盐结石多为浅黄或棕红色,表面平滑光圆,质硬易裂。

尿酸中还有含两个结晶水的二水尿酸。尿酸的晶体一般为片状、块状、鱼卵状及球状。尿酸盐则包括尿酸铵和尿酸钠。尿酸盐则一般为针状晶体。

4. 胱胺酸

胱胺酸结石多为浅黄或黄色，晶体可以是六角形，也可以是不规则的形态，占结石的0.2% ～ 1.3%。

5. 黄嘌呤

黄嘌呤结石很罕见，为白色或黄褐色，有蜡样外观特征。

6. 碳酸盐

碳酸盐结石为白色或灰白色，一般光滑、质软。

7. 基质

基质占结石总量的5% ～ 15%，它是由酸性黏多糖与蛋白结合而成的，其中最主要的是基质 A(占85%)。基质起着连接各种晶体成分的作用，就像水泥和砖块的关系一样。

此外，有时在结石中还可以看到异物 (如线头、发卡等)，异物一般为结石的核心。

(四) 泌尿系结石的成分分析

结石成分的分析是研究结石病因的起点，必须列为常规。泌尿系结石核心的分析对诊断和防治均有帮助。结石分析方法有化学分析、偏光显微镜分析、X 线衍射分析、红外线光谱分析、电子探头微量分析以及各种氨基酸的纸色层分析等。以上这些精密仪器可供进一步深入研究之用，因其价格昂贵，临床一般少用。临床上常用下列简单化学定性分析，即可满足临床要求。

1. 尿酸及尿酸盐

在磁滴板上，置微量结石微末，再加20% 碳酸钠1 滴和尿酸试剂2 滴，呈深蓝色者，为强阳性，淡蓝色者为少量，无色者为阴性。

2. 磷酸盐

在磁滴板上，置微量结石粉末，加入4 ～ 5 滴钼酸试剂，黄色沉淀为强阳性。

3. 铵

在磁滴板上，置微量结石粉末，加入奈氏试剂2 ～ 3 滴，并加入20% 氢氧化钠2 ～ 3 滴，橘黄色沉淀为阳性。

4. 碳酸盐

取较多的结石粉末 (约10 mg 以上)，放入试管内，加入10% 盐酸5 mL，发生气泡表示有碳酸盐。

5. 草酸盐

在上述试管内放入少量二氧化锰，但忌摇动，如有气泡自溶液底层缓慢而不断地发生者为阳性，发生气泡可持续一小时之久。

6. 钙

取少量结石盐酸溶液，加入等量的20% 氢氧化钠，如有细小的白色沉淀表示有钙和镁。

7. 镁

仍用"6"加入氢氧化钠后的溶液，加入镁试剂2 ～ 3 滴，如颜色变为微蓝，并有沉淀则为阳性，同时用一含镁溶液的标准管作对比。

8. 胱胺酸

在磁滴板上，置微量结石粉末，加入氢氧化铵 1 滴，5% 氰化钠 1 滴，静置 5 分钟后，再加入新配制的亚硝酰铁氰化钠 2 ～ 3 滴，鲜艳的紫红色表示强阳性。

（五）常用分析方法

对结石进行成分分析的方法很多，大致有下列一些方法。

1. 化学定性分析

这是通过化学的方法对结石标本进行定性分析。这种方法比较粗糙，但又比较简单易行。它通过分析可以知道结石含有钙、镁、铁、磷酸盐、尿酸或尿酸盐、草酸盐、胱胺酸等。

2. 热重量分析法

这种方法曾用于矿物学的研究。它是根据热分解时重量损耗进行连续测定的一种方法。从分解温度能定性、定量地确定结石的成分。这个方法灵敏度高、稳定性好、只需几毫克标本、40 分钟内就可以测得结果。

3. 偏光显微镜观察

这种方法也曾用于矿物学的研究。它是先把结石标本磨成厚度为 20 ～ 30 μm 的薄片，在偏光显微镜下进行观察。根据偏振光在通过晶体时发生双折射所产生的干涉色来判断晶体的成分。这种方法不仅能确定成分(它还能分析出含不同结晶水的晶体,如一水草酸钙、二水草酸钙)，同时还能观察结构。更重要的是它能观察到结石形成后各种成分之间的变化，如各种晶体之间的交代现象（包括一水草酸钙交代二水草酸钙、一水草酸钙交代磷灰石、一水草酸钙交代尿酸等各种交代现象）。这种方法的不足之处是，由于非晶体成分在偏振光通过时不发生双折射而没有干涉色，因而对非晶体成分不能进行分析。这种方法的另一个缺点是放大倍数小，难以观察细微的结构。

4.X 线衍射分析

这种方法是利用 X 线通过晶体时产生的衍射现象，用仪器记录下衍射图，并进行分析。它不论对无机晶体还是有机晶体都能进行准确而迅速的分析。

5. 红外光谱分析

红外光谱分析是根据红外光照射一种物质时，一部分光能会被吸收并转变为振动能和转动能。用红外分光光度计可以记录下光谱图，并进行分析。应用红外光谱法分析泌尿系结石标本，操作简便、测谱迅速、样品量少、不受破坏、可以回收，它还能对结石内的晶体及非晶体成分、有机或无机的成分进行分析，可以作定性也可以做定量分析。测定的结果可靠。

6. 光谱半定量分析

将样本碾成粉末，取 20 mg 标本，在碳棒弧光中激发发光，摄制成发射光谱，并据此进行分析。这种方法主要用于测定结石中微量元素的含量。

7. 扫描电镜及透射电镜观察

这两种方法一般都用于进行研究工作。将结石标本根据要求处理后用扫描电镜及透射电镜进行观察，前者主要研究结石表面以及剖面的结构，后者则研究结石切面的结构。

8. 阴极发光技术

这是一种地质矿物学的技术，不仅能研究结石的成分，还能研究结石各种成分之间的相互关系。尽管有这么多的分析方法，但其中很多方法需要专门的复杂精密仪器。因此，应首先选用操作简单、不需要特殊设备的方法。只有在深入开展研究工作时，才需要同时进行一种或多种较复杂的检查方法。这时可以与有关部门及科研机构加强协作。

四、泌尿系结石的易患人群

既然每一个人的尿液中都含有晶体，那么人人就都有患泌尿系结石的可能性。一般说来，具有下列情况中的一点或几点的人，比较容易患尿路结石。

1. 尿路梗阻

先天性尿路畸形 (如重复肾、马蹄肾、肾转位不良、肾盂输尿管交接处异位血管压迫、输尿管瓣膜、尿道瓣膜、包茎等)，老年性前列腺肥大，炎症性或外伤性尿道狭窄等疾病，可以引起尿路梗阻、尿液滞留，促进尿液中晶体沉积。

2. 尿路感染

在膀胱炎、肾盂肾炎、肾盂肾炎等尿路感染的过程中，细菌一方面能分解尿液中的尿素使尿液变成碱性，同时改变了尿液中晶体与胶体的平衡状态，促使晶体沉淀。另一方面细菌本身或因炎症而脱落的细胞碎屑、脓块、血块等均可成为结石的核心。

3. 代谢性疾病

甲状旁腺功能亢进可使血中和尿中的钙离子增加，患痛风的患者血中和尿中的尿酸增加，有利于结石的形成。

4. 长期卧床

骨折、骨结核等患者长期石膏固定，脊髓损伤，肢体瘫痪患者长期卧床，引起骨骼脱钙，尿钙增加。此外，脊髓损伤还可能造成膀胱麻痹、尿潴留，使尿中的晶体容易沉淀。

5. 尿路异物

缺乏卫生知识的人，由于对性器官的好奇心，或为了满足性刺激，或企图阻止遗精，往往把异物如玻璃丝、电线、发夹、麦秆、草茎等插入尿道以致滑入膀胱。这些异物如果没有及时取出，就会在膀胱内形成结石。

第二节　肾结石

肾结石指发生于肾盏、肾盂及肾盂与输尿管连接部的结石。多数位于肾盂、肾盏内，肾实质结石少见。X 线片显示肾区有单个或多个圆形、卵圆形或钝三角形致密影，密度高而均匀。边缘多光滑，但也有不光滑呈桑葚状。肾是泌尿系形成结石的主要部位，其他任何部位的结石都可以原发于肾脏，输尿管结石几乎均来自肾脏，而且肾结石比其他任何部位结石更易直接损伤肾脏，因此早期诊断和治疗非常重要。

肾结石是泌尿系结石的一种，多在炎热的夏天形成，因为夏天大量出汗，甚至体内脱水，使排尿减少，再加之夏季暴露于阳光下时间长，紫外线照射皮肤有助于体内维生素 D 和维生素 A 合成增多，中国科学院肾病检测研究所认为，维生素 D 和维生素 A 可促进小肠吸收钙离子，尿液中排泄钙增多，尿内结石物质易产生结晶核，从而形成结石。冬季天气寒冷，人的尿量增多，已形成的小结石被尿液冲刷，向下移动，此时引起肾绞痛症状。所以，肾结石常为"夏季形成冬季发病"。

肾结石多数位于肾盂、肾盏内，肾实质结石少见。平片显示肾区有单个或多个圆形、卵圆形或钝三角形致密影，密度高而均匀。边缘多光滑，但也有不光滑呈桑葚状。在肾盂、肾盏内的小结石可随体位而移动，较大结石其形态与所在腔道形态一致，可表现为典型的鹿角形或珊瑚形。有时结石可充满整个肾盂、肾盏而类似肾盂造影的表现。侧位观，肾结石大多与脊柱相重叠。

肾盂造影可显示结石的确切部位，了解肾盂积水和肾功情况。造影还能发现少数 X 线片不能发现的阴性结石，表现为边缘光滑的充盈缺损。阳性结石的密度与造影剂相近，易被遮盖，可造成漏诊或误诊，故诊断时一定要与 X 线片对照。

肾结石是尿液中的矿物质结晶沉积在肾脏里，有时会移动到输尿管。

一、肾结石形成原因

肾结石形成主要原因就是饮食。它是由饮食中可形成结石的有关成分摄入过多引起的。再细一点解释是：

1. 草酸积存过多

体内草酸的大量积存，是导致肾尿结石的因素之一。如菠菜、豆类、葡萄、可可、茶叶、橘子、番茄、土豆、李子、竹笋等这些人们普遍爱吃东西，正是含草酸较高的食物。医生通过研究发现：200 g 菠菜中，含草酸 725.6 mg，如果一人一次将 200 g 菠菜全部吃掉，食后 8 小时，检查尿中草酸排泄量为 20 ～ 25 mg，相当于正常人 24 小时排出的草酸平均总量。

2. 嘌呤代谢失常

动物内脏、海产食品、花生、豆角、菠菜等，均含有较多的嘌呤成分。嘌呤进入体内后，要进行新陈代谢，它代谢的最终产物是尿酸。尿酸可促使尿中草酸盐沉淀。如果一次过多地食用了含嘌呤丰富的食物，嘌呤的代谢又失常，草酸盐便在尿中沉积而形成尿结石。

3. 脂肪摄取太多

各种动物的肉类，尤其是肥猪肉，都是脂肪多的食品。多吃了体内脂肪必然增高，脂肪会减少肠道中可结合的钙，因而引起对草酸盐的吸收增多，如果一旦出现排泄功能故障，如出汗多、喝水少，尿量少，肾结石很可能就在这种情况下形成。所以，医生们常讲，为了预防得结石病，热天要多喝点水，吃了油水多的食物时，也要多喝点水，以促进排尿畅通，稀释尿液成分，就减少了得结石的危险。

4. 糖分增高

糖是人体的重要养分，要经常适量增补，但一下子增加太多，尤其是乳糖，也会使结石形成创造条件。专家们发现：不论正常人或结石患者，在食用 100 g 蔗糖后，过 2 小时去检查他们的尿，发现尿中的钙和草酸浓度均上升，若是服用乳糖，它更能促进钙的吸收，更可能导致草酸钙在体内的积存而形成尿结石。

5. 蛋白质过量

对肾结石成分进行化验分析，发现结石中的草酸钙占 87.5%。这么大比重的草酸钙的来源就是因为蛋白质里除含有草酸的原料——甘氨酸、羟脯氨酸之外，蛋白质还能促进肠道功能对钙的吸收。如果经常过量食用高蛋白质的食物，便使肾脏和尿中的钙、草酸、尿酸的成分普遍增高。如果不能及时有效地通过肾脏功能把多余的钙、草酸、尿酸排出体外，这样，得肾脏结石、输尿管结石症的条件就形成了。当今世界经济发达国家肾结石发病率增高的主要原因就是如此。

二、临床表现

肾结石的临床表现与结石的大小，数目、部位、活动度以及有无引起尿路梗阻和继发感染有关。疼痛及血尿是肾结石最常见的症状。根据病史、全面体格检查，影像学检查，对肾结石诊断应该不困难，当然，肾结石的诊断不应局限于了解结石的位置、大小、数目、形态，还应全面了解引起结石的原发病变、有无尿路畸形，感染、异物等。

1. 疼痛

是肾结石的主要症状，主要由于尿流梗阻使肾内压升高所致，其疼痛性质分腰部钝痛和绞痛。钝痛常固定于患侧脊肋角及肾区部分，少数患者可有对侧腰痛。当结石引起梗阻时常可出现肾绞痛，绞痛常突然发生，呈刀割样，一般起始于一侧脊肋角或上腹部，常放射至下腹，腹股沟及股内侧，男性可放射至阴囊和睾丸，女性则放射至阴唇。当绞痛发作时，患者面色苍白，精神萎靡，全身冷汗，脉搏细速，甚至出现血压下降，并常伴有恶心、呕吐等胃肠道症状，绞痛持续时间长短不一，短者数分钟，长者达数小时以上。肾绞痛经对症解痉治疗后可缓解，亦可自行停止，疼痛多在体为活动多时，尤其在剧烈活动后发生。疼痛缓解后常伴有多尿现象。

2. 血尿

是肾结石的另一主要症状。血尿是结石损伤尿路黏膜所致，多在绞痛发作后出现。一般较轻，多为镜下血尿，有时是肉眼血尿，活动后血尿可加重。有 20%～25% 的结石患者可不出现血尿。

3. 脓尿

结石合并感染时可出现脓尿，感染严重时常出现寒战、发热、腰痛等全身症状，并有尿频、尿急、尿痛。感染可加重肾结石引起的疼痛、血尿等其他症状。

4. 尿路梗阻

少数病例可因结石梗阻引起患侧肾积水，患者就诊时可见到上腹部或腰部有肿块。结石引起急性梗阻时可出现尿闭，这是临床上少见但较为严重的并发症，由于双侧肾结石同时引起急性梗阻或孤立肾被梗阻时可引起尿闭。一侧上尿路急性梗阻时可引起患肾暂时丧失功能。有资料表明，约有 2% 的结石患者出现尿闭。

5. 排石史

部分肾结石患者可自行排出砂粒或小结石，多在肾绞痛和血尿发作时出现，表现为尿内混有砂粒或小结石。若结石较大通过尿道时可有排尿堵塞感及血尿，结石排出后排尿立即恢复通畅。

6. 慢性肾衰竭

在某些经济不发达地区，肾结石往往是引起慢性肾衰竭的主要原因之一。单肾结石长期阻塞，尤其在合并感染时，可引起一侧肾积水和患肾功能减退。若孤立肾或双侧肾结石引起梗阻，最终可造成慢性肾衰竭。

少数肾结石患者，尤其是肾盏内结石，可长期无症状，只是在偶然的情况下做 B 超、腹部 X 线片或 CT 检查时发现。肾结石患者应详细询问病史，包括职业、工作环境、饮食习惯，饮水习惯及平时喜欢何种饮料等，平时多饮葡萄汁的人患肾结石的危险性较大。儿童患者应了解生长发育、母乳喂养情况，若母乳喂养缺乏，先天营养欠佳则容易发生膀胱结石。应了解是否有代谢性或泌尿系疾病，一半以上的甲旁亢患者合并有尿路结石，其他如肾小管酸中毒、髓质海绵肾等疾病常发生尿路结石，泌尿系本身疾病如前列腺增生是老年性尿路结石的重要原因。某些药物易引起肾结石，如大量服用维生素 C、碱性药物、磺胺药等，需注意询问；结石与遗传因素有关，应注意了解家族成员有无肾结石病史，本人过去有无肾绞痛、排石史等。详细了解病史对诊断很有帮助。

肾绞痛未发作时，体检可能完全正常，但大多数患者有患侧脊肋角叩痛；肾绞痛发作时，患侧可有肌肉痉挛及局部保护性肌紧张，肾区有明显压痛及叩击痛；并发肾盂积水时肾区可能触及肿大的肾脏，并发感染时，患者可有畏寒、发热及肾区叩击痛。

三、实验室检查

肾结石的实验室检查对病因诊断极为重要，主要包括尿液检查、血液检查、结石成分分析及某些特殊代谢检查。

(一) 尿液检查

1. 尿常规

镜检时大多数患者可见有红细胞，合并感染时可见有脓细胞；新鲜尿液中可见有特殊类型的结晶，常见的有草酸钙、磷酸钙及尿酸等，发现尿结晶则高度提示有相应类型的结石存在。

2. 细菌培养及药物敏感试验

合并感染时做细菌培养及药敏试验可了解感染类型并指导治疗。

3. 尿 pH 值

尿 pH 值高低可提示某种类型的结石，如感染性结石尿 pH 值常高于 7.0，而尿酸结石时尿 pH 值常在 5.5 以下。

4.24 小时尿定量检查

24 小时尿中尿钙，尿磷、草酸、胱氨酸排泄量增加，或镁、枸橼酸钠降低，均提示有结石形成的可能。

(二) 血液检查

可了解肾功能并对结石病因诊断有帮助。甲旁亢时有血清钙增高而血磷降低，尿酸结石患者常有高尿酸血症。合并尿毒症时，血肌酐、尿素氮升高，肾功能障碍伴有肾性酸中毒时可出现低钾、二氧化碳结合力降低。

(三) 特殊代谢检查

结石合并某些代谢性疾病如甲旁亢、肾小管酸中毒时，需做一些特殊检查。

(四) 结石成分分析

可明确结石类型，据此制订相应的预防措施以防止结石复发。结石分析方法较多，包括化学定性分析方法，红外线光谱分析、偏光显微镜、差热分析、电子显微镜扫描。目前在我国各医院主要采用简单的化学定性分析法。

1. 常见结石成分及肉眼形态

(1) 含钙结石：为最常见结石类型，主要为草酸钙结石，还有草酸钙和磷酸钙混合结石，罕见有单纯的磷酸钙结石。结石一般为褐色或灰白色，呈圆形或卵圆形，桑葚样，表面较为粗糙、有突起，坚硬、不透 X 线。

(2) 尿酸结石：结石表面一般较光滑，呈圆形或卵圆形，浅黄色或棕色，质硬，能透 X 线。

(3) 胱氨酸结石：少见，结石呈淡黄色，蜡样，表面光滑，质地较柔软，不透 X 线。

(4) 磷酸镁铵结石：多为感染性结石，一般为灰白色，表面较粗糙，质脆。

2. 结石化学成分分析

详见表 2-1。

表 2-1 结石化学成分分析

化学成分	分析方法
尿酸	微量结石粉加 20% 碳酸氢钠及尿酸试剂各 1～2 滴
磷酸盐	微量结石粉加 2～3 滴钼酸蚀剂
铵	微量结石粉加奈氏试剂 2 滴、20% 氢氧化钠 1 滴
胱氨酸	微量结石粉加 20% 氢氧化钠 1 滴，5 分钟后再加入新配亚硝酰氰化钠 2～3 滴
碳酸盐	大量结石粉加 3 N 盐酸 1 mL，（保留供草酸盐，钙使用）
草酸盐	5 管溶液加少量二氧化锰
钙	5～10 结石粉加 3 N 盐酸 1 mL，加热溶解冷却后加等量 20% 氢氧化钠
镁	取 7 管溶液加镁试剂 2 滴

四、并发症

1. 泌尿系梗阻

肾结石致泌尿系管腔内堵塞可造成梗阻部位以上的积水。结石性梗阻常为不完全性梗阻，有的结石表面有小沟，尿液可沿小沟通过；有时结石虽较大，甚至呈铸状结石，但尿仍能沿结石周围流出，也可能在长时间内不引起积水，肾盂壁纤维组织增生变厚时，则扩张表现不明显。

2. 局部损伤

小而活动度大的结石，对局部组织的损伤很轻，大而固定的鹿角状结石可使肾盏、肾盂上皮细胞脱落，出现溃疡、纤维组织增生、中性粒细胞和淋巴细胞浸润，以致纤维化。

移行上皮细胞长期受结石刺激后，可发生鳞状上皮细胞化生，甚至可引起鳞状上皮细胞癌，因此应做尿脱落细胞学检查。尽管尿脱落细胞异常不一定能使之确诊，但从中可获得尿路上皮细胞发生异常改变的提示。对于长期存在的肾盂或膀胱结石都要想到上皮细胞癌变的可能，手术时应取活体组织送快速冰冻切片检查。

3. 感染

有无感染对肾结石的治疗和防治有重要意义。尿路感染患者临床表现为发热、腰痛、尿中出现脓细胞。尿培养有细菌时，应同时做药敏试验。

4. 肾功能不全

肾结石在合并尿路梗阻时，尤其是双侧尿路梗阻或在此基础上合并严重感染，患者可出现肾功能不全。当梗阻解除和（或）感染得到有效控制，部分患者的肾功能可好转或恢复正常。

5. 肾钙质沉积症

钙质在肾组织内沉着，多发生于有高血钙患者。原发性甲状旁腺功能亢进、肾小管酸中毒和慢性肾盂肾炎患者，可有肾钙质沉淀。钙质主要沉淀在髓质内。病变严重时，全部肾实质都可有钙沉着，导致间质纤维化，肾小球硬化和肾小管萎缩。

6. 肾组织为脂肪组织代替

肾结石肾盂肾炎的肾组织萎缩后可为脂肪组织所代替。肾脏维持其原形但普遍缩小。肾包膜与肾的表面紧密粘连，肾组织萎缩而硬化。严重病例所剩肾组织极少，甚至完全消失。肾实质与肾盂、肾盏间为灰黄色的脂肪组织所填充。

7. 胃肠道症状、贫血等。

五、鉴别诊断

1. 胆结石

胆结石可致胆绞痛，易与右侧肾绞痛相混淆。胆结石合并有胆囊炎时，可出现右上腹部持续性疼痛，阵发性加剧，墨菲征阳性。右肋缘下有时可有触痛并随呼吸移动的肿大胆囊，或边界不清、活动度不大而有触痛的被大网膜包裹的包块。胆结石患者尿常规检查一般正常，B超检查可以确定诊断。

2. 肾结核

肾结石合并有梗阻和感染时应与肾结核相鉴别。肾结核往往有慢性顽固的膀胱刺激症状，经一般抗生素治疗无明显效果；尿中有脓细胞，而普通尿培养无细菌生长；有时伴有肺结核或肾脏的小结核病灶；膀胱镜检查可见充血水肿、结核性结节、结核性溃疡、结核性肉芽肿和瘢痕形成等病变，在膀胱三角区和输尿管开口附近病变尤为明显。输尿管口常呈洞穴状，有时见混浊尿液排出；钙化型肾结核在X线片可见全肾广泛钙化，局灶性者在肾内可见斑点钙化阴影。肾结核造影的早期X线表现为肾盏边缘不整齐，有虫蛀样改变，严重者可见肾盏闭塞、空洞形成，肾盏肾盂不规则扩大或模糊变形。

3. 海绵肾

海绵肾的发病率为1/5 000，患者的肾髓质集合管呈囊状扩张，大体外观如海绵状。70%的病例存在双侧肾病变，每个肾脏有1个至数个乳头受累。本病出生时即存在，但无症状，通常到40～50岁因发生结石或感染并发症才被发现。集合管扩张造成长期的尿液滞留，加上经常合并的高尿钙症，是发生结石和感染的原因肾小管浓缩和酸化功能常受损。腹部X线片可见肾脏大小正常或轻度增大，肾区内可见成簇的多发性结石（在乳头区呈放射状排列）。静脉肾盂造影见到的髓质集合管呈扇状囊状扩张为诊断本病的依据。

4. 肾盂肿瘤

肾盂肿瘤多为乳头状瘤，良性与恶性之间常无明显界限，转移途径与肾癌相同；由于肾盂壁薄，周围淋巴组织丰富，所以常有早期淋巴转移。该病多在40岁以后发生，男性多于女性。

早期表现为无痛性血尿，但无明显肿块；晚期因肿瘤增大，造成梗阻时可出现肿块。尿沉渣检查有时可见肿瘤细胞，血尿时，膀胱镜检查可见患侧输尿管口喷血。在造影片上有充盈缺损，需与透 X 线结石鉴别。CT 和 B 超可协助鉴别。

5. 胆道蛔虫症

肾结石患者出现肾绞痛时，应与胆道蛔虫病进行鉴别。胆道蛔虫主要表现为剑突下阵发性"钻顶样"剧烈绞痛，其特点为发作突然，缓解亦较迅速。疾病发作时，患者常辗转不安，全身出汗，甚至脸色苍白，四肢发冷，并常伴有恶心呕吐，呕吐物可含胆汁甚或蛔虫。发作间歇期，疼痛可完全消失。有时疼痛可放射至右肩部或背部。B 超可明确诊断。

6. 急性阑尾炎

右侧肾结石患者出现肾绞痛时，应注意与急性阑尾炎进行鉴别。转移性右下腹痛是急性阑尾炎的特点。70% ～ 80% 的患者，在发病开始时感觉上腹疼痛，数小时至十几小时后转移至右下腹部。上腹部疼痛一般认为是内脏神经反射引起，而右下腹痛则为炎症刺激右下腹所致。

7. 急性胰腺炎

腹痛是急性胰腺炎的主要症状。腹痛常开始于上腹部，但亦可局限于右上腹或左上腹部，视病变侵犯的部位而定。

8. 卵巢囊肿蒂扭转

肾结石女性患者出现肾绞痛时应注意与卵巢囊肿蒂扭转相鉴别。卵巢囊肿蒂扭转的典型症状为突然发生剧烈腹痛，甚至发生休克、恶心、呕吐。妇科检查发现有压痛显著、张力较大的肿块并有局限性肌有时扭转能自行复位，疼痛也随之缓解。

9. 淋巴结钙化

若位于肾区内，可误诊为肾结石。淋巴结钙化为圆形颗粒状致密影，内部不均匀，且多发、散在，静脉尿路造影片加侧位片有助于肾结石区别。

10. 其他

肾结石还应与其他引起腰背痛、腹痛的有关疾病进行鉴别，如宫外孕破裂、胃炎、胃溃疡等疾病。

六、肾结石治疗

(一) 肾结石的碎、溶、排、防

肾结石的治疗，只有碎、溶、排、防四结合，才能取得满意的临床治疗效果。肾结石的治疗在没有体外碎石出现之前，对于一些比较疑难的病例，多采用手术方法进行解决，然而手术对于患者增加了经济负担，也加重了机体的损伤，特别是对一些肾功能尚好的患者，手术切口部位的疤痕是结石生成的良好温床。手术中产生的一些缝合线头，也易结石生成。虽然手术取石有这样那样的种种弊端，但是对一些肾功能不好，或有急性梗阻或化脓性感染者，手术又是挽救生命不可替代的方法。手术取石很多时候又无法一次取净。

(二) 中医排毒疗法治疗肾结石

肾结石目前主要的治疗有中药、碎石、手术三种方式，这些方法中，中药治疗是最安全的，"神奇的中医排毒疗法"能够改变人体的内在环境，排除血液内产生结石的有毒物质，去除其产生结石的物质基础。较大结石能使之溶化、破碎变小而排出体外。清除体内毒素后，由于净化了机体内环境，有效地防止了结石的再次发生和出现。是一种有百利而无一害的治疗方法。既能防病健体，也可延年益寿。"白金补肾排毒"系列药物和"补肾排毒膏、药"。使用后能增大肾脏的排毒功能，溶化排出结石，激活受损伤的肾单位。

(三) 饮食疗法

较小的结石患者：对于肾结石较小的人 (包括由于症状轻，自己尚未发现的人)，要提倡多饮水，配合药物治疗，以便增加尿量，发挥冲洗尿路的作用，防止沉积，促使细小结石随尿排出。但饮水量应以每天 2 000 mL 为宜，而且要分次饮用，不宜集中。

较大的结石患者：如结石直径已大于 1 cm，造成泌尿系统机械梗阻，或已发生肾积水，或伴有高血压、慢性肾病、严重溃疡及心脏病等，则不宜多饮水，否则会加重梗阻或诱发其他疾病急性发作。

遗传性的结石体质患者：在遗传上容易产生肾结石的人，更要养成多喝水的习惯，并注重均衡饮食，对一些含草酸量高的食物，如橙汁、可可 (朱古力)、菠菜、杏仁、腰果及葡萄干等都要少吃。

总而言之，肾结石患者在饮食上还要注意少吃菠菜、杨梅、番茄、可可、巧克力、胡椒、土豆、辣椒等容易酿生湿热，促使杂质在尿中沉积的食品；对含钙高的如牛奶、奶酪以及含磷高的肥肉、蛋黄等食品，也应控制。若经化验检查，属于酸性结石，可多吃青菜、萝卜等蔬菜，使尿液碱化；若为碱性结石可适当多吃肉类，使尿液酸化；若属草酸铵泌尿系结石，常吃核桃仁。

改变饮食和生活习惯是预防肾结石的最好办法。

(1) 多饮白开水，多饮水使尿液得到稀释，钙离子和草酸根的浓度就会降低，形成不了草酸钙结石。

(2) 合理补钙，肾结石患者往往谈钙色变，错误地认为肾结石的元凶是钙，其实不然，肾结石患者也需要补钙。补钙能与蔬菜含有的草酸结合成不溶性的草酸钙，随粪便排出体外，减少经肾脏排出体外的草酸，从而减少了形成肾结石的形成。

(3) 限量摄入糖类，高糖的摄入可增加患肾结石的机会。

(4) 少吃草酸盐含量高的食物，这些食物有番茄、菠菜、草莓、甜菜、巧克力等，过高的草酸盐摄入也是导致肾结石的主要原因之一。

(5) 少吃豆制品，豆制品含草酸盐和磷酸盐都高，能同钙融合，形成结石。

(6) 肾结石患者睡前慎喝牛奶，睡眠后，尿量减少、浓缩，尿中各种有形物质增加，而饮牛奶后 2 ～ 3 小时，正是钙通过肾脏排泄的高峰，钙通过肾脏在短时间内骤然增多，易形成结石。

(7) 多食黑木耳，黑木耳中富含多种矿物质和微量元素，能对各种结石产生强烈的化学反应，使结石剥脱、分化、溶解，排出体外。

(四) 急性肾绞痛的治疗

(1) 对绞痛不严重的患者：可以即刻给予吲哚美辛 (消炎痛) 栓 100 mg，肛门内给药。急性梗阻时，肾盂内压力升高，刺激肾髓质合成前列腺素 E_2。后者使肾血流量增加并抑制抗利尿激素，产生利尿作用，进一步增加肾盂内的压力，使输尿管结石在排出的过程中引起剧烈的绞痛。吲哚美辛 (消炎痛) 是一种非类固醇类抗感染药物。静脉注射吲哚美辛后，一方面通过改善结石附近输尿管的尿流而降低压力；另一方面，它又是前列腺素合成的强有力的抑制剂，能抑制

前列腺素 E_2 的合成以及前列腺素 E_2 的作用，75% 的患者在用药后约 20 分钟内肾绞痛完全缓解。吲哚美辛口服后经肝脏处理，其抑制前列腺素 E_2 合成的作用大大减弱。由于正常人直肠齿状线以下黏膜的静脉是直接回流进入下腔静脉的，而齿状线以上黏膜的静脉是通过肠系膜下静脉回流进入门静脉的。吲哚美辛栓（消炎痛栓）在直肠内溶化并经黏膜吸收后直接进入体循环，即能发挥缓解肾绞痛的作用。

口服黄体酮、硝苯地平（心痛定）等药物。黄体酮具有显著的持久止痛作用，一般用药后 30 分钟大多数肾绞痛缓解，继续用药并能预防肾绞痛发作或明显减轻疼痛。口服硝苯地平 5 ～ 10 mg，每天 3 次，可使肾绞痛得到缓解。舌下含服作用较口服迅速，绞痛发作时立即舌下含服，5 分钟后即能够缓解疼痛。硝苯地平用后副作用一般较轻，初服者常见面部潮红，心悸，窦性心动过速。孕妇忌用。还可直肠内应用双氯芬酸（双氯灭痛）胶浆。

(2) 绞痛较重时：可给予肌内注射阿托品 0.5 mg 和（或）哌替啶 50 mg。可用哌替啶 (50 ～ 100 mg)、吗啡 (10 ～ 15 mg) 肌内注射。然而，即便是静脉注射吗啡，在 30 分钟时也只有 36% 的患者有效。

(3) 输液利尿：一般可给输 1000 ～ 100 mL 液体，必要时还可以加用利尿药物 [肌内注射呋塞米（速尿）20 mg 或静脉输入甘露醇 250 mL]。

(4) 对绞痛严重、药物治疗没有明显好转而诊断明确的输尿管结石患者，可急诊行体外冲击波碎石。

对口服药物后症状不能得到控制；结石引起无尿（一般见于独肾）或合并感染；直径大于 6 mm 的结石自行排出的可能性极小，应采取积极的方法治疗。

（五）非手术治疗

泌尿系结石的治疗方法很多，应根据患者的全身情况、结石部位、结石大小、结石成分、有无梗阻、感染、积水、肾实质损害程度以及结石复发趋势等来制订治疗方案。在结石比较小、没有肾积水及其他并发症，估计结石可以自行排出的情况下，常先进行中西医结合治疗。大部分患者经中西医结合治疗后，结石会自行排出。对经过一段时间治疗，结石仍未排出的患者，应采取其他治疗（如体外冲击波碎石）或及时进行手术治疗，以保护肾功能。对各种原因引起的代谢性结石应当根据具体情况选择相应的药物治疗（如用药物降低血、尿中的钙、磷、尿酸、草酸、胱氨酸等）。

1. 多发结石的治疗原则

(1) 对双侧肾结石，先处理肾功能较好的一侧结石；如两侧肾功能相似，则先处理容易手术的一侧肾结石。

(2) 当同时有肾结石和输尿管结石时（同侧或双侧），一般先处理输尿管结石，然后，再处理肾结石。

(3) 上尿路和下尿路结石同时存在时，如下尿路结石并未造成梗阻，则先处理上尿路结石；如上尿路结石还没有影响肾功能，则可先处理下尿路结石。

2. "总攻疗法"

"总攻疗法"是指在短时间里采用一系列的中西医结合手段，增加尿流量、扩张输尿管、增强输尿管蠕动，促使肾、输尿管结石排出的方法。适用于直径小于 4 mm 的肾结石或输尿管结石。虽然"总攻疗法"一般费时较长,患者需耐受排石的痛苦,排石的效果并不肯定,近年来已极少有单位用此方法治疗泌尿系结石了,但在许多基层医疗单位仍不失为一种可行的治疗手段。

3. 高钙尿的治疗

(1) 多饮水:以增加尿量,降低形成结石成分的尿饱和度。

(2) 调整饮食结构:主要是减少奶及奶制品、动物蛋白的摄入,多摄入含植物纤维素多的食物。

(3) 噻嗪类利尿剂:噻嗪直接刺激远曲小管对钙的重吸收,促进钠的排泄,可使结石的形成降低 90%,被广泛地用于复发性草酸钙结石患者。30% ~ 35% 的患者中有副作用,其中大部分患者会因此而终止治疗。长期的噻嗪治疗可导致体液减少、细胞外容量减少、近曲小管对钠和钙的重吸收。噻嗪也促进甲状旁腺素对增加肾钙重吸收的作用。噻嗪对肠道钙的吸收没有影响,而在肾性高钙尿患者则减少。

(4) 磷酸纤维素钠:口服后能在肠道内与钙结合而降低肠钙的吸收。对于吸收性高尿钙症,可联合应用磷酸纤维素钠、补充镁及限制饮食中的草酸等方法,以减少尿钙、减少钙盐的结晶,又能保持骨密度及临床的疗效。

(5) 枸橼酸盐:尿枸橼酸盐升高可使草酸钙饱和度下降,减少钙盐结晶和结石的形成。

(6) 正磷酸盐:正磷酸盐能在肠道内与钙结合并减少其吸收。正磷酸盐能减少 1,25- 二羟维生素 D_3 的产生而不影响甲状旁腺的功能。在用正磷酸盐治疗的复发性结石患者中,缓解率为 75% ~ 91%。在用中性或碱性磷酸盐治疗时,尿磷的排泄明显增加,增加尿中抑制作用。它禁用于磷酸镁铵结石患者。正磷酸盐还可引起胃肠道功能失调和腹泻。米糠能与肠道的钙结合并增加尿中的正磷酸盐,减少结石的复发。饭后口服麸糠,可用于预防结石的发生。

(7) 治疗高钙尿的原因:如对原发性甲状旁腺功能亢进进行手术治疗;对肾小管性酸中毒者的治疗原则是纠正酸中毒、及时补钾和对症处理以减少并发症;长期卧床的患者则需适当增加活动、保持尿液引流通畅、控制尿路感染。

4. 草酸钙结石的治疗

除多饮水、低草酸低脂肪饮食等外,还可选择以下药物治疗。

(1) 枸橼酸盐:枸橼酸盐是预防复发性草酸钙结石的一种新的、有希望的方法,能显著增加尿枸橼酸盐的排泄,从而降低复发性结石发生率。它主要有两种制剂,枸橼酸钠钾(多用于欧洲)和枸橼酸钾(多用于美国)。近年的研究发现,枸橼酸钾能有效地治疗合并有低枸橼酸尿的含钙结石,其作用明显优于枸橼酸合剂,并在临床中取代了枸橼酸合剂。

(2) 镁制剂:适用于低镁尿性草酸钙肾结石,对缺镁的结石患者补充氧化镁或枸橼酸镁可以增加尿镁和枸橼酸盐的排泄,达到理想的镁 - 钙比例,降低尿草酸钙的超饱和状态,降低复发结石的发生率。也可与磷酸纤维素钠合用治疗 Ⅰ 型吸收性高钙尿。口服氧化镁及维生素 B_6 可以完全阻止结石的形成。其他制剂有氢氧化镁,其主要的副作用是胃肠道不适。

(3) 磷酸盐:口服磷酸盐可增加尿磷酸盐的排出,通过降低维生素 D 而抑制肠道对钙的吸收,从而降低尿钙排出,并且增加草酸钙结晶抑制剂焦磷酸盐的排出,治疗含钙结石和高尿钙。

(4) 磷酸纤维素钠:磷酸纤维素钠是一种离子交换剂。在大约 85% 的吸收性高钙尿和复发性肾结石患者中磷酸纤维素钠能降低钙在胃肠道内的吸收。磷酸纤维素钠在一些患者中可引起恶心和腹泻，也会减少镁的吸收。通过限制肠道内草酸钙的形成增加草酸盐的吸收，这也就增加了尿草酸的排泄。在肠道钙吸收正常的患者中，可引起钙的负平衡并刺激甲状旁腺。

(5) 乙酰半胱氨酸：乙酰半胱氨酸能抑制 TH 黏蛋白的聚合、减少草酸钙晶体含量、预防肾结石的形成。口服乙酰半胱氨酸能使尿中的大晶体团块明显减少，降低了泌尿系结石形成的危险。乙酰半胱氨酸的副作用很小。

其他药物还有考来烯胺 (消胆胺)、牛磺酸、胆绿醇、葡萄糖酸镁等。对饮食草酸盐及其前体过量的患者，应需避免摄入富含草酸及其前体的食物和药物。维生素 B_1 缺乏时，人体内的乙醛酸不能转变为甘氨酸，而经氧化转变成草酸。对由此引起的高草酸尿，可给予小剂量维生素 B_6。

5. 尿酸结石的治疗

尿酸结石占所有肾结石的 $50\% \sim 60\%$。$75\% \sim 80\%$ 的尿酸结石是纯结石；其余的结石含草酸钙。男女发病率相等。治疗的目的是降低尿中尿酸的浓度。主要的措施有：

(1) 增加液体摄入：大量饮水以增加尿量，保证 24 小时尿量超过 2000 mL。

(2) 控制饮食：限制饮食中的嘌呤。主要限制红色肉类、动物内脏、海产品、禽类和鱼的摄入。

(3) 碱化尿液：服用碱性药物以碱化尿液致尿 pH 值为 $6.5 \sim 7.0$，可增加尿酸的溶解度。首选枸橼酸钾，其次是枸橼酸合剂和碳酸氢钠。也可用 5% 碳酸氢钠或 1.9% 乳酸钠溶液静脉滴注，后者应用较多，效果满意。碳酸氢钠的副作用有胃肠气胀。

(4) 别嘌醇：别嘌醇能抑制黄嘌呤氧化酶、阻止次黄嘌呤和黄嘌呤转化为尿酸。如果患者有高尿酸血症或尿尿酸排泄大于 1 200 mg/d，可给予别嘌醇。别嘌醇的副作用有皮疹、药物热或肝功异常。经过碳酸氢钠或别嘌醇治疗可使尿酸结石部分或完全溶解。

6. 感染结石的治疗

感染结石占所有结石的 $2\% \sim 20\%$。它可分为两种：一种是由尿路感染而形成的结石；一种是因其他成分的结石继发感染而形成的结石。前者是真正的感染结石。其成分主要是磷酸镁铵及尿酸铵，也可混合有碳酸钙。后者核心的成分多为尿酸及草酸钙，结石的外层则为磷酸镁铵及尿酸铵。

感染结石的治疗原则是彻底清除结石和根治尿路感染。对感染性结石的药物治疗主要包括以下几个方面。

(1) 治疗感染：首先应根据细菌培养及药物敏感试验，选择合适的抗生素。由于停留在晶体表面或晶体之间的细菌在停用抗菌药物后还有可能再感染。因感染结石而行手术治疗的患者中，40% 以上术后存在持续尿路感染，故应长期用药。应用抗菌药物治疗后，尿中细菌的菌落如从 107 降至 105，可使尿素酶的活性降低 99%。

(2) 使用尿素酶的抑制剂：应用尿素酶的抑制剂可以阻止尿素的分解，从根本上防止感染结石的形成。乙酰氧肟酸是尿素酶的有力的不可逆的竞争性抑制剂，能预防磷酸镁铵和碳酸磷灰石结晶的形成。口服后能很快被胃肠道吸收，1 小时后达到最高浓度。副作用为深静脉血栓、震颤、头痛、心悸、水肿、恶心、呕吐、味觉丢失、幻觉、皮疹、脱发、腹痛和贫血。乙酰氧肟酸妊娠妇女禁用。对感染结石而禁忌手术的患者，Griffith 推荐同时应用乙酰氧肟酸与抗生素。

尿素酶的其他抑制剂包括：羟基缬氨酸、丙异羟肟酸等。

(3) 溶石治疗：溶石治疗是通过各种管道 (如输尿管导管、经皮肾造瘘管、术后留置的肾造瘘管等) 向肾盂、输尿管内注入溶石药物来达到溶石的目的。进行溶石治疗前应尽可能彻底清除结石碎片，以减少溶石的困难。进行溶石治疗必须具备以下条件：①尿液应是无菌的，必须在尿路感染得到完全控制后才能应用灌洗溶液，以免在溶石过程中大量细菌释放出来而引起尿路感染；②溶石液体地流进及流出应当通畅；③肾盂内压力维持在 2.94 kPa(30 cmH$_2$O)；④没有液体外渗，如有液体漏出，则应停止灌洗；⑤要监测血清中镁的水平，避免发生高镁血症。等渗的枸橼酸液在 pH4.0 时能溶解磷酸钙和磷酸镁铵，形成可溶性的枸橼酸钙复合物。可应用溶肾石酸素，但毒性大，甚至可引起死亡。肾盂首先用无菌生理盐水以 120 mL/h 的速度，如灌洗 24 小时后，如无异常，才可开始进行溶石治疗。溶石期间，患者如出现发热、腰痛、血肌酐、血镁、血磷升高等情况，即应停止灌洗。

(4) 酸化尿液：酸化尿液可以增加磷酸镁铵和碳酸磷灰石的溶解度，从而使磷酸镁铵结石部分或完全溶解。同时还能增加抗生素的作用。主要的药物有维生素 C 和氯化铵。对巨大的感染结石，可行开放手术治疗。也可采用经皮肾取石术治疗铸型结石以取代开放手术。对有漏斗部狭窄或肾内解剖畸形的患者可行防萎缩的肾切开取石术。体外冲击波碎石 (ESWL) 比经皮肾取石术损伤小。据统计，对大的铸型结石，结合应用经皮肾取石和 ESWL 是最有效的方法。但 50% 以上的患者在随访 10 年以上时有复发。如用开放手术加药物溶石，则平均随访 7 年，仅个别患者复发。

7. 胱氨酸结石的治疗

治疗的目的是使尿中胱氨酸的浓度低于 200 mg/L。对胱氨酸结石的治疗可以采取下列措施。

(1) 减少含胱氨酸食物的摄入：胱氨酸是由必需氨基酸甲硫氨酸代谢而来的，应限制富含甲硫氨酸的食物 (如肉、家禽、鱼、奶制品)，以减少胱氨酸的排泄。由于胱氨酸是一种必需氨基酸，对生长期的儿童不宜过于限制，以免对大脑以及生长造成一定的影响。严格限制钠的摄入也有利于降低胱氨酸的尿中浓度。

(2) 增加液体的摄入：1 L 尿大约能溶解 250 mg 胱氨酸，应均匀地饮水以达到整天均匀地排尿 (尤其夜间要有足够量的尿)，并使 24 小时尿达到 3 L。

(3) 口服碱性的药物：碱化尿液至尿 pH 值 > 8.4，是一个非常重要的措施。同时增加液体摄入，可以增加胱氨酸在尿中的溶解度，不仅能预防新的结石形成，而且能使已经形成的结石溶解。碳酸氢钠和枸橼酸钾最常用于碱化尿液。乙酰唑胺能通过抑制碳酸酐酶而增加碳酸氢盐的排泄。

(4) 口服降低胱氨酸排泄的药物：如青霉胺 (D- 青霉胺)(每增加青霉胺剂量 250 mg/d，可降低尿胱氨酸浓度 75 ～ 100 mg/d)、N- 乙酰 -D-L- 青霉胺、乙酰半胱氨酸、α- 巯丙酰甘氨酸等。这些药物能与胱氨酸中的巯基 (-SH) 结合而增加其溶解度。也可口服谷酰胺降低胱氨酸的浓度。α- 巯丙酰甘氨酸 (MPG) 能与胱氨酸结合形成可溶性复合物，使尿胱氨酸浓度低于 200 mg/L。但它的毒性比青霉胺低。卡托普利通过形成卡托普利 - 胱氨酸的二硫键复合物使溶解度增加 200 倍。应当指出的是，这些药物都有一定的副作用，服用时如出现副作用，应及时停药并做相应处理。

(5) 大剂量维生素 C：其作用是使胱氨酸转变为溶解度较大的半胱氨酸。

其副作用是会增加草酸的形成而出现高草酸尿。

(6) 手术治疗：由于胱氨酸结石是一种遗传性疾病，必须坚持长期治疗。如上述措施无效且结石引起肾功能损害，应及时进行手术治疗。必要时可在手术的同时放置肾造瘘管以供今后溶石治疗时用。可用于溶石的药物有碳酸氢钠、N- 乙酰半胱氨酸、氨丁三醇、青霉胺 (D- 青霉胺)。

对胱氨酸结石用超声碎石和体外冲击波碎石治疗的效果不佳。这是因为胱氨酸是有机物质，晶体间结合牢固，对超声和体外冲击波都不敏感的缘故。另一方面，胱氨酸结石一般体积比较大，常为多发结石和铸型结石，勉强碎石不仅费时，排石也费时。碎石不彻底或排石不完全都有可能在肾脏内遗留结石碎片，并成为复发结石的核心。因此，对胱氨酸结石应采用多种方法综合治疗。

体外冲击波碎石 (ESWL) 是 20 世纪 80 年代的新技术，曾被誉为"肾结石治疗上的革命"。20 多年来，随着碎石机的更新换代和碎石经验的积累，现在肾、输尿管和膀胱结石均可进行体外冲击波碎石。

最要紧的是多喝水，并且定期追踪；如果要靠药物做长期预防的话，最好先找医师分析究竟是哪种结石、成分是什么，适用药物皆不同。医师解释，因为每种结石都有高危险因子，也就是有的药用得不对的话，反而造成体内结石成分在尿液中沉淀增加，反之，如果对症下药，就可以达到降低危险因子，化解尿液中结石成分的沉淀。

举例来说，最常见的草酸钙结石，草酸和钙结合后在尿液中沉淀下来就形成结石，这时最简单的化解方法就是拿柠檬酸来和草酸竞争，活性大的柠檬酸先和钙结合后就不会形成沉淀，接着再以镁或钾来和钙竞争，镁或钾和草酸结合也不会沉淀或结晶。换句话说，药物中只要增加体内尿液中柠檬酸和镁、钾这些成分，就可以用来预防肾结石产生。

而维生素 B_6 是最经济的一种药物，它可以促使柠檬酸在尿液中与钙结合，减少草酸钙结晶的机会，可以用来预防草酸钙结石。氧化镁本来是消化药、软便剂，也可用来预防草酸钙结石。不过特别值得注意的是，镁本身也是发炎结石的成分，因此有发炎的尿液就不大适合使用。

另外一种药物成分是柠檬酸钾，它是目前最常用预防结石的药物，从过去的研究发现，尿中的酸碱值和柠檬酸值与尿路结石的形成有非常密切的关系。如在酸性尿液中 (pH 值小于 5.5)，尿酸的溶解度极低，容易造成尿酸结石；相反的，在碱性尿液中 (pH 值大于 7)，则磷酸钙或磷酸铵镁结石极易形成。

这可从 19% ～ 63% 的尿路结石患者其尿中柠檬酸低于正常值，被视为形成泌尿系结石的原因之一得到证实。由于柠檬酸钾可提供大量的柠檬酸和提升尿中的pH值，所以对于尿酸结石，低柠檬酸钙结石症和肾小管中毒症引起的钙结石症有非常突出治疗效果。

柠檬酸钾不只有上述功能，它还会造成尿中的钾离子升高和氨离子的降低。这是由于柠檬酸钾不但补充了柠檬酸，而且也补充了钾的缘故。但因为钾在体内的代谢很快，血中钾含量并无变化，所以对身体影响不大。后者则反映出柠檬酸钾确实碱化了尿液而使酸性的氨离子降了下来。

而从每日总尿量、草酸、磷酸盐、钠、镁、硫酸盐和尿酸等方面的观察发现，也并不受服用柠檬酸钾影响。通常有尿酸结石的患者，通常其尿中 pH 值都小于 5.5，在用了柠檬酸钾以后，平均 pH 值可上升，且近九成的患者不再复发。至于低柠檬酸结石症适合以柠檬酸钾治疗，所有患者都会减少泌尿系结石形成，完全不复发的病高达 95%。对于肾小管酸血症并泌尿系结石的患者，几乎所有患者都减少泌尿系结石形成，有近 60% 的病患有缓解症状的效果。

除了柠檬酸钾之外，预防尿路结石的药物还有降尿酸药 Allopurinol，不但可治疗尿路结石也可预防高尿酸钙结石。对于有纯尿酸结石或高尿酸钙结石患者，每天服用 200～300 mg 的 Allopurinol，大都能降低尿中的尿酸至正常范围，如有必要，还可增加剂量至 600 mg。

不过，即使 Allopurinol 是非常安全的药物，医师提醒您，副作用偶尔还是会发生，诸如皮肤疹、肾功能不良、药物性肝炎和粒状白细胞过多症等，甚至造成 Xanthine 结石，一旦出现这些症状时，必须停药观察。

另外，利尿剂 Thiazide 也可预防尿路结石。由于 Thiazide 能抑制小肠吸收过多的钙，还会增加肾脏对钙的再吸收能力，降低尿中钙含量，所以肾性高尿钙症和吸收性高尿钙症患者最适合此种药物治疗。尤其是有高血压，并复发性结石钙患者，Thiazide 的治疗尤佳。相反地，原发性副甲状腺亢进症和肾小管酸血症则绝对禁忌服用 Thiazide。

医师指出，病患在服用 Thiazide 治疗期间，约 10% 的患者有疲倦、全身乏力、嗜睡，甚至有精神过分激动的副作用，这可能是缺少钾所引起的，只要补充钾就可避免。如果有皮肤疹、严重头痛和晕眩、忧郁症、性欲丧失或胰脏炎，则需要停止服药。少数患者因长期服用 Thiazide，尿中的镁、锌分泌增加，引起血中镁、锌值降低，但大都还是在正常范围之内。不过，如果在定期血液检查中有这样的情形发生，倒可以给予镁、锌补充物。如果在处方 Thiazide 时，能从较少的剂量开始 (如 25 mg，口服两次)，则前述大部分的副作用将不会发生。

(六) 肾结石手术治疗

手术治疗是治疗感染性肾结石的重要措施，应劝患者尽早手术，但手术治疗是有其适应证的，它包括：①反复发作肾绞痛，估计不能排出或不能溶解的肾结石；小结石短期内未排出或直径 0.8 cm 以下者，肾功能良好和无明显感染者，可采用中西医结合内科治疗，但对于肾结石直径超过 1 cm 者，非手术治疗则较难排出；②合并严重梗阻，严重感染危及肾实质；尿路感染与梗阻互为因果，结石在梗阻和感染的情况下增大迅速，几周内便可形成一鹿角形大结石。上述情况均应尽早手术取出结石，纠正梗阻，控制感染，有手术指征而延缓手术，术后结石复发率高，甚至失去肾功能。手术适应证还包括急性梗阻性无尿或少尿、无功能的脓肾、结石引起的癌变等情况。

近 10 年来，由于手术术式改良，操作熟练，对大的肾结石和双侧鹿角形结石，更应该尽早手术，保存和改善肾功能。目前，绝大多数复杂性肾结石手术，均能够通过广泛剥离肾窦切开取石，手术损伤小。纵使个别需要做肾切开取石，术时阻断肾蒂血管，采用静脉注射肌苷 (阻断肾蒂前 10 分钟、4～7 分钟内静脉滴注肌苷 2 g，加入 5% 葡萄糖液 40 mL) 或低温，可保护肾功能。加上改良了的无萎缩性肾切开取石术式的开展，效果良好。当然，个别双侧复杂性肾石，全身情况差，估计术后难以改善肾功能和维持生命，便不能贸然施行手术。

近年来，有人提倡体外肾切开取石术，我们认为本术式的病例极罕见，在一个有感染的肾脏切开取石做肾自体移植术，血管吻合处容易发生感染，造成术后血管意外，肾脏功能丧失，故采用本术式应慎重。

(七) 腔内泌尿外科手术

1. 经皮肾镜碎石术

经皮肾镜碎石术适用于体积较大的肾结石、铸型结石、肾下盏结石、有远段尿路梗阻的结石以及其他治疗方法 (特别是体外冲击波碎石) 失败后的结石。最适合经皮肾镜碎石的是身体健康、较瘦、直径大于 2 cm 的单发结石，位于轻度积水的肾盂中或扩张的肾盂内的结石。对大的铸型结石采用经皮肾镜取石和体外冲击波碎石联合治疗，效果也很满意。

经皮肾镜碎石术的禁忌证包括：全身出血性倾向、缺血性心脏疾患、呼吸功能严重不全的患者，过度肥胖、腰肾距离超过 20 cm，不便建立经皮肾通道者，高位肾脏伴有脾大或肝大者，肾结核，未纠正的糖尿病，高血压，肾内或肾周急性感染者，严重脊柱后凸畸形等患者均不能做经皮肾镜取石，孤立肾患者不宜进行经皮肾镜碎石。

(1) 超声碎石：利用超声换能器的压电效应将电能转换成声能，再沿着硬性探条传导至顶端，当探条顶端接触到结石时，超声波的高频震动能把结石碾磨成粉末状小碎片或将结石震裂。

(2) 液电碎石：通过放置在水中的电极将储存在电容器中的高压电能在瞬间释放出来，使电能转变为力能，直接将结石击碎。液电的冲击力很强，碎石效果好。

(3) 气压弹道碎石：模仿气锤的作用原理，利用压缩气体产生的能量推动手柄内的子弹体，在弹道内将能量传递到探杆，探杆尖端与结石反复撞击，将结石击碎。

(4) 近年来用于泌尿系统碎石的激光器：最新研制的钬激光。钬激光是稀有元素钬产生的脉冲式激光，波长 2 140 μm，恰好位于水的吸收范围，峰值功率瞬间可达上千瓦。钬激光可通过直径为 320 ～ 550 μm 低水含量的石英光导纤维发射激光。通过内镜直抵结石将其粉碎，为多数泌尿系结石首选的体内碎石方法。与气压弹道碎石等体内碎石机相比较，钬激光碎石术的有效率及安全性明显提高，与传统的激光相比，钬激光有明显优势。钬激光除可用于碎石外，还具有切割汽化软组织、凝固止血功效。对于时间长、炎症反应重、已经形成包裹的结石可以先汽化包裹的软组织，再粉碎结石。钬激光可以粉碎包括胱氨酸结石、一水草酸钙结石在内的各种成分结石。

(5) 电子动能碎石：电子动能碎石机由主机、手柄和脚踏开关三部分组成。其工作原理与气压弹道碎石机极其相似，它通过引发小金属探针类似的撞击运动来击碎结石。所不同之处是，电子动能碎石是通过手柄中的磁芯按照电磁原理产生的能量形成高速短距离直线运动，来回反弹直接撞击金属探针，产生陡峭的动能冲击波，并通过探头传递到结石，将结石击碎。

经皮肾镜碎石成功率高，治疗肾结石可达 98.3%，并有痛苦小、创伤小、适应范围广、患者恢复快等优点。它的主要并发症有术中及术后出血、肾盂穿孔、邻近脏器损伤、感染、肾周积尿等。

2. 化学溶石疗法

它包括两个方面，一是通过口服药物的方法来溶解结石；二是通过各种途径将导管放到结石近段的尿路 (主要是肾盂和膀胱)，经过导管注入溶解结石的药物，使药物与结石直接接触来达到溶石的目的。

第三节 输尿管结石

输尿管结石 90% 以上是在肾内形成而降入输尿管的，原发性输尿管结石很罕见。输尿管结石病因及成分与肾结石基本一致，其形状一般为枣核状。输尿管结石好发位置与其解剖结构有关。正常输尿管有 5 个狭窄部位：①肾盂输尿管移行处；②输尿管跨髂血管处；③输尿管与输精管或女性阔韧带交叉处；④输尿管膀胱壁段起始处；⑤输尿管膀胱壁段。由于输尿管的蠕动和管内尿液流动速度较快，直径小于 0.4 cm 的结石容易自动降入膀胱随尿排出。输尿管结石男性多于女性，好发年龄为 20 ~ 40 岁，由于病史与肾结石相同，输尿管结石特点与肾结石基本相似。

一、病因

输尿管结石一般是肾结石在排出过程中，暂时受阻在输尿管的狭窄处导致的。原发输尿管结石很少见。如输尿管结石没有排出，可能在停留部位逐渐长大。输尿管结石通常伴有明显的症状，如肾绞痛、血尿，输尿管结石还常造成梗阻和肾积水，这些都需要急诊治疗。

输尿管结石和肾结石的症状基本相同，输尿管上中段结石引起的输尿管绞痛的特点是一侧腰痛和镜下血尿，疼痛多呈绞痛性质，血尿一般较轻微，大多数仅有镜下血尿，但疼痛发作后可加重，约半数患者发生肉眼血尿，恶心呕吐也是常见的症状，输尿管膀胱壁段结石可引起尿频、尿急、尿痛，这可能与输尿管下端肌肉和膀胱三角区肌肉相连并直接附着于后尿道有关。因输尿管管腔小，圆形结石容易造成梗阻，引起同侧肾积水和感染。如有肾积水和感染，体检可能触及肾脏并可有压痛，有时沿输尿管走行部位有压痛。直肠指诊可能触及输尿管下端结石。

引起输尿管结石的原因包括尿中晶体浓度过高和尿液理化性质改变两个方面。

1. 尿内晶体浓度增高

正常尿中常含有多种晶体盐类，如草酸盐、磷酸盐、碳酸盐、尿酸盐等。有些情况使体内晶体排出增多，也可使尿晶体浓度增高。95% 以上的尿结石含钙，如甲状旁腺功能亢进时可动员骨钙入血；大量肾上腺皮质激素引起溶骨可使尿钙增高；长期卧床患者发生失用性骨萎缩、骨质疏松、脱钙，钙经血流由肾排出；长期服用大量含钙抗酸药物或过量维生素 D 使钙吸收增多，也可使尿钙增多。如尿中胶体不能维持钙盐的过饱和状态，则钙盐析出沉淀亦可形成结石。有些代谢紊乱，如痛风患者嘌呤代谢紊乱尿酸排泄增加，可并发尿酸结石。

2. 尿液理化性质的改变

尿液内晶体浓度正常，但尿液理化性质改变时，也可促进结石形成。如尿液 pH 改变可影响晶体的溶解度。碱性尿有利于磷酸钙、磷酸氨镁、草酸钙结石形成；酸性尿内易形成尿酸石和胱氨酸结石。

二、输尿管结石的诊断程序

肾绞痛是输尿管结石患者的典型临床表现，表现为突然出现的胁腹部剧痛。疼痛通常位于胁腹部或下腹部，可向腹股沟、阴囊或大阴唇放射。肾绞痛是一种内脏疼痛，由输尿管梗阻造成肾盂内压急剧升高所致，随输尿管蠕动呈阵发性发作。输尿管梗阻时，机体产生前列腺素刺激输尿管蠕动以排出结石。肾绞痛患者常出现镜下或肉眼血尿，这是输尿管蠕动或结石移动时尿路上皮与结石相互摩擦的结果。

（一）问诊和体格检查

输尿管结石的诊断首先从详细询问病史和体格检查开始。通过询问过去的就医经历或许能发现肾结石的发作史，或与结石形成有关的代谢和饮食危险因素。骨病、痛风或有结石病家族史是泌尿系结石的高危因素。在闷热的天气下进行激烈的室外活动常导致机体的脱水，这也易于结石的形成。钙、草酸或蛋白的过度摄入以及饮水过少都有可能导致尿路结石的形成。如果能知道患者先前结石的化学成分，就能推测患者目前结石的类型，了解结石形成和复发的根本原因。

输尿管结石患者的体格检查往往没有特殊的阳性体征。患者通常有患侧肋脊角和下腹部的轻微触痛。尿液的肉眼观察可发现有血尿、碎石片甚至结石。

尿液分析常常提示血尿，包含有白细胞和红细胞。显微镜下也可能发现结石的晶体。尿液中出现大量的白细胞、细菌或亚硝酸盐提示可能合并尿路感染，可能需要立即解除上尿路梗阻。如果怀疑患者合并有尿路感染，应行全血计数，排除全身的菌血症。肾功能不全或孤立肾患者还应该行血清肌酐检查，判断患者是否存在急性肾衰竭。

（二）螺旋 CT 平扫

螺旋 CT 平扫是急性腹部疼痛迅速明确诊断的"标准"方法。它能迅速完成，不需要行肠道准备或静脉给造影剂，对结石有高度的敏感性和特异性，也能够发现非泌尿系统引起的类似于肾绞痛的腹部疼痛。90% 的结石可以在 KUB 上显示，但易受到肠道、骨骼和结石大小的影响。它是检查结石的必要手段，也可以用于判断先前 X 线可视的结石是否粉碎或排出。

静脉肾盂造影（IVU）不仅可进一步明确结石的诊断以及了解尿路梗阻和肾功能损害的程度，也可发现导致结石形成的局部因素，如输尿管狭窄和瓣膜等。应当注意的是，肾绞痛发作之后，患肾可能会发生一过性的功能性无尿，并可能在 2 周左右恢复。因此，IVU 应在肾绞痛 2 周后施行为宜，以免患肾显影不佳或不显影，造成误诊。

（三）初步诊断

一侧输尿管结石、一侧肾结石，先处理输尿管结石。双侧输尿管结石，如总肾功能正常，先处理肾功能较差一侧；总肾功能不正常，则先处理肾功能较好一侧，另一侧行经皮肾造瘘（PCN）；也可先双侧同时行 PCN，挽救患者生命。双侧输尿管结石情况相似时，先处理容易处理的一侧。

（四）急诊外科治疗

通过临床表现、基本的实验室检查和影像学检查对输尿管结石进行初步诊断之后，也能够判断患者需要急诊外科治疗。输尿管结石急诊治疗的指征是：①菌血症；②持续、复发或严重的疼痛；③存在严重的尿路梗阻；④双侧输尿管结石同时引起梗阻或输尿管结石引起孤立肾梗阻；⑤特殊职业的患者，肾绞痛发作可能引起灾难性的后果。

如果患者临床病情趋于平稳，疼痛通过口服止痛药可以缓解，对于这类输尿管结石患者，可以采取等待观察结石自行排出。输尿管结石自行排出的概率与结石的大小和在输尿管的位置有关。Coll 报道不同大小结石排出的概率：1 mm 87%，2～4 mm 76%，5～7 mm 60%，7～9 mm 48%，＞9 mm 25%；不同位置结石排出的概率：上段 48%，中段 60%，下段 75%，输尿管膀胱连接部 79%。

（五）解除尿路梗阻

尿路梗阻引起的菌血症是急诊手术的一个指征，需要尽快解除尿路梗阻，可通过膀胱镜放置输尿管导管或经皮放置肾造瘘管。与肾造瘘管相比，输尿管导管更常引起刺激症状，需要更多剂量的麻醉镇痛药，放置时受 X 线辐射的时间更长，治疗后留置的时间更长。放置输尿管导管的患者感觉生活质量下降，特别对于男性和年轻患者。但是，与肾造瘘管相比，放置输尿管导管 ESWL 术后的结石清除率更高。此外，还应该静脉使用抗生素控制尿路感染甚至菌血症。一旦菌血症治愈同时尿培养阴性，就应该采取积极有效的方法治疗和清除结石。

（六）清除结石

如果患者结石无法自行排出，可通过 ESWL、腔镜或开放手术清除结石。输尿管结石外科治疗的指征是：①有难于忍受或难于控制的疼痛；②感染；③尿路梗阻；④结石较大，无法自行排出。输尿管镜下体内碎石更常用于输尿管下段结石的治疗，在治疗输尿管上段结石它也比 ESWL 更有效，但 ESWL 在治疗长径＜10 mm 的输尿管上段结石比输尿管镜应用更广，因为它并发症更少，不需要麻醉。输尿管结石很少需要开放手术，但对于以下患者有时需要考虑开放手术：①输尿管多发结石患者；② ESWL 或腔镜治疗失败；③患侧有腹部手术史；④结石远端输尿管有狭窄或畸形。

（七）内科治疗

所有结石患者，无论是结石自排或经外科手术治疗，均应在代谢评估指导下进行内科治疗。

三、输尿管结石的治疗

（一）治疗原则

目前治疗输尿管结石的方法有 SWL、输尿管肾镜碎石术、腹腔镜及开放手术、溶石治疗和药物治疗。绝大部分输尿管结石通过 SWL 和输尿管肾镜碎石术治疗均可取得满意的疗效。微创治疗失败的患者往往需要开放手术取石。腹腔镜手术是微创的，可作为开放手术的替代方法，这两种方法也可用于 SWL 和输尿管镜治疗有禁忌时，如结石位于输尿管狭窄段的近端。

关于 SWL 和输尿管镜碎石两者谁更微创的争论一直存在，针对每一种方法都有反对的意见。尽管相对于输尿管镜而言，SWL 再次治疗的可能性较大，但其拥有微创、无须麻醉等优点，即使加上各种辅助治疗措施，SWL 仍然属于微创的治疗方法。

另一方面，在大多数的文献中，输尿管镜被认为是一种在麻醉下进行的能够"一步到位"的治疗方法。有多篇文献报道了输尿管镜和 SWL 之间的对照研究，但是大部分的焦点都集中在远端输尿管结石上。尽管这些文献都已证实上述一些结论，但少数人仍然认为基于微创性考虑，输尿管结石的治疗还是应首选 SWL。

总而言之，判定这两种方法孰优孰劣是很困难的。对于泌尿外科医生而言，每一位患者具体选择何种诊疗方法最合适，取决于他的经验、所拥有的设备及治疗环境。

值得注意的是，只有纯尿酸结石才能通过口服溶石药物溶石，而那些含有尿酸铵或尿酸钠的结石则不适合。对于 X 线下显示低密度影的结石，可以利用输尿管导管或双 J 管协助定位试行 SWL。尿酸结石在行逆行输尿管插管进行诊断及引流治疗时，如导管成功到达结石上方，可在严密观察下行碱性药物局部灌注溶石，较口服溶石药溶石速度更快。

输尿管结石的大小对于选择治疗方法有重要的参考价值。直径小于 1 cm 的输尿管结石临床上均存在排石的可能性。小于 0.4 cm 的结石，绝大部分能自行排出。

小于等于 0.6 cm 的结石首选药物辅助排石治疗。0.7 ～ 1.0 cm 的结石随着结石直径的增加，排石的可能性降低，应视结石形状及梗阻程度决定选择药物排石还是外科干预。直径大于 1.0 cm 的结石，首选外科干预。

(二) 排石治疗

1. 排石治疗的适应证

(1) 结石直径小于等于 0.6 cm。

(2) 结石表面光滑。

(3) 结石以下尿路无梗阻。

(4) 结石未引起尿路完全梗阻，停留于局部少于 2 周。

(5) 特殊成分的结石，对尿酸结石和胱氨酸结石推荐采用排石疗法。

(6) 经皮肾镜、输尿管镜碎石及 SWL 术后的协助治疗。

2. 治疗方法

(1) 一般治疗方法：①每日饮水 2 000 ～ 3 000 mL，昼夜均匀；②适当运动。

(2) 常用药物

1) α 受体阻滞剂：α 受体阻滞剂可松弛输尿管平滑肌而起排石和解痉作用，能够促进结石排出，缩短排石时间。临床上多选择高选择性的 α 受体阻滞剂坦索罗辛 (哈乐)。

2) 碱性枸橼酸盐：包括枸橼酸钾、枸橼酸钠、枸橼酸钾钠、枸橼酸氢钾钠和枸橼酸钾镁等，推荐用于尿酸结石和胱氨酸结石的溶石治疗，尿酸结石维持尿液 pH 在 6.5 ～ 6.8，胱氨酸结石维持尿液 pH 在 7.0 以上。枸橼酸氢钾钠对三聚氰胺所致结石的排石效果确定，建议尿液 pH 维持在 6.9 左右。可以用于所有含钙结石。

3) 钙离子通道拮抗剂：硝苯地平阻断钙离子通道，也能使输尿管平滑肌松弛，对促进排石有一定作用。

4) 别嘌醇：用于尿酸结石和高尿酸尿症草酸钙结石者。

(3) 中医治疗：中医药治疗遵循"祛邪不伤正，扶正不留邪，祛石在先、扶正善后、标本兼顾"的原则。

常见四个证型：①湿热下注；②气滞血瘀；③肾气亏虚；④肾阴亏虚。治则以清热利湿通淋为主，根据兼证的不同，辅以理气、活血化瘀等药物。

临床使用应随症加减，灵活运用。

1) 中成药：泌尿系结石通具有清热利湿，通淋排石的功效，尤其对输尿管下段结石效果较好。

五淋化石丸有通淋利湿、排石止痛的作用，对 SWL 及 URS 术后碎石排出有一定疗效。

以腰腹痛为主者，宜选用五淋化石丹，泌尿系结石通等；以膀胱刺激征为主者，可选用泌尿系结石通，八正合剂等。

2) 汤剂：常用的经典方有八正散、石苇散等，肾气亏虚者加金匮肾气丸，肾阴亏虚加六味地黄丸。

(4) 注意事项：治疗时间以 4 周为宜，如症状加剧或 4 周后无效则应改用其他疗法。

(三) 不同治疗方法的评价

1.SWL

随着 SWL 技术的广泛应用及治疗经验的积累，SWL 对输尿管结石的治疗是非常有效的。由于不需麻醉且并发症发生率较低，即使有先进的腔镜技术如 URS 和 PNL 治疗结石，SWL 仍是治疗输尿管结石的主要方法。研究表明，SWL 治疗输尿管结石成功率与碎石机的类型，结石的大小及化学成分，被组织包裹的程度有关。不同部位输尿管结石处理的难易程度不同，排石率有差异。AUA 指南 (1997) 中显示美国的一组报道，17 742 例输尿管近段结石 SWL 治疗后 83% 的患者结石完全排出，平均治疗 1.40 次；9 442 例输尿管远段结石，SWL 治疗后无石率为 85%，平均治疗 1.29 次。EAU 指南 (2008) 中一组 Meta 分析资料显示输尿管近段，中段，远段结石在行 SWL 治疗后的结石清除率分别为 82%、73%、74%。

(1) 何选择碎石参数

1) 适应证：在排除禁忌证情况下全段输尿管结石均可行 SWL，对直径≤ 10 mm 上段输尿管结石首选 SWL，> 10 mm 的结石可选择 SWL、URS 或 PNL；对中下段输尿管结石均可选用 SWL 或 URS。

2) 禁忌证：孕妇；未纠正的全身出血性疾病；结石以下尿路有梗阻；严重肥胖或骨骼畸形；高危患者如心力衰竭；严重心率失常；未接受治疗的急性尿路感染或泌尿系活动性结核。

3) 输尿管支架的放置：大多数输尿管结石原位碎石治疗即可获得满意疗效，由于放置输尿管支架管或将结石逆行推入肾后再行碎石与原位碎石排石率无统计学差别，故建议 SWL 时不放置输尿管支架，插管仅用于结石较小或阴性结石通过插管注射造影剂辅助定位。

4) 治疗次数和治疗间隔：由于输尿管结石在尿路管腔内往往处于相对嵌顿状态，周围缺少一个有利结石粉碎的水环境，与同等大小的肾结石相比，粉碎难度较大。因此，SWL 治疗输尿管结石通常需要较高的冲击波能量和更多的冲击次数，但同一部位每次治疗冲击数不超过 2 500 次，治疗间隔时间目前无确定的标准，但多数学者通过研究组织损伤后修复时间认为间隔时间为 10 ～ 14 天。治疗 2 ～ 3 次无效时改用 URS 或 PNL 治疗。

(2) 不同碎石机的特点：目前用于临床治疗的碎石机主要按定位系统分 B 超定位碎石机，X 线定位碎石机及 X 线 B 超双定位碎石机，其冲击波源有三种：液电式、电磁式和压电晶体式，以液电式和电磁式为主。

1)B 超定位碎石机的优点：阳性和阴性结石均可显示；无 X 线损害问题；设备简单，费用低。其缺点是：图像质量不如 X 光机直观，常常达不到满意的显像，特别是在结石周围没有积水时；输尿管中下段结石很难观测；对操作者的技术要求高。适用于肾、输尿管上段、输尿管壁间部、膀胱结石及阴性结石。该类碎石机有 B 超探头和冲击波源安装在碎石床下和可旋转在床上、床下两种类型，后者有利于 B 超定位操作。

2)X 线定位碎石机的优点：对绝大多数结石显影清晰；可清楚显示输尿管全长的结石；可观察结石的粉碎情况。其缺点是：阴性结石无法看到；患者接受一定量的 X 线并需要防护设备；

费用较高。X 线和 B 超双定位碎石机具有上述两种方式各优缺点，以弥补各种的不足，有利于结石定位，减少 X 线对人体伤害。

3) 冲击波源的特点：液电冲击波聚焦圈小，焦点范围大；脉冲频率高，碎石成功率高；设备制造简单，价格低廉。但电极寿命短，噪声大，需频繁更换，患者痛感较明显。电磁冲击波能量连续可调；脉冲放电稳定，焦点无漂移，噪声小；聚焦效率高；波源寿命长，无须频繁更换电极；痛感较液电式冲击波轻。电磁冲击波的出现是 SWL 技术的重要进展，目前该技术已日趋成熟，并有取代液电式碎石机的趋势。

2. 输尿管镜取石术

自 1912 年 Young 首次开展输尿管内镜技术以来，经过不断改进与创新，输尿管镜技术于 20 世纪 70 年代末才真正开始应用于临床。特别是近 30 多年来，随着输尿管镜和纤维导光设备的不断改良与应用，现代输尿管镜技术有了飞速发展。新型小口径半硬性和软性输尿管镜的先后问世，不仅取代了早期的输尿管硬镜，而且使得应用现代输尿管镜技术对整个上尿路的病变进行诊断和诊疗得以成功实现。

(1) 不同半硬性输尿管镜的参数和操作方法：经过改良后的现代半硬性输尿管镜，不仅口径细小，重量减轻，还增加了许多新的特点。以下就现代半硬性输尿管镜的主要参数做一简介。

1) 不同半硬性输尿管镜的参数

①镜体大小：目前常用的半硬性输尿管镜的末端为 6 ~ 8 F，镜体末端的细小有助于进入输尿管开口而避免了输尿管开口的扩张，大大减少了对输尿管黏膜的损伤和术后患者的疼痛。从输尿管镜的末端到近段 (目镜端)，镜体的直径不断增大，一般为 7.5 ~ 11.2 F，这样的设计有助于输尿管镜在输尿管腔内的前行过程中，逐渐对输尿管进行扩张，使得输尿管镜在输尿管腔内的行进方便而易行。常用的半硬性输尿管镜的工作长度为 31 ~ 43 cm，而且，由于其增强了最大偏向性，更容易到达输尿管上段和肾盂内，顺利实施对整个上尿路的检查和治疗。②导光和摄像系统：随着导光纤维数量的增加和导光纤维整合技术的应用，目前应用于半硬性输尿管镜的导光纤维束与软性输尿管镜相似，特别是有些带数字摄像系统的输尿管镜，大大提高了视野的清晰度。此外，摄像系统的改善消除了图像画面的波纹，为获得高逼真和高清晰度的手术图像提供了充分保障。由于新型纤维导光束的可弯曲性特点，使得纤维导光束能够成一定角度进入半硬性输尿管镜，而不影响导光和图像质量，这就为半硬性输尿管镜附有直的器械通道提供了有利条件。不能弯曲的操作器械如气压弹道的碎石探杆等，只有借此直的器械通道才能进行操作。③器械通道：现代半硬性输尿管镜虽然镜体细小，但都具有较大空间的器械通道。目前常用的半硬性输尿管镜的器械通道为 2.2 ~ 5.5 F。一般而言，至少有一个器械通道为 3.4 F，以保证常规的输尿管镜操作器械 (< 3 F) 通过，同时留有足够的空间进行液体灌注。具有双通道的半硬性输尿管镜目前已被临床广泛应用，可以同时插入两个操作器械，确保操作方便，同时获得清晰的手术视野和图像。④输尿管镜末端：大部分半硬性输尿管镜的末端为卵圆形或者圆形。近年来，有些制造商生产出光滑的三角形斜面末端，有利于输尿管镜末端进入输尿管开口。

2) 操作方法

①适应证：输尿管下段结石；输尿管中段结石；SWL 失败后的输尿管上段结石；SWL 后

的"石街"；结石并发可疑的尿路上皮肿瘤；X 线阴性的输尿管结石；停留时间长的嵌顿性结石而 SWL 困难。②禁忌证：不能控制的全身出血性疾病；严重的心肺功能不全，无法耐受手术；未控制的泌尿道感染；严重尿道狭窄，腔内手术无法解决；严重髋关节畸形，截石位困难。③术前准备：预防性使用抗生素使尿液无菌。手术间常规配备 X 线透视和 B 超设备。④麻醉：根据患者具体情况，选择脊髓麻醉 (连续硬膜外麻醉、腰麻) 或者静脉麻醉。⑤操作方法：患者取截石位，先利用膀胱镜或者半硬性输尿管镜行膀胱检查，找到输尿管开口后，将安全导丝插入输尿管，然后在导丝的引导下导入输尿管镜，输尿管镜沿导丝直视下进入输尿管腔并缓慢上行。

输尿管口是否需要扩张，取决于输尿管镜的粗细和输尿管腔的大小。如果进入输尿管口困难，可应用输尿管气囊扩张器或者金属扩张器对输尿管开口和壁间段进行扩张。目前，一般多采用气囊扩张器来扩张输尿管，因为气囊扩张器对输尿管黏膜的损伤较小。输尿管气囊扩张器的直径为 F3 ~ F8 不等，长度 150 cm，膨胀后的气囊长度为 4 ~ 10 cm，最大直径为 F12 ~ F30。在应用时，可以根据输尿管开口和壁间段的大小和长度，选用合适型号的气囊扩张器。目前应用现代的半硬性输尿管镜 (F6 ~ F8)，通过监视器在直视下直接进入输尿管，一般多不需要进行输尿管口的扩张。半硬性输尿管镜沿导丝逆行进入上尿路的过程中，利用注射器或者液体灌注泵调节灌洗液体的压力和流量，保持手术视野清晰。对于输尿管中、上段结石或者 UPJ 处结石或较大的结石碎片，应尽量减小灌洗液体的压力，或者应用阻拦结石上移的辅助设备；如 Ntrap、stonecone 等阻拦结石后再进行碎石，以防止结石滑落回肾盂或者肾盏内。

(2) 不同软性输尿管镜的参数和操作方法：1964 年，Marshall 等报道了首例输尿管软镜检查，由于没有操作通道和主动转向装置，只能用于诊断。随着输尿管软镜的不断改进和钬激光的应用，输尿管软镜已成为诊断和治疗上尿路疾病的重要工具。目前，输尿管软镜可用于上尿路结石腔内碎石术、输尿管狭窄及肾盂输尿管连接部狭窄切开术、上尿路上皮肿瘤的活检和消融术等。但与输尿管半硬镜相比，还存在图像质量较差、容易损坏和价格昂贵的缺点。

熟悉各型输尿管软镜的性能和特点有利于输尿管软镜的选择和手术的进行。输尿管软镜由光学系统、转向系统和操作通道组成。目前主流的输尿管软镜的直径介于 6.75 ~ 9 Fr 之间，前端弯曲角度可以双向调节，上弯可达到 130°～ 270°，下弯 160°～ 270°，有的软镜还具有二级主动弯曲能力。各型软镜的操作通道均大于 3.6 F，在使用 3 F 的器械时仍可保证足够的液体灌注。但应注意操作通道内的光纤、取石钳等器械会减少软镜末端弯曲的角度 (0.3°～ 80.6°) 和灌注流量。输尿管软镜的使用寿命也是非常重要的参数，新一代软镜的使用寿命已较前延长，一般使用 3 ~ 14 次 (105 ~ 494 分钟) 后常需要维修。输尿管软镜的购买和维修较为昂贵，需注意输尿管软镜的保护。

1) 适应证：输尿管结石，尤其是输尿管上段结石；伴有输尿管扭曲、硬镜不能到达结石部位的患者；极度肥胖的患者；伴有轻度出血倾向或不能停用抗凝药物的患者。

2) 禁忌证：严重的全身出血性疾病；严重的心肺功能不全，无法耐受手术；未控制的泌尿道感染；严重尿道狭窄，腔内手术无法解决。

3) 术前准备：术前准备与开放手术相同。术前需行尿细菌培养及药敏试验，若尿培养有细菌存在，选择敏感的抗生素治疗；术前单次使用广谱抗生素预防感染。手术间配备 X 线透视设备。

4) 操作方法：使用膀胱镜或输尿管硬镜向输尿管插入导丝至肾盂。导丝尽量越过结石部位，可在透视下监测导丝的位置，如导丝于结石处受阻，可沿导丝插入输尿管导管作为支撑继续上插导丝并越过结石。此导丝作为安全导丝。透视下经安全导丝插入输尿管鞘，再经其放置第二条工作导丝，退出通道鞘内芯，直视下及透视下顺工作导丝放置输尿管软镜并到达结石部位。输尿管通道鞘可以扩张输尿管，改善灌流和清晰度，降低肾内压，有利于结石的排出和输尿管软镜的反复进出。但输尿管通道鞘可能会导致输尿管黏膜损伤、穿孔和术后狭窄等并发症。

目前大部分输尿管软镜的尖端直径小于 7.5 F，可以无须扩张输尿管口和通道鞘而直接入镜。输尿管软镜在进入输尿管口遇到困难时，可在前进时轻轻旋转输尿管软镜，往往能克服这一障碍。如仍不能进入输尿管，可予扩张输尿管口或留置输尿管通道鞘。

找到结石后，控制操作手柄使镜体末端保持零度位置插入光纤。使用 200 pm 或 365 pm 激光传导光纤传导钬激光，将结石粉碎成直径小于 2 mm 碎石。钬激光可以粉碎各种成分和密度的结石。

碎石完成后，退出输尿管软镜，保留导丝，顺导丝放置双 J 管。目前，输尿管镜手术是否需常规放置双 J 管仍存在争议。如有下列情况需放置双 J 管：①输尿管损伤或穿孔；②输尿管黏膜明显水肿或有出血；③较大的嵌顿性结石 (> 1 cm)；④伴有息肉形成；⑤伴有输尿管狭窄，有 (无) 同时行输尿管狭窄内切开术或扩张术；⑥较大结石碎石后碎块负荷明显，需待术后排石；⑦碎石不完全或碎石失败，术后需行 SWL 治疗；⑧伴有明显的上尿路感染；⑨孤立肾；⑩由于输尿管口细小入镜失败，留置双 J 管扩张，1 周后再行输尿管镜治疗。一般放置双 J 管 1～2 周，如同时行输尿管狭窄内切开术，则需放置 4～6 周。

5) 并发症

①输尿管软镜损伤：输尿管软镜损伤最常见于光纤对工作通道的破坏，为防止光纤尖端插伤工作通道，插入光纤时应保持输尿管软镜为 0°；使用光纤套和保证激发激光时能看到光纤尖部，避免激光损伤工作通道。②术中并发症：黏膜下损伤及假道：放置双 J 支架管引流。输尿管穿孔：小的穿孔可放置双 J 支架管引流 2～4 周，如穿孔严重，应进行手术修补 (输尿管端端吻合术等)。输尿管黏膜撕脱：为最严重的急性并发症之一。术中尽量将结石粉碎，避免使用套石篮。需开放手术治疗 (自体肾移植、输尿管膀胱吻合术或回肠代输尿管术等)。③术后并发症：感染：术前需行尿培养及药敏试验，术前积极治疗明显的尿路感染，感染控制后再行手术治疗，术中勿高压冲洗，术后应用敏感抗生素积极抗感染治疗。输尿管狭窄：输尿管黏膜损伤、假道形成或者穿孔、易导致输尿管狭窄。术中尽量避免输尿管损伤。需行输尿管狭窄内切开或狭窄段切除端端吻合术治疗。

3. 经皮肾镜取石术 (PNL)

绝大部分输尿管结石能够通过 SWL 或者输尿管镜取石术治疗，但这两种方式的成功率均极大程度上取决于结石远端输尿管的通畅与否，输尿管狭窄、扭曲均影响治疗效果。考虑到顺行经皮肾途径下，输尿管镜仅能到达腰 4 至腰 5 水平，因此输尿管中下段结石不考虑行 PNL 治疗。

(1) 尿管结石 PNL 治疗的适应证

①输尿管上段第四腰椎横突水平以上的结石；② SWL 无效或输尿管镜逆行失败的输尿管上段结石，包括尿流改道患者；③结石长径在 1.0 cm 以上。息肉包裹、梗阻较重；④合并肾结石、肾盂输尿管连接部梗阻 (UPJO) 等需要顺行经皮穿刺肾造瘘 (PCN) 一并处理者。

(2) 禁忌证

①未纠正的全身出血性疾病；②严重心脏疾病或肺功能不全，无法耐受手术者；③未控制的糖尿病或高血压病；④结石近端输尿管扭曲严重者；⑤服用抗凝药物者，需要停药 2 周，复查凝血功能正常者才能安排手术。

输尿管结石 PNL 治疗操作方法基本同于肾结石 PNL 治疗方法，由于输尿管细长，内镜的选择一般为输尿管镜，因此，输尿管上段结石 PNL 治疗多选择微造瘘 PNL(MPNL)。

(3) 手术步骤：逆行插入输尿管导管至结石处，防止碎石过程中结石下移，同时也可以逆行造影或注水协助 X 线或者 B 超定位穿刺。一般选择中上肾盏的背组盏穿刺，穿中目标肾盏后，引入导丝，扩张后建立经皮肾通道，放入内镜寻找到肾盂输尿管连接部，将操作鞘推入输尿管上段。随后入镜至结石所在的部位，使用碎石器击碎、取出结石后，留置双 J 管以及肾造瘘管引流。

输尿管上段结石引起上尿路梗阻，输尿管上段以及集合系统扩张积水，利于经皮肾穿刺，PNL 治疗成功率高，有报道显示 PNL 治疗输尿管上段结石，结石清除率在 90% ～ 100%，尤其是大于 1 cm 长径的嵌顿性输尿管上段结石，PNL 治疗的成功率明显高于 SWL，或者 URL。

4. 腹腔镜和开放手术

大多数输尿管结石可以通过排石治疗、体外冲击波碎石术、输尿管镜取石术和经皮肾镜取石术获得满意疗效，开放手术和腹腔镜手术一般不作为首选方案。腹腔镜手术与开放手术适应证相同，如果需要开放手术，应该首先考虑腹腔镜手术。国外资料显示，腹腔镜输尿管切开取石术占所有结石手术的 1.1%。

(1) 适应证

① SWL、输尿管镜和 PNL 取石失败的输尿管结石；②合并输尿管或邻近组织其他病变需要同时处理；③直径大于 1.5 cm，需行多次 SWL 或输尿管镜治疗，或输尿管扭曲估计 SWL 或输尿管镜治疗比较困难。

(2) 禁忌证

①未纠正的全身出血性疾病，服用阿司匹林、华法林等抗凝药物者，需停药 2 周，复查凝血功能正常才可以进行手术；②严重心脏疾病和肺功能不全，无法承受手术；③未控制的糖尿病和高血压；④合并感染和肾功能不全，需先行引流，待病情稳定后再行手术。

(3) 手术途径的选择

①腹腔镜手术：可以经腹腔也可以经腹膜后途径，经腹腔可以处理上中下各段输尿管结石，经腹膜后途径主要处理上段输尿管结石；②开放手术：输尿管上段手术一般采用腰部斜切口，也可以选择经腰大肌直切口；输尿管中段病变一般采用腹部斜切口；下段一般采用下腹部斜切口、下腹部腹直肌旁切口或腹部正中切口。

(4) 并发症及其处理

①尿漏：引流后多数能自行停止，如漏尿量大、时间长，应注意输尿管支架管是否通畅，

必要时调整支架管位置。如支架管拔除后出现持续腹痛或腰痛，多为尿漏所致，应尽快施行尿液引流；②输尿管狭窄：术后出现输尿管狭窄可定期作输尿管气囊扩张术或输尿管端端吻合术；③出血及脏器损伤：术中辨清解剖结构，尽量避免脏器损伤，认真止血。

（四）特殊类型输尿管结石的诊断和治疗

1. 妊娠合并输尿管结石

妊娠期输尿管结石是指从妊娠开始到分娩结束期间妊娠妇女发生的输尿管结石。输尿管结石的发生率约为肾结石的 2 倍，占上尿路结石的 2/3，约 74% 为磷酸钙结石，26% 为草酸钙结石，24%～30% 的病例孕前有尿结石病史。腰部或腹部疼痛是妊娠症状性尿结石最常见的症状之一，发生率为 85%～100%。妊娠输尿管结石大多发生在妊娠中晚期（妊娠 14～34 周），结石位输尿管中上段约占 58%，输尿管下段约占 42%，妊娠期输尿管结石的主要临床症状包括腰痛、镜下血尿、尿路感染和发热等。选择诊断输尿管结石的方法必须同时考虑对孕妇及胎儿的安全性，大多数研究证实，超声检查仍是诊断输尿管结石第一线的检查方法，对妊娠期输尿管结石的诊断准确率为 24%～80%。普通超声诊断妊娠输尿管结石准确率偏低的原因主要是由于超声难于准确鉴别输尿管生理性与病理性梗阻之间的区别，与普通超声相比，彩色多普勒超声通过对肾血流的检测，可提高生理性与病理性输尿管梗阻鉴别的准确性；此外，运用改变阻力指数经阴道超声对提高输尿管下段结石诊断准确率、在中晚期妊娠应用限制性静脉尿路造影诊断输尿管结石准确率可达 100%，磁共振尿路成像技术在鉴别诊断生理性与病理性输尿管梗阻方面有较高的准确性。大多数症状性妊娠输尿管结石通过解痉、镇痛、抗感染治疗可得到缓解，70%～80% 的妊娠期输尿管结石可自行排出，需要进行外科干预治疗的病例约为 10%；外科干预治疗的指征是：较难控制的肾绞痛、持续发热和因疼痛造成子宫收缩诱发先兆流产等；由于外科干预对妊娠期妇女与胎儿存在的潜在危害性尚不十分清楚，大多数专家认为，妊娠期输尿管结石的治疗以保守治疗较妥，间苯三酚具有高选择性缓解痉挛段平滑肌作用，可较为安全的应用于妊娠期输尿管结石所致肾绞痛的治疗。输尿管镜取石技术可作为妊娠症状性输尿管结石备选治疗方案，据当前文献报道，较少发生产科与泌尿科并发症。原因是妊娠期输尿管存在生理性扩张，在进行输尿管镜操作时，一般不需要行输尿管被动扩张。多中心研究认为，输尿管镜技术可适用于妊娠任何时期、任何部位的输尿管结石治疗，单次取石成功率可达 91%，总的结石清除率约为 89%，输尿管损伤、尿路感染、流产等病例报道较少见。术后留置输尿管导管至少 72 小时，有利于缓解输尿管结石梗阻所至疼痛、发热等症状。

对于病情较复杂的妊娠输尿管结石，采取输尿管置管引流或经皮穿刺肾造瘘引流是比较稳妥的治疗方法。但是，放置输尿管双"J"管引流需要反复更换导管，可能导致尿路继发性感染或结石形成。因此，当梗阻因素解除、感染控制后应尽早拔除双"J"管。SWL、PNL 和开放手术等技术较少在妊娠合并输尿管结石处理中使用。

2. 儿童输尿管结石

小儿泌尿系结石主要是上尿路结石，发病率为 1%～3%，多发生在 2～6 岁儿童，2 岁以内小儿较少见，男孩多于女孩。小儿泌尿系结石主要与代谢异常、尿路感染、泌尿道解剖异常有关，小儿特发性高钙尿症和低枸橼酸盐尿症是小儿泌尿系结石常见原因。约有 62% 的小儿泌尿系结石与尿路感染有关。上尿路结石发生率约占小儿泌尿系结石的 76%，结石主要成分为草酸钙。尿酸铵、一水草酸钙、碳酸磷灰石、磷酸镁铵等是小儿泌尿系结石主要的核心成分。嘌呤结石常见于婴幼儿。输尿管纤维上皮息肉与输尿管结石的形成有密切关系。

小儿输尿管结石的典型症状是腰腹部疼痛，可伴有血尿，约 56% 的患儿可表现为再发性腹痛或腰痛，14% 的患儿可见肉眼血尿，20% 的患儿因尿路感染就医，尿急、尿失禁亦是小儿尿路结石的常见症状。结石移动时，婴幼儿可表现为哭吵不安、呕吐、面色苍白、出冷汗等；年长儿可表现为上腹部疼痛、胃区不适、腰背部胀痛、会阴部疼痛等。有些患儿可能长期无明确症状，常以尿路感染、肾积水、肾功能障碍就医。

超声检查是小儿泌尿系结石最重要的检查手段，对于直径大于 3 mm 的尿路结石，B 超诊断准确率可达 98%，但由于骨骼及周围组织的干扰，超声诊断符合率可能降低。尿酸结石在常规 X 线片不显影，在排泄性尿路造影或逆行尿路造影上显示为负影。无增强螺旋 CT 是诊断小儿输尿管结石的首选检查方法，可检出直径大于 2 mm 的尿酸结石。小儿尿路结石较少考虑采取侵入性检查手段。

小儿输尿管结石的治疗，首先应对患儿全身代谢状况有一个详细的代谢评价，并对可能存在的泌尿系先天性畸形做出充分的评估。患有高钙尿症患儿，通过饮食调节与药物干预防止结石形成：包括增加液体摄入量、限制盐与动物性蛋白质摄入和维护正常的钙摄入；噻嗪类利尿剂已被证明能有效地减少尿钙排泄，防止钙结石形成。小儿泌尿系结石的治疗目的是：彻底清除结石、治疗尿路感染、保护肾功能和预防结石复发。增加尿液枸橼酸盐浓度有利于预防泌尿系结石。减少尿中草酸钙的排泄量对预防结石的形成尤为重要。对于因为泌尿系先天性畸形梗阻所致尿路结石，首选开放手术 (或腹腔镜手术) 矫正尿路畸形。

直径小于 3 mm 的小儿远端输尿管结石大多数可自行排出体外，4 mm 或更大的远端输尿管结石可能需要腔镜治疗。体外冲击波碎石已成为小儿上尿路结石微创治疗的首选方法。输尿管镜和体外冲击波碎石对直径在 4 ~ 15 mm 的输尿管结石治愈率较高。随着微创技术的不断发展与成熟，开放手术治疗上尿路结石的病例越来越少，往往是因为需要修复上尿路畸形。

(1) 体外冲击波碎石 (SWL)：体外冲击波碎石 1986 年首次报道使用于小儿，碎石的有效率依赖于能量聚焦于结石中央点及减少冲击波经过的层面，其主要问题是冲击波可致小儿局部疼痛，术中可考虑采取麻醉或镇痛。输尿管大结石 (结石大于 10 mm) 单次 SWL 成功率约为 80%，术后结石总体清除率为 86%，并发症发生率为 10%，碎石失败率为 13.5%。与肾结石 SWL 相比，输尿管结石可能需要更高的冲击波能量，但总体碎石次数少于肾结石。结石排出率与结石大小密切相关。儿童身体组织薄，含水丰富，冲击波易传导，能量衰减少，加之结石形成较快，结构疏松，易碎裂，故治疗电压、冲击波次数可降低。儿童输尿管弹性好加之活动量大，排石较成人快。

(2) 输尿管镜技术 (URS)：多数患儿需要行输尿管扩张，单次治疗结石清除率为 80% 左右，中下段输尿管结石清除率可达 100%。约有 10% 的患儿需要行二次治疗，造成治疗失败的主要原因是结石移位。并发症发生率为 9% ~ 11%，早期并发症主要是血尿、肾绞痛，严重并发症是输尿管黏膜撕脱、输尿管穿孔、尿外渗和输尿管狭窄。根据小儿年龄与输尿管大小，术后多主张放置 5 Fr 双 "J" 管或 3 ~ 5 Fr 输尿管导管引流，目前适合小儿使用的输尿管镜有 6.9/7.2 Fr 硬性输尿管镜与 5 Fr 软性输尿管镜，对于年龄较大小儿，也可采取 8.0/9.8 Fr 输尿管镜。

(3) 经皮肾镜取石术 (PNL)：经皮肾穿刺取石术一般多应用于较大肾结石 (结石大于 20 mm) 或鹿角形结石的治疗，也是一项治疗小儿上尿路结石安全有效的技术，但较少用于小儿输尿管结石治疗。对于结石大于 25 mm，输尿管镜取石失败又拒绝开放手术、保留有肾造瘘管的输尿管残余结石患者，PNL 是可以选择的治疗方法。对于输尿管结石较大，SWL、URS 技术治疗失败，或没有钬激光、腔镜技术不熟练的单位，采取腹腔镜技术或开放手术取石仍是一种治疗选择。

3. 胱氨酸结石

输尿管的胱氨酸结石是由肾胱氨酸结石引起。肾胱氨酸结石少见 (占肾结石的 1% ～ 3%)，为先天性肾小管缺陷性所致，由于肾小管对胱氨酸、赖氨酸的再吸收不良，上述氨基酸经尿排出，其中胱氨酸溶解度最低，故易形成结石。此病多见于儿童。患者常在年轻时就存在泌尿系结石，且有复发倾向，常反复接受手术治疗。胱氨酸尿症的患者出现肾功能不全的风险随时间迁移会逐渐升高。输尿管的胱氨酸结石诊断上主要根据肾胱氨酸结石病史，同时出现输尿管结石一般症状。尿液分析往往可以进一步发现胱氨酸尿。影像学检查如 B 超、KUB、IVU 和 CT 等有助于结石的发现。

治疗上主要有腔内碎石治疗和药物溶石治疗。胱氨酸结石在 X 线片上呈均匀的不透光阴影。影像学上胱氨酸结石 CT 衰减系数较其他结石升高，而 CT 衰减值高的结石已被证明对冲击波碎石不敏感。由于其含有丰富的蛋白基质和均匀的结构，因此 SWL 无法击碎纯的胱氨酸结石。目前主要的碎石治疗以输尿管腔内碎石技术为主，其中以输尿管镜联合钬激光碎石最为常用，碎石效率高。

物溶石可用于结石的治疗或于 SWL、PNL、URS 和开放性手术取石后的辅助治疗。口服药物常不能溶解胱氨酸结石，但经肾插管冲洗的药物溶石效果较好。胱氨酸结石能在碱性环境中溶解。在强调碱化尿液的同时，可采用 0.3 或 0.6 mol/L 氨基丁三醇溶液 (THAM-EpH 值为 8.5 ～ 9.0) 和 (或) 乙酰半胱氨酸进行局部灌注溶石治疗，将难溶的胱氨酸转变成水溶性的二硫化物的衍生物。经皮行介入溶石治疗配合其他碎石手段也可达到较满意的结石清除效果。大量、均匀的饮水、碱化尿液和限制蛋氨酸的摄入是治疗和预防胱氨酸结石的有效方法。同时服用抗胱氨酸药物如 α- 巯丙酰甘氨酸、青霉胺、乙酰半胱氨酸等在一定程度上也可预防胱氨酸结石的形成。

4. 尿酸结石

尿酸是机体核酸分解代谢中嘌呤代谢的终产物。不同原因所致的高血尿酸或 (和) 高尿尿酸容易形成尿酸结石。其形成的重要原因包括肉类食物摄入过多或机体分解代谢升高 (如肿瘤患者)、内生性尿酸过高 (如痛风患者) 导致尿酸排泄增加以及患者尿液酸度增加等，pH 值往往低于正常人群 (pH=6)。而持续的尿液低 pH 值、尿酸的高排泄和尿量较少是促发尿酸结石形成的三个主要危险因素。

典型的尿酸结石可以透过 X 线。由于尿酸结石的 CT 衰减值较低，因此 CT 可以显示在普通 X 线片上透 X 线的尿酸结石，并可与含钙结石、胱氨酸结石相鉴别。而对尿酸结石行 B 超检查则可见高回声区并伴声影。因此，CT 和 B 超对尿酸结石的诊断很有帮助。对于 KUB 检查阴性，而尿路造影可见充盈缺损，经 B 超和 (或)CT 检查证实充盈缺损为结石所致，结合实验室检查尿呈酸性、尿沉渣发现尿酸结晶等，尿酸结石基本可以诊断。最后的确诊还需结石成分分析。

SWL 已成为尿酸结石的重要治疗方法，残余结石可通过口服碱化尿液药物如碳酸氢钠、枸橼酸钾或友来特等溶解排出。"THAM-E"是一种有机胺缓冲液碱化剂，用于对尿酸结石的灌注溶石治疗。保守治疗的患者采取药物治疗可促进结石的分解、预防尿酸结石的复发和提高冲击波碎石的结石清除率。对于需手术治疗的患者，输尿管镜技术是非常有效的治疗方法。尿酸结石的预防主要是去除上述的三大危险因素。如大量饮水，减少含高嘌呤食物的摄入，例如动物内脏、海鲜等，同时长期口服碱化剂使尿 pH 恢复正常范围。若仍不能控制结石复发，可适量应用别嘌醇，以减少机体尿酸的产生。

尿酸结石在 pH > 6 时便能逐渐溶解，可通过口服碱化剂达到目的。因此，纯尿酸结石是唯一可通过口服碱化剂而完全溶解的尿路结石。在溶石治疗方面，尿酸结石的疗效最好，胱氨酸结石次之，含钙结石最差。溶石的原则是尽量去除上述三大危险因素。尿液 pH 值应该提高到 6.5 以上，推荐为 6.5 ～ 7.2。pH > 7 虽能加速溶石进程，但有致磷酸盐结石风险，应予避免。24 小时尿量至少应达到 2 000 ～ 2 500 mL，24 小时的尿酸排泄总量应低于 4 mmol。推荐使用枸橼酸钾来碱化尿液。口服枸橼酸钾、枸橼酸钠、碳酸氢钠等药物使 pH 酸碱度限定为 6.5 ～ 7.0 可以降低外科干预的概率。

5. 输尿管结石合并感染

输尿管结石梗阻引发肾积水、感染，严重时可导致肾积脓或者输尿管积脓、尿脓毒血症 (感染性休克)，甚至危及生命。约 1/4 的尿脓毒血症患者其泌尿道内存在明确的感染灶，死亡率为 20% ～ 42%。因此，需要重视及时、正确处理输尿管结石合并感染。

(1) 立即行尿液培养及药敏试验 (如体温升高，还应同时行血液培养)，先应用广谱抗生素进行抗感染治疗，待培养结果出来后再改用敏感抗生素。

(2) 及时进行尿液引流。可先逆行插入输尿管支架管引流尿液，如逆行插入输尿管支架管失败，或者引流效果不佳，可行经皮肾穿刺置管引流。临床实践证明，此两种方法引流效果相同。

(3) 待感染控制后，再行碎石或者取石。

(4) 对于比较复杂的病例：不去除结石感染很难控制，而又因为有感染存在，去除结石比较困难。对于这类病例，术前应选择敏感抗生素，进行数天的积极抗感染治疗，以尽可能减少败血症的发生率。

(5) 当尿路感染并出现发热或者体温降低、外周血白细胞升高或者降低、心动过速、呼吸急促等情况时，表明已发生尿脓毒血症；如同时合并低血压、血流灌注异常等，表明感染性休克发生，此时应紧急处理。

处理原则：①复苏、支持治疗：扩容，选择性应用血管活性药物，稳定血压，维持呼吸道通畅。使中心静脉压达到：8 ～ 12 mmHg，尿量：0.5 mL/(kg•h) 以上，以及 65 mmHg ≤平均血压≤ 90 mmHg。②积极抗感染治疗：留取标本后，立即静脉途径应用经验性的抗菌药物治疗。待培养结果和药敏试验出来后，即更改为敏感抗生素。③控制合并因素；进行尿路有效引流 (如放置双 J 管或经皮肾穿刺造瘘)，确保引流管通畅。④纠正水、电解质和酸碱平衡紊乱。

6. 输尿管结石合并急性肾衰竭

双侧输尿管结石同时梗阻、孤立肾输尿管结石梗阻、一侧肾功能严重受损，对侧输尿管结石急性梗阻或者一侧输尿管结石梗阻并发对侧输尿管反射性痉挛等均可引起少尿、无尿，导致急性肾衰竭，继发水、电解质、酸碱失衡，体内内环境紊乱，甚至危及生命。因此，输尿管结石合并急性肾衰竭是泌尿外科临床上的严重急症之一，需紧急处理。

处理原则是尽早解除梗阻，引流尿液，改善肾功能。输尿管逆行插管是最简单的方法，插管成功率为 77.8%。逆行插管同经皮肾造瘘一样，只能暂时引流尿液，无法碎石取石。开放手术取石虽可去除结石解除梗阻，但手术创伤大，急性肾衰竭患者体质差，耐受性低，手术风险大，尤其对双侧输尿管结石、一侧输尿管不同层面多发结石及以往有输尿管开放手术史者，手术方案的选择和实施更加困难。

随着输尿管镜设备和技术的不断发展，输尿管镜碎石技术由于可以去除结石，目前已逐渐应用于输尿管结石梗阻导致急性肾衰的紧急治疗，碎石术后常规留置双 J 管，可起到内引流和内支架的双重作用。但是需要注意适应证的选择。以下情况不适合首选输尿管镜碎石术：①全身中毒症状严重，并发心衰竭，血 BUN > 28.9 mmoI/L、Cr > 450.8 μmol/L、血钾 > 6.5 mmol/L 者，应先行血液透析 1 ～ 2 次，待全身情况改善后再手术。②结石伴严重感染，尤其免疫力低下者，应首选传统方法如膀胱镜逆行插管引流或经皮肾穿刺造瘘引流，待感染控制后，再处理结石。

第四节 膀胱结石

原发性膀胱结石与营养不良和低蛋白饮食有关，多见于 10 岁以下的男孩。继发性膀胱结石与下尿路梗阻、膀胱内异物有关，常见于前列腺增生、膀胱憩室、神经性膀胱功能障碍、膀胱异物、长期留置导尿管等。

一、流行病学

19 世纪以前膀胱结石在世界各地流行，近几十年来膀胱结石逐渐减少，而代之以肾结石迅速增多。原发性膀胱结石多发生在儿童，在贫困环境下更易出现。印度、老挝、泰国、巴基斯坦、伊朗等地区，90% 的膀胱结石发生于 5 岁以下儿童。

新中国成立前和建国初期，膀胱结石的发病率也较高。某人 1959 年统计 4 957 例泌尿系结石患者中膀胱结石占 58.8%，广州地区 1920 年报道泌尿系结石 3 492 例，下尿路结石占 99.8%。近年来中国膀胱结石的发病率不断下降，如 1985 年调查结果福建省 6 003 例住院泌尿系结石患者中膀胱结石 20.6%，安徽省在 7 990 例尿路结石中膀胱结石占 21.40%，广州市 1960-1976 年尿结石 3 486 例，下尿路结石仅占 12.4%。但在我国某些地区膀胱结石仍较常见，如顾氏 1990 年报道新疆喀什地区 1980-1987 年尿路结石 2 227 例中，下尿路结石占 75%，尤以男性儿童为多，进一步的研究表明该地区居民主要为维吾尔族和汉族，维吾尔族有特殊的喂养习惯，从新生儿起以喂馕糊为主 (馕为含盐麦面烤饼)，蔬菜、蛋白质很少。在同一地区汉族没有这种生活习惯，小儿膀胱结石发病率很低。

目前，膀胱结石发病趋势在经济发达地区，已由原来多见于小儿，转为多见于50岁以上老人，主要原因为继发于前列腺增生引起的尿潴留。

膀胱结石发病在性别方面差别很大，一般男女为10：1，主要由于男性尿道的特殊解剖结构造成。

二、病因

膀胱结石是指在膀胱内形成的结石，它可以分为原发性膀胱结石和继发性膀胱结石。前者是指在膀胱内形成的结石，多由于营养不良引起，多发于儿童，随着我国经济的不断发展，儿童膀胱结石现已呈下降趋势；后者则是指来源于上尿路或继发于下尿路梗阻、感染、膀胱异物或神经源性膀胱等因素而形成的膀胱结石。

其实，要得到膀胱结石也不是简单的事。一般来讲，膀胱结石的病因主要有：

（一）营养

流行病学调查表明，小儿膀胱结石具有明显的地区性分布，如美国东南部、英国的Norfolk、斯堪的纳维亚半岛、中欧、埃及、澳大利亚西北部、巴基斯坦、泰国、老挝、印度、越南、印度尼西亚及中国东南部。虽然该地区的地理环境、气候条件和土壤没有多大改变，但随着生活水平不断提高，居民营养状况明显改善，现除印度、老挝、泰国、巴基斯坦和伊朗外，其他地区该病已少见。此外，小儿膀胱结石与婴幼儿喂养方式有关，如泰国的乌汶府和中国广西融水山区，新生儿在出生后数日，即以黏稠的糯米糊喂养婴儿，这种喂养法可使尿量减少浓缩，尿中草酸及尿酸含量增高，而枸橼酸及磷酸盐含量却减少，而且这种喂养法还可造成长期缺少婴儿生长所需蛋白质而出现营养不良性酸中毒，尿呈强酸性易于尿酸盐沉淀形成结石。流行病学资料已证实，只要改善孕妇、产妇的营养，使新生儿有足够的母乳（应特别强调母乳喂养）或用牛乳喂养，小儿膀胱结石是可以防止的。

（二）下尿路梗阻

不少小的肾和输尿管结石以及在过饱和状态下形成的尿盐沉淀排入膀胱后，在膀胱排尿无梗阻的情况下，均可随尿排出。但当有下尿路梗阻时，如尿道狭窄、先天畸形、前列腺增生、膀胱颈部梗阻、膀胱膨出、憩室、肿瘤等，均可使小结石和尿盐结晶沉积于膀胱而形成结石。这也是现今膀胱结石在男性小儿及老年人常见的原因。

（三）膀胱异物

膀胱异物如导管、缝线、子弹头、蜡块、发卡、电线等均可作为核心使尿盐沉积于其周围形成结石。

（四）经肠道膀胱扩大术

小儿结石除少数地区外，现已少见，但做肠道膀胱扩大术后则大增，达36%～50%。主要是因为肠道黏液所致。专家指出，钙对黏蛋白具有较高的亲和力，其结合位点在黏蛋白分子三级结构周围部的唾液酸残基，该位点常为阴电荷。这种阴电荷结构相互排斥，从而维持黏蛋白的正常结构。当钙结合于这些位点后黏蛋白包裹成团，并从其内部丧失水分，因而变的更加紧密而不可溶。

（五）膀胱外翻-尿道上裂

膀胱外翻-尿道上裂者中，其中绝大多数发生于膀胱。膀胱尿道重建前因有解剖、组织学及功能方面的异常，易形成结石。但在重建术后又加上手术引流管、尿感染、尿滞留，以及膀胱扩大术后更加重其结石形成的危险因素。在美国膀胱外翻较正常人群结石发生率高 160 倍。

（六）感染

继发于下尿路梗阻或膀胱异物的感染，尤其是尿素分解细菌的感染，可使尿 pH 值升高，促使尿磷酸钙、铵和镁盐的沉淀而形成膀胱结石。文献报道的膀胱结石均与感染有关。其蛋白成分以丙氨酸、天门冬氨酸、谷氨酸、亮氨酸、甘氨酸及缬氨酸含量较多。

（七）代谢性疾病

代谢性膀胱结石有胱氨酸、尿酸和黄嘌呤结石。

（八）妇科手术后合并膀胱结石

少于 2% 的膀胱结石发生于女性。妇科手术如子宫切除术后缝线残留、膀胱悬吊物、Lippes Loop 由子宫内穿至膀胱等，均可成为结石核心而形成膀胱结石。Nieder 等报道子宫全切后阴道脱垂合并多发膀胱结石。

（九）寄生虫

在埃及血吸虫流行区可发生血吸虫病伴发的膀胱结石，其核心为虫卵。

（十）其他

阴茎假体的贮流器腐融而进入膀胱成为核心形成一大的有曲线的膀胱结石。

三、病理

膀胱结石如表面光滑且无感染者，在膀胱内存在相当长时间，也不至造成膀胱壁明显的病理改变。一般而言，因结石的机械性刺激，膀胱黏膜往往呈慢性炎症改变。膀胱镜观察时，最早期的改变是局部黏膜血管增多，继而黏膜充血。有继发感染时，充血更明显，且可出现大泡状水肿、出血和溃疡，在膀胱底部和结石表面，黏附有脓苔。

如结石造成膀胱颈梗阻，膀胱内可有小梁和憩室形成，并使膀胱壁增厚和肌层纤维组织增生。长期梗阻后可因反压力作用，使上尿路发生梗阻性病变，导致肾功能受损，且可因继发感染而致肾盂肾炎和输尿管炎。长期感染者可产生膀胱周围炎，使膀胱与盆部组织发生粘连，甚至发生穿孔。

结石长期慢性刺激，可使膀胱壁发生癌变。

四、临床表现

（一）症状体证

1. 症状

大多数膀胱结石，由于对膀胱局部的刺激、创伤、梗阻和继发感染，可产生各种症状，但也有少数病例，尤其是下尿路梗阻且已有残余尿者，结石有时虽然较大，却无明显症状，仅在做 X 线检查或 B 超检查时发现结石。

(1) 尿痛：疼痛可为下腹部和会阴部钝痛，亦可为明显或剧烈疼痛，常因活动和强烈运动而诱发或加剧。如疼痛系结石刺激膀胱底部黏膜而引起，常伴有尿频、尿急。排尿终末时疼痛加剧，患者常欲卧位以求缓解疼痛。疼痛可放射至阴茎、阴茎头和会阴部，小儿患者常疼痛难忍，大汗淋漓，大声哭叫，用手牵拉或搓揉阴茎或手抓会阴部，并变换各种体位以减轻痛苦。疼痛有时可放射至膝部或髋部，甚至可放射至足跟、足底。

(2) 排尿障碍：结石嵌于膀胱颈口，出现明显排尿困难，排尿时常呈滴沥状，亦可发生尿流中断或急性尿潴留。

此时患者改变体位或摇晃身体后，才能继续排尿。患者因排尿困难用力排尿时，可使尿粪同时排出，甚至可引起直肠脱垂或疝。

(3) 血尿：由于结石对膀胱黏膜的刺激和损伤引起血尿，常为终末数滴。

(4) 膀胱结石合并感染：出现膀胱刺激症状、血尿和脓尿。

2. 体征

(1) 排空膀胱后，行直肠或阴道和耻骨上双合诊检查可触及结石。

(2) 发生尿潴留时膀胱区隆起，耻骨上叩诊呈浊音。

(二) 辅助检查

1. 实验室和器械检查

(1) 尿液检查：尿中有红、白细胞。

(2) 金属尿道探子检查：探杆可碰到结石，有摩擦感甚至有碰撞声。

2. 影像检查

(1)B 超检查：在超声波探测时结石有强烈的回声，产生强光团，在强光团的远侧有明显的声影。当体位改变时，可见到结石在膀胱内滚动。

(2)X 线检查：大多数结石不透 X 线，X 线片上不仅可知有无结石，且可显示出结石大小、数目、位置。尿酸结石 X 线片上着不清时，可用气体或淡的造影剂行膀胱造影有助于诊断。膀胱憩室中的结石的 X 线片上出现在异常部位，且较固定，不易引起注意，必要时行尿路造影。

(3) 膀胱镜检查：是诊断膀胱结石最可靠的方法，不论结石是否透 X 线均可查知，且可看清结石的具体特征，并可发现有无其他病变，如前列腺增生、膀胱憩室、炎症改变及癌变等。

五、鉴别诊断

1. 膀胱异物

膀胱异物可以引起排尿困难，有尿频、尿急、尿痛和血尿。有膀胱异物置入的病史，但多掩盖病史，需仔细询问膀胱镜检查是主要鉴别手段，可以直接看到异物的性质、形状和大小。膀胱区 X 线片对不透光的异物有鉴别诊断价值。

2. 前列腺增生

前列腺增生有排尿困难，排尿疼痛，不同的是发生于老年人排尿困难的病史长逐渐加重开始尿线细而无力渐成滴沥以致发生尿潴留，不似膀胱结石那样突然尿中段，排尿时剧痛。膀胱区 X 线片没有不透光的阴影，膀胱造影见膀胱颈部有负影向膀胱内突入，膀胱颈抬高，直肠指诊可触及增生的前列腺向直肠内突入，中间沟消失。

3. 后尿道瓣膜

常见于小儿，可有排尿困难，膀胱区 X 线片无不透光阴影，但排尿期尿道造影，见瓣膜以上尿道扩张，增长。瓣膜以下尿道正常，尿道镜检查，可在后尿道看到瓣膜。呈活瓣样隔膜，多位于前壁，膀胱镜检查，膀胱内无结石。

4. 尿道结石

尿道结石主要来源于上尿路，下行嵌顿于尿道，有排尿困难，排尿疼痛，排尿中断和梗阻。

尿道结石常嵌顿于后尿道和舟状窝，后者可以触到用金属探杆可以碰到结石，并有碰撞感。尿道前后位及斜位片，可以看到不透光阴影，呈圆形或卵圆形。一般如花生米大小。

六、治疗

膀胱结石的治疗必须遵循两个原则，一是去除结石，二是纠正形成结石的病因和因素。有的原因在取石时可一并处理，如前列腺增生、异物和憩室等。有的原因则需另行处理，如尿道狭窄。有些因素应在结石治疗后继续处理，如感染、代谢紊乱和营养失调等。

（一）体外冲击波碎石

膀胱结石也可行俯卧位冲击波碎石治疗，但因价格昂贵且其他取石方法效果良好，一般不采用。

（二）经尿道机械碎石

1. 适应证

机械碎石应用范围较广，它可与其他手术方法结合使用，如在碎石术后接着做经尿道前列腺电切术以解除膀胱颈梗阻。单纯机械碎石应排除下列情况：年龄小不能放入碎石器械；结石坚硬而且直径超过 3 cm；膀胱容量太小；膀胱憩室内结石；膀胱出口有梗阻性病变如前列腺增生症、膀胱颈纤维化等；严重泌尿系感染或一般情况极差不能经受手术操作者。

机械碎石术有两种：非窥视下碎石和窥视下碎石。前者能适用于较大结石，但需正确的操作方法才能成功。后者碎石过程在窥视下进行，只适用于较小的结石。

2. 方法

合并泌尿系感染者应用抗生素，感染控制后行手术治疗。

大部分病例仅尿道黏膜表面麻醉即能完成手术，如结石较大且估计结石坚硬及操作过程较复杂者也可用腰麻或骶管麻醉。

窥视下碎石法：此法碎石过程始终在直视下进行，不易损伤膀胱。置入膀胱镜观察膀胱情况及结石大小、位置、数目后置入碎石器，常用有钳嘴状和筒状碎石器，看清结石后用碎石器逐渐将结石咬碎，冲洗出碎石块，并再次膀胱镜观察证实结石已取净。

非窥视下碎石法：术前须经 X 线和膀胱镜查知结石大小和前列腺突入膀胱的情况（前列腺后隐窝过深者，很难抓住结石）。膀胱镜拔出前向膀胱内灌注 200 mL 液体，碎石器呈闭合状态置入膀胱，探触膀胱底部及结石后，将钳背向下，贴在膀胱后壁，张开双抓使宽度能容纳结石，不断轻轻振动碎石钳，使结石自然滑入钳中，夹牢后钳碎之。如此反复耐心操作直至钳夹不到较大结石为止。将碎石冲洗排出。

3. 术中并发症及处理

(1) 结石坚硬不能压碎时应停止操作，以免损坏碎石器。可改用其他方法碎石或耻骨上膀胱切开取石。

(2) 膀胱损伤：是危险的并发症，应注意避免。

预防方法：非窥视下碎石时膀胱内注水不应过少；患者有疼痛、膀胱收缩时应停止操作；试夹住结石后应向两侧转动碎石器，证实未夹住膀胱黏膜后才能碎石。

膀胱损伤表现：碎石器夹住结石后不能自由活动；取出碎石器时发现钳齿间有组织碎块；冲洗吸出碎石过程中注入液体多而吸出量少；下腹部出现皮下气肿；吸出液体鲜红色。

处理：置入电切镜低压灌注下观察局部损伤情况，如有明显出血给予电凝止血。如损伤位于后壁未与腹腔相通，且无明显出血者，可置三腔气囊尿管做持续冲洗密切观察，如无出现腹部症状，引流液清亮则可停止冲洗，留置尿管1周；如膀胱损伤破入腹腔，可经膀胱镜检查和膀胱造影证实，此时应立即做膀胱修补术。

4. 术后处理

留置尿管1～2日，如结石小、操作顺利可不留尿管；抗生素预防感染；碎石后有轻度血尿，不必特殊处理可自动消失。

（三）经尿道液电碎石术

是利用电极在水中瞬时放电产生的冲击波击碎结石。其适应证、术前准备、麻醉均同经尿道机械碎石，不同点是置入膀胱镜后，通过操作孔道插入碎石电极，电极超出物镜1cm，膀胱内注无菌蒸馏水200mL，电极不能紧贴结石，而应有1～2mm的间距，然后放电击碎结石。结石表面越粗糙越容易被击碎，而光滑的结石由于表面液压波发生反射，降低其效能。

术中应该注意碎石电极始终超过接物镜1cm，防止物镜破损，碎石过程中应尽量使电极方向与膀胱底平行，因结石粉末或出血使视野模糊不清时，应及时换水再通电击碎结石。

（四）经尿道超声碎石术

基本原理和设备同肾结石超声碎石，只是膀胱结石的碎石探头及传感器是经膀胱镜插入，并在直视下碎石。其能量虽不直接损伤膀胱壁，但探头不能直接接触膀胱壁，以减少其水肿和瘀血。碎石结束后须仔细检查膀胱内有无结石残余碎块，尤其是小梁间和憩室中的结石碎块，以免术后复发。

超声碎石术的适应证、术前准备、术后处理同机械碎石术。

（五）耻骨上膀胱切开取石术

耻骨上膀胱切开取石术简便易行，安全可靠，不需特殊设备，且能同时处理膀胱内其他病变，因而对广大基层医院仍不失为一治疗良法。

1. 适应证

儿童；结石过大过硬者；有前列腺增生或尿道梗阻者；膀胱憩室内结石；围绕膀胱异物的结石；膀胱内有严重炎症或肿瘤者；有严重肾脏并发症者；有输尿管反流者；全身情况差不宜做长时间手术操作者。

2. 术前准备

合并感染者应用抗生素；合并梗阻性病变，术中出血较多者备血200～400mL；麻醉后经尿道注入苯扎溴铵液200mL冲洗尿道、膀胱，并使膀胱充盈利于术中操作。

3. 术中注意事项

切开膀胱取石后注意探查有无残留结石，膀胱有无憩室、肿瘤，膀胱出口有无梗阻（如前列腺增生、膀胱颈硬化等），如有以上病变应给予处理，包括憩室切除、前列腺摘除、膀胱颈成形等。一般不放置造瘘管，只留置尿管。但当膀胱壁炎症反应严重、儿童或需术后冲洗膀胱时可置耻骨上膀胱造瘘管。造瘘管应在膀胱壁另戳孔引出，不应从取石切口引出，以避免拔造瘘管后膀胱瘘口长期不愈。缝合膀胱壁应先肠线全层缝合，后丝线浆肌层缝合加固，避免膀胱黏膜外翻。术毕耻骨后间隙应留烟卷引流。

4. 术后处理

应用抗生素预防感染，耻骨后烟卷留至无渗出物流出后拔除，术后保持尿管通畅，一般于术后 1 周拔除。如有膀胱造瘘管，则术后 1 周闭管试排尿，观察排尿通畅后拔除。

5. 术后并发症

(1) 出血：钝性撕开膀胱戳孔的方法，由于不切断血管，很少并发术后出血。感染引起的出血多于术后 5 天发生，血块堵塞尿管致尿潴留，膀胱壁静脉受压而回流障碍，以致出血难以控制。此时需用少量生理盐水反复冲洗膀胱，将血块吸出，必要时在 200 mL 冲洗液内加入肾上腺素 1 mg，以帮助止血。当膀胱排空后，出血常可自行停止。如用上述方法无法排空膀胱及控制出血，须立即手术探查，清除血块，缝扎出血点，膀胱黏膜的广泛渗血则用热盐水纱布压迫止血。留导尿管及膀胱造瘘管，术后用生理盐水持续冲洗膀胱，并使用两种抗生素联合控制感染。

(2) 尿瘘：术后膀胱切口裂开形成尿瘘，可由下述因素引起：施行取石手术时，未处理膀胱颈或尿道的梗阻性病变，于拔除导尿管后发生排尿困难，继而切口裂开形成瘘；膀胱壁愈合不良，炎症明显及采用锁边缝合时更易出现；术后导尿管引流不畅，膀胱尿潴留致切口裂开成瘘。一些患者，尤其是巨大膀胱结石患者，因长期排尿困难使膀胱壁高度肥厚，膀胱容量缩小，取石时容易将切口向膀胱颈部撕裂，术后导尿管引流不通畅时，一旦出现尿瘘，往往不易自行愈合。瘘孔隐蔽在耻骨后方，修补亦甚困难，对于此类患者，须于膀胱顶部做切口钳取结石。

并发尿瘘后，应留置导尿管持续引流膀胱，瘘孔一般于 2～4 周后愈合。如长期不愈，可施行手术修补瘘孔，若有其他梗阻性病变存在，亦应同时矫治。靠近膀胱颈部的瘘孔，若因膀胱壁纤维化增厚，缝合有张力，耻骨后有无效腔形成，可切取一块带血管蒂的腹直肌瓣填塞耻骨后间隙，以加强"屏障"。

(3) 急性肾功能不全：患巨大膀胱结石的病者，尤其是结石嵌顿于膀胱三角区，长期堵塞膀胱颈并压迫输尿管口，有可能引起上行性肾积水、感染及肾功能损害。此种患者在施行取石术后，输尿管口及壁段输尿管可能会出现充血、水肿，甚至发生梗阻性无尿，对于此类患者，术中应将输尿管导管插至双侧肾盂引流尿液。此外，由于解除了尿路梗阻，可能出现多尿现象，如处理不当，在术后 3～5 日，水、电解质的大量损失，致血容量不足，随之发生少尿、酸中毒、尿毒症。因膀胱输尿管反流致上行性急性尿路感染，常危及生命。对此类患者，术前需了解肾功能情况，使用抗生素控制感染，术毕插置导尿管及膀胱造瘘管，确保引流通畅，术后密切维持水和电解质平衡，尤其适当补充氯化钠及碱性药物，使用两种抗生素，一般术后 7～10 日，病情才告稳定。

膀胱结石诊断较易，治疗方法确实可靠，效果稳定，故其预后良好。膀胱结石一般没有严重并发症，国内外文献尚未见膀胱结石病死率、手术死亡率等准确统计数字。

儿童原发性膀胱结石由于病因明确，采用预防措施后几乎没有复发。而继发性膀胱结石只要能解除诱发因素，复发率亦很低。

第五节 尿道结石

尿道结石较为少见，大多数为男性，女性罕见。多数尿道结石是肾、输尿管、膀胱结石排出时嵌顿于尿道所致，另有少数原发于尿道。尿道结石好发于尿道前列腺部、球部、舟状窝及尿道外口处、尿道憩室及尿道狭窄近端亦好发结石。

一、病因

结石形成病因十分复杂，至今仍有一些问题未解决。归纳起来，与全身代谢、泌尿系局部感染环境和饮食因素有密切关系。近些年来，有些学者将结石分为两大类，即代谢性结石和感染性结石。尿液含有很多种成分、大体上可分为晶体和胶体物质，晶体物质包括草酸钙、磷酸钙、磷酸镁铁、尿酸、尿酸盐、黄嘌呤和肢氨酸等，胶体物质主要是指黏蛋白和黏多糖类。结石形成时，一般先有一个核心，然后尿中晶体和胶体围绕这一核心沉积增大而成。细胞碎屑、血块、坏死组织、细菌以及体外异物均可作为核心而形成结石。

尿道结石临床上发生于尿道的结石多来自于其上的泌尿系统，特别是膀胱，也可发生在尿道憩室内。男性患者中结石主要嵌顿于前列腺部的尿道、尿道舟状窝或外尿道口。尿道结石患者排尿时的尿线极细，甚者发生尿潴留。而且结石嵌顿的部位疼痛，同时伴有下尿路感染。触诊时常可触及前尿道的结石。有的患者甚至经尿道口见到结石，尿道憩室内继发的结石，排尿时可无任何不适及尿流改变，但尿道口有分泌物，同时也可触及结石。

二、病理

尿道结石可对局部产生刺激而致疼痛；引起尿路梗阻而发生排尿困难；并发感染时可致炎症、溃疡、脓肿或狭窄，以至瘘管形成；久者可造成上尿路积水，最终可发生肾功能损害。

三、临床表现

尿道结石的主要症状是疼痛、排尿困难和感染。疼痛多为钝痛，也有可能是剧烈疼痛，前尿道结石疼痛常局限于结石嵌顿处，而后尿道结石疼痛常放射至会阴或肛门。由于尿道管腔较小，结石常引起梗阻，出现排尿困难，尿线细，甚至不能自行排尿，患者常能指出梗阻部位。结石嵌顿于尿道时间较长或结石本身即为感染性结石常可引起尿路感染，并出现尿潴留，尿外渗，会阴部脓肿及尿道瘘。有时嵌顿于后尿道的结石可引起急性附睾炎，患者有发热、附睾肿痛症状。体格检查时，位于尿道口及舟状窝的结石常肉眼可以见到，前尿道结石常在相应的阴茎体表部位触及，后尿道结石可经直肠指检触及。用金属尿道探子探查常可感到金属触及结石的撞击声。

四、影像学检查

(1)X 线检查：能显示出尿道部位结石阴影，并了解有无膀胱及上尿路结石。尿道造影检查能显示结石其体部位，以及是否合并憩室、狭窄等病变。

(2)B 超：可发现尿道内强回声光团并伴声影。

(3) 尿道镜检查：能直接见到结石，并了解尿道有无异常。但它是一种创伤性检查手段，一般不采用。

(4) 尿道金属探子探查尿道时，触及结石有特殊的摩擦感。

五、诊断

根据典型临床表现及体格检查可做出尿道结石的初步诊断。X 线片及尿道镜检查可明确诊断，B 超对尿道结石诊断有帮助，B 超检查可发现尿道内有强光团，有时可伴声影，X 线片应包括全泌尿系统以了解有无其他尿路结石。可行尿道造影了解有无尿道狭窄、尿道憩室等，以指导治疗。

六、鉴别诊断

尿道结石形成急性尿路梗阻时，临床表现较为典型，其诊断并不困难。原发性尿道结石往往与某些疾病容易混淆。须与之鉴别的疾病有：

(一) 与尿道狭窄的鉴别

尿道狭窄的主要症状为排尿困难，尿流变细、无力、中断或滴沥，并发感染时亦可有尿急、尿频、尿痛及尿道分泌物。某些外伤性尿道狭窄亦可能伤及尿道硬结。

尿道狭窄往往无肾绞痛及排石史，而有其原发的病因，如损伤、炎症或先天性、医源性等原因；其排尿困难非突发性；尿道探通术可于狭窄部位受阻；X 线片无结石阴影，尿道造影可显示狭窄段。

(二) 非特异性尿道炎

非特异性尿道炎时，可有尿痛、尿频、尿急及尿道分泌物，慢性非特异性尿道炎可并发尿道狭窄而出现排尿困难。

非特异性尿道炎无肾绞痛或尿砂石史，无急性排尿困难，尿道按诊不能触及硬结，X 线检查无结石阴影。

(三) 尿道损伤

尿道损伤可有尿道外口出血、尿道内疼痛及排尿困难，尿潴留，并发感染时可有尿道分泌物。

尿道损伤一般有明确损伤史，常伴尿外渗、局部皮肤肿胀、皮下瘀血，试插导尿管不易插入膀胱，并可由导尿管引出数滴鲜血，X 线片可见骨盆骨折等征象，无结石阴影。

(四) 尿道痉挛

由于尿道括约肌痉挛，可有尿道疼痛和排尿困难等症状，往往由精神紧张、局部刺激等因素引起。

七、治疗

(一) 治疗原则

(1) 前尿道结石：力争用手法及器械取石，若失败后则改为手术切开取石。

(2) 后尿道结石用尿道探条将结石推入膀胱、做膀胱结石处理。

(3) 尿道憩室结石，处理结石的同时做憩室一并切除，尿道狭窄引起尿道结石按尿道狭窄处理。

(4) 结石引起尿外渗者应先作膀胱造瘘、使尿流改道、控制尿外渗及感染后再处理结石。

(5) 嵌入组织可用气压弹道，激光，超声或液电碎石。

(二)用药原则

以口服抗生素为主，当手术尿道溃疡及严重感染时，肌内注射或静脉用抗生素。

八、预防

改变泌尿系结石形成环境根据分析，泌尿系结石以草酸钙为最多，约占80%，有个别地区尿酸盐结石也不少，这些结石多在酸性尿液环境中形成，磷酸钙结石(约占9%)则在碱性尿液环境中形成，所以，根据分析结石成分确定其性质，从而有意识地改变尿液的酸碱环境，对于预防结石的形成及在治疗结石病中均有着重要意义。注意营养和膳食不要大吃大喝，限制超量营养，因为大吃大喝多为高蛋白、高糖和高脂肪饮食，这样会增加形成的危险性，平时应多吃些粗粮和素食。如果结石治愈以后，对于草酸盐结石患者，为了预防结石复发，应避免吃含草酸较高的食物，如菠菜、香菇、土豆、栗子、浓红茶、咖啡、巧克力、西红柿、草莓、柿子、杨梅等；如果是尿酸盐的患者，应注意尽量少吃含尿酸较高的食物，如动物内脏、海产品、红茶、咖啡、巧克力和花生等；磷酸钙结石的患者，少食含钙较多的食物，如牛乳等。多饮水养成饮水习惯，多饮水可增加尿量，稀释尿中的结晶，使其容易排出体外，同时，即使已形成的细小结石，也可及早把它从尿中冲刷出去。有学者指出，最好每天饮水2 500 mL以上，维持尿色清淡，如果当地的水源含钙量较高的话，更应该注意先经软化后再饮用，最好饮用磁化水。

第六节 前列腺结石

前列腺结石，长在前列腺的腺泡及腺管内。前列腺结石常因继发感染而引起前列腺炎，而前列腺炎也可引发结石，互为因果并出现相应症状。前列腺结石中常隐藏有大量细菌，因此，常可作为感染核心，储存细菌，而抑菌的抗生素却难以进入结石发挥作用。

一、病因

目前认为与前列腺腺体增生有关的腺管堵塞是结石形成的主要易患因素，根据前列腺结石成分的不同分为内源性结石和外源性结石，前者主要来自前列腺液，后者主要来自尿液。

二、临床表现

常无症状，只有与其他病变并存时方出现症状。

与尿道狭窄及前列腺增生并存时可有排尿困难、尿线无力、尿滴沥或尿频等；与前列腺炎并存时则有腰骶部、阴囊、会阴、阴茎、耻骨、腹部和肛门部不适或疼痛，排便时肛门痛增加，尿道口有分泌物，坐于硬物上使会阴疼痛加剧；与后尿道炎及尿路感染并存时可有尿频、尿急和尿痛，有时有血尿，尤其是终末血尿。

前列腺结石症表现不一，一部分尚无症状，所以有"静石"之称，然而此病常与前列腺增生、前列腺炎、尿道狭窄同时存在，则临床上前列腺结石出现尿频、尿急、血尿、排尿困难等症状。如伴有感染时这些症状显著。同时也可出现排尿滴沥、尿潴留、灼热样尿痛或见腰部、会阴、阴道部放射性疼痛、性欲低下、射精时疼痛、血精和阴茎异常勃起等。

有些小结石自行排入尿流，排出前后、患者多呈现会阴、阴道和下背钝痛。结石的存在迟早将加重腺体感染，症状逐渐加重。因结石酿成脓肿时，若任其发展，可能破入尿道、直肠或会阴，甚至耻骨上形成瘘道，患者可出现严重会阴、直肠和下背疼痛，体温上升，直肠前列腺检查局部有明显压痛。

三、危害

小的前列腺结石可引起慢性炎症，有炎细胞浸润，腺泡内充满碎屑和脱落上皮，因而可扩张，腺腔的大小和形状可改变，其上皮衬里消失。腺泡间也有炎细胞浸润及纤维化，结石周围的前列腺基质亦纤维化。较大的前列腺结石可占据前列腺整个腺腔，仅剩留少量的腺体组织。伴有炎症及化脓时，可引起前列腺周围炎。严重感染时可形成脓肿，甚至穿破形成瘘管。因此，前列腺结石常伴发反复尿路感染，结石是继发性尿路感染的根源。

（一）引起肾衰

前列腺结石易发生尿道阻塞、尿中断，出现膀胱输尿反流，导致肾积水等，损害肾脏，严重者可导致尿毒症等。

（二）引发癌变

前列腺结石中常隐藏有大量细菌，长期、慢性的细菌或病毒感染，会大大增加前列腺癌光顾的机会。近年来，我国前列腺结石引发的癌变发病率呈明显的上升趋势。

（三）性功能障碍

专家指出，前列腺结石是造成不"性"的最大根源。性功能障碍患者中前列腺结石是最主要病因之一，而专业的男性健康调查也表明，70% 以上的前列腺结石患者都存在性功能减退的情况。患有前列腺结石易出现性功能障碍，如性交疼痛、性欲低下、早泄、阳痿、遗精等，还有的人会出现不射精和血精等情况。前列腺结石反复发作、久治不愈，给患者带来身体不适和心理障碍，出现恐惧、焦虑和抑郁等精神状态。两者交织在一起，容易产生恶性循环。

（四）提前进入衰老期

前列腺结石必然会缩短前列腺的正常"使用寿命"，加速衰老进程，缩短前列腺的正常"使用寿命"，更有可能提前进入男性"绝精期"，一旦前列腺早衰，前列腺液停止分泌，等待我们的除了身体素质和生活质量的全面滑坡，还有男性健康和尊严全面崩溃。

（五）男性不育最大祸根

国际男科专家发现，前列腺结石中含有一种特殊物质，这种物质会使男性产生弱精子症、少精子症、无精子症、畸形精子症。直接造成男性不育或者影响下一代智力的发展。根据中国第十个男性健康日临床调查显示，因男性精液异常导致的不孕不育的比例在不断上升。精子质量低下，也就是人们经常说的弱精子症，而前列腺结石是现在导致男性生育能力下降的一个方面，应该引起人们的高度重视。

（六）引发炎症

患慢性前列腺炎时，由于腺泡扩张、前列腺导管狭窄，可使尿液中的盐类沉淀在前列腺组织内形成结石；而结石的梗阻和对腺管腺体的刺激，又会引起前列腺的炎症，使腺泡充血衬上皮脱落、腺体纤维化。炎症发展或者化脓时，可引起前列腺周围炎症，严重的感染还可形成前列腺脓肿。引起精囊炎、睾丸炎、膀胱炎等。因此，前列腺结石常伴发反复尿路感染，结石是继发性尿路感染的根源。

（七）隐藏大量细菌

前列腺结石多存在于前列腺腺管远端部分，或存在于前列腺后叶或前列腺周围区及深部。因此，常可阻塞腺管，引起前列腺液排泄不畅，易引起尿路及前列腺感染。

将前列腺结石压碎后做细菌培养，可见大量细菌生长。而将前列腺组织压碎后培养却无细菌生长。前列腺结石常可作为感染核心，储存细菌，而抑菌的抗生素却难以进入结石发挥作用。因此，前列腺结石非常容易引起反复的尿路感染，常规治疗手段难以去除病根。

腺泡间也有炎细胞浸润及纤维化，结石周围的前列腺基质亦纤维化。较大的前列腺结石可占据前列腺整个腺腔，仅剩留少量的腺体组织。

四、检查

膀胱尿道镜检查仅可见前列腺尿道肿胀，有时当通过前列腺部尿道时有摩擦感，此时做直肠指诊可出现噼啪声响（系大且多发结石）小结石可凸进尿道。

X线检查有3种表现：前列腺内弥散性致密阴影；呈马蹄形或以尿道为中心的环状阴影；孤立性结石或整个前列腺被结石占据。

五、诊断

1. 诊断前列腺结石主要依靠以下方法

(1) 直肠指诊 可直接扪及结石，有结石摩擦音或捻发音，但不够准确。

(2) 尿道镜检查 放入尿道镜后可直接观察后尿道及前列腺管口形态，再做直肠指诊更易摸到捻发音。如直接看到结石自前列腺管口向尿道内突出或见结石阻塞尿道，可明确诊断。

(3) X线片：可通过观察结石影而明确诊断。

2. 通常前列腺结石均是经X线片而诊断的，常见情形如下

(1) 常规X线检查时发现前列腺结石。

(2) 因前列腺增生症做X线检查而发现结石。因此，当发生前列腺疾病时应注意是否同时存在前列腺结石。前列腺结石一般可通过常规X线检查确诊。

六、鉴别诊断

本病需与前列腺癌及前列腺结核相鉴别。

七、治疗

（一）传统手术治疗

所谓传统手术治疗最常用的方法是经尿道切除前列腺及结石。

多用于年龄较轻的患者，可避免造成性功能障碍，也可用于年老体弱者，以减少对身体的打击。缺点是结石不易完全取净。而对于前列腺深部结石和多发结石，可采用经会阴部全前列腺切除术，以去除前列腺及结石。必要时可切除双侧精囊。大而多发的结石伴前列腺增生者，宜采用耻骨上前列腺及结石摘除术。但对有前列腺周围炎者，手术较为困难。传统手术治疗前列腺结石很少在医学上使用，因为复发概率计较大，手术恢复时间长且对身体危害大。

（二）微创手术治疗

随着社会的发展，人们越来越关注如何在治疗疾病的同时尽可能降低大量的出血和对人体的其他伤害。微创技术就是在这种形势下应运而生的。微创手术的特点就是利用先进的设备与

高超的技术，以最小的切口达到和常规手术相同的治疗效果，它的优势是伤口小、疼痛小、恢复快。

前列腺结石微创手术治疗是在传统治疗的基础上经过改良和技术创新，在前列腺结石的位置上以小切口的形式进行手术治疗，把腺体内部的结石取出达到治疗前列腺结石的目的。微创手术虽然比传统手术更精细，但是两者均是采用手术治疗方式。

（三）无创体外治疗

前列腺体外无创治疗是一种新兴的高科技治疗技术，产生于欧美国家。无创体外治疗前列腺结石能通过微电子芯片精确定位腺体内前列腺结石的位置，并能准确、安全、可靠地清除前列腺结石，特别是对感染性结石、术后复发性结石效果尤佳，无出血或出血少，治疗成功率为98% 以上。该技术主要有以下优势。

优势一：不开刀、无手术。

体外无创治疗运用专业 B 超探头，精确查找结石位置，B 超全程监控下利用多功能体外冲击波聚焦碎石，安全可靠，消除了传统手术治疗方法给结石患者带来的不便，不会在身体留下任何伤口。

优势二：无痛苦、无副损伤。

体外治疗前列腺结石的过程中，患者无疼痛感及其他不适，对其他软组织与骨骼不造成损伤。

优势三：易排除、恢复快。

体外无创碎石后，结石变成细小颗粒状而易自行排出，无痛苦、恢复快。

优势四：时间短、见效快。

经过高精确的数字定位，整个治疗过程在短时间内即可完成，不影响工作和生活，经过体外碎石后即可解除多年痛苦。

1. 检查化验

膀胱尿道镜检查仅可见前列腺尿道肿胀，有时当通过前列腺部尿道时，有摩擦感，此时作直肠指诊，可出现噼啪声响（系大而多发结石），小结石可凸进尿道。

X 线检查有 3 种表现：

(1) 前列腺内弥散性致密阴影。

(2) 呈马蹄形或以尿道为中心的环状阴影。

(3) 孤立性结石或整个前列腺被结石占据。

2. 治疗方法

对大多数小且多的静止无症状，而在常规 X 线检查时发现的结石，常不需治疗。

对有症状而感染不严重的结石，可用前列腺按摩及使用抗生素控制症状，通线复查，观察结石大小改变。

当结石合并前列腺增生时，可经尿道行前列腺切除，尽量同时刮除结石。

结石大且数目多时，有时需做经会阴前列腺切除及取石，单纯做前列腺切除并取石常会在前列腺空腔内重新形成结石。

当前列腺结石伴有慢性前列腺炎及精囊炎时，以对症治疗为主，可用热水坐浴，使用抗生素及尿路解痉药，以解除后尿道刺激症状。

前列腺真性结石一般很少见，且大多数不需治疗，有些虽有症状，但预后一般都很好，只有极少数才需手术取石，因此被确诊前列腺结石时不必惊慌失措，要积极治疗，并定期复查。

3. 诊断

由于前列腺结石大多无症状，合并其他病变时虽出现症状，但主要是合并病变的临床表现，无前列腺结石的特异表现。因此，凭临床症状难以诊断。

诊断前列腺结石主要依靠以下方法。

(1) 直肠指诊：可直接扪及结石，有结石摩擦音或捻发音，但不够准确。

(2) 尿道镜检查：放入尿道镜后可直接观察后尿道及前列腺管口形态，再做直肠指诊更易摸到捻发音。如直接看到结石自前列腺管口向尿道内突出或见结石阻塞尿道，可明确诊断。

(3)X 线片：可通过观察结石影而明确诊断。

通常前列腺结石均是经 X 线片而诊断的，常见情形如下。

(1) 常规 X 线检查时发现前列腺结石。

(2) 因前列腺增生症做 X 线检查而发现结石。因此，当发生前列腺疾病时应注意是否同时存在前列腺结石。

4. 病理

小的前列腺结石可引起慢性炎症，有炎细胞浸润，腺泡内充满碎屑和脱落上皮，因而可扩张，腺腔的大小和形状可改变，其上皮衬里消失。腺泡间也有炎细胞浸润及纤维化，结石周围的前列腺基质亦纤维化。

较大的前列腺结石可占据前列腺整个腺腔，仅剩留少量的腺体组织。伴有炎症及化脓时，可引起前列腺周围炎。严重感染时可形成脓肿，甚至穿破形成瘘管。因此，前列腺结石常伴发反复尿路感染，结石是继发性尿路感染的根源。

5. 鉴别诊断

首先前列腺结石应与前列腺结核相鉴别。一般前列腺结核多见于青年人，可影响一侧或双侧前列腺，常同时有精囊、附睾结核。而前列腺结石好发于 40 岁以上，一般无明显症状。

单个较大结石应与前列腺癌相鉴别。前列腺癌往往有多个大小不等的结节，质地坚硬。可通过血清前列腺特异抗原、酸性磷酸酶测定以及 X线片、经会阴或直肠前列腺针吸活检术加以区别。散在的结石应与慢性前列腺炎相鉴别。但两者也可同时存在，通过直肠指诊加前列腺液检查可以明确诊断。

第七节 精囊结石

发生在精囊内的结石称为精囊结石。临床上极为罕见。由于精囊的慢性炎症、射精管阻塞、精囊液潴留、代谢紊乱等引起无机盐结晶沉积在脱落的上皮细胞和炎性渗出物上形成。结石常为多发，一般较小，为 1～2 mm 大小，表面光滑质硬呈棕色。

一、发病原因及机制

Coiriere 报道精囊结石成分与胰腺结石极相似，胰腺结石的形成则与分泌胰结石蛋白基因表达异常有关，因而认为精囊结石形成的原因是精液中缺乏蛋白酶所致。

二、临床表现

常无症状。也可有腹股沟部疼痛，可放射至睾丸及会阴。结石停留于射精管中阻碍精液排出时，可引起绞痛。阴茎勃起时或射精时，症状加重。可有血性精液。

三、检查

1. 精液检查精囊炎症状

(1) 细菌培养：仅做精液细胞学检查或细菌培养，即使有阳性结果，也不能肯定是精囊炎。但如果前列腺按摩液培养无菌而精液内有大量细菌或与前列腺液细菌不同，则可诊断为细菌性精囊炎。精道造影时用回抽获得的精道内液体或通过精囊灌注后取中段尿培养价值更大。

(2) 精浆果糖测定：正常值为 0.87 ～ 3.95 g/L，长期慢性精囊炎可引起果糖含量降低甚至阴性。

2. 经直肠 B 超检查

病程较短者见精囊增大，呈梭形，其远端可呈椭圆形，囊壁粗糙并增厚，囊内为较密集的细小点状回声紊乱。病程长达数年者可见精囊缩小。

3.CT

不能显示精囊内形态，炎症阻塞射精管时 CT 可显示管腔扩张，部分表现为不均匀的低密度囊状扩张。慢性炎症致精囊纤维化，可见精囊变小。

4. 精囊造影

目前主要通过经阴膜皮肤直接穿刺输精管行精道造影，在动态精道造影及精道造影即时片和延长片上可见到。

(1) 渗出：以壶腹部多见，其周围有云雾状改变，管内显示模糊，或因炎症渗出滞留于管腔使显影不满意。

(2) 狭窄：因部位不同而引起不同表现。壶腹部狭窄时可引起输精管扩张；精囊管狭窄可使近底部的精囊管不显影，而延迟摄片才能显示出近底部的精囊管；射精管狭窄可见该侧精路扩张，排空延迟。

(3) 扩张：可以是炎症的直接表现或梗阻后扩张，前者多呈局限性囊状扩张，类似囊肿；后者多见均匀性扩张或合并局限性囊状扩张。

(4) 闭锁：精囊管闭锁则该侧精囊不显影。射精管闭锁时，除患侧精路呈扩张性改变外，造影剂不能进入后尿道和膀胱，停止注射后可见造影剂及精囊内容物反流至注射器内。延迟摄片，有时 16 天以上仍可见造影剂滞留于精道内。

(5) 挛缩：是慢性精囊炎的晚期改变，壶腹部、精囊、射精管均萎缩，管腔狭小，管壁僵硬。

上述改变可同时或分别出现，两侧精囊大多为对称性改变，少数可不对称，尤其狭窄引起的梗阻后改变常不对称。

5. 尿道镜检查

可见精阜呈炎性改变，有时表面呈颗粒状、肉芽肿样增生，并可见到有脓性分泌物或血性分泌物由射精管口流出。

四、精囊结石鉴别诊断

1. 输尿管结石

输尿管结石引起的绞痛常与精囊结石排出过程中阻塞射精管时阻碍精液排出引起下腹部、腹股沟处疼痛相似。但疼痛与射精无关，腹部 X 线片及尿路造影在输尿管径路上可发现不透光阴影。

2. 精囊结核

精囊结核钙化阴影与精囊结石在 X 线片上表现相似。而精囊结核具有泌尿系及身体其他部位结核病灶的病史，病变可向前列腺周围溃破，在会阴部形成窦道。附睾常受累及，肿大变硬，有不规则结节。输精管呈串珠状硬结改变。前列腺精囊液，或精液涂片，或结核杆菌培养可以发现结核杆菌；前列腺活组织检查可见典型的结核病变。

五、治疗

对于无症状精囊结石，可不治疗；如出现症状或梗阻加重，可对症治疗和抗感染治疗。目前尚无证据表明排石治疗有效。

精囊结石合并前列腺增生症，直径在 1.2 mm 以下者，经前列腺切除解除射精管梗阻因素之后，有自行排出之可能。如内科治疗无效，症状较重而已生育者，唯一有效的治疗方法是将精囊连同结石一并切除。

对未生育者，精囊结石致部分性输精管道梗阻的患者，由于其睾丸生精功能仍正常，根据炎症程度的不同，特别是感染初期，通过应用抗生素，或者配合少量的泼尼松治疗使炎症消退，可使精液质量得到改善。

精囊结石致输精管道梗阻严重引起不能生育者，可采用人工授精方法。也有人采用由硅胶制成的储精囊种植于皮下，将其连接于附睾管，然后穿刺储精囊内精液作人工授精。目前已有取得成功怀孕的报道，而且该项技术已在不断改进。

第八节 小儿泌尿系结石

小儿泌尿系结石的发生率、结石成分与部位及年龄分布在不同地区、不同时代均有明显差异。一般小儿尿路结石的发病率低于成人，在尿路结石患者中，儿童仅占 2% ～ 5%。小儿尿路结石的特殊性是与特殊的代谢疾病或不同原因引起的代谢失平衡及先天性解剖畸形有关。营养状况、生活方式、地理环境等多种因素也影响尿路结石的成分及结石的部位。

一、病因

小儿泌尿系结石形成的原因非常复杂，目前没有一种学说能够完全解释所有泌尿系结石形成的原因。在常见的泌尿系结石形成模型中，需要一段异常晶体尿时期，形成结石的晶体盐在尿中呈过饱和状态，晶体才能形成和聚集，此时，尿中晶体形成抑制物减少或缺乏，同时又存在某些作为晶体沉积支架的蛋白质。

随着经济的发展，小儿泌尿系结石的特点是，膀胱结石发生率明显减少，而上尿路结石发生率相对增加，其原因是人们的生活水平和生活质量发生了显著的改变。促成小儿泌尿系结石形成的原因大致可归纳为：地理因素、营养因素、感染因素、代谢因素、解剖因素、特发性因素以及遗传因素 7 个方面，在临床研究中，何种因素占主导地位，却似乎没有一致意见。

1. 结石形成的有关因素

(1) 尿液质和量的改变

①尿中形成结石的物质浓度过高：多见的为尿中钙、草酸或尿酸的排出量增加。尿量少和尿液浓缩，可致尿中所有溶质浓度增高。②尿 pH 值改变。③尿中抑制晶体沉淀物质减少：如枸橼酸、酸性黏多糖、镁等减少。④尿中的菌落、坏死组织、脓块均可成为结石核心。

(2) 泌尿系统局部因素

①尿淤滞：如尿路狭窄、梗阻、憩室可使尿液淤积，成石物质沉积。②尿路异物：如长期留置的导管、不可吸收的缝线、弹片、塑料管等，都可成为结石的附着体。

(3) 全身因素

①新陈代谢异常：甲状旁腺功能亢进，钙、磷代谢异常，可致高尿钙症。痛风病时尿酸排出增多，家族性遗传性胱氨酸代谢异常，可致胱氨酸结石。②喂养不当：儿童缺乏动物蛋白，易发生膀胱结石。动物蛋白、维生素 D 摄入过多，纤维素过少，易诱发上尿路结石。饮水少、尿浓缩，晶体易形成。

(4) 环境因素：干燥、相对高温环境、活动少、饮用水水质差，都可促使尿石形成。

2. 结石的性质

结石成分多是混合性的，但以一种为主。

(1) 钙性结石：小儿尿石症中最常见的是草酸钙。

(2) 胱氨酸结石：胱氨酸结石约占泌尿系结石的 1%，是先天遗传性的肾小管功能缺陷性疾病。

(3) 感染性结石：能分解尿素的细菌所引起的泌尿系感染，造成结石。

(4) 尿酸结石：尿酸结石占泌尿系结石的 5% ~ 10%。

二、临床表现

小儿泌尿系结石的临床表现往往不易确定，易与其他腹部疾病相混淆，延误诊断及治疗，造成不良影响。

上尿路结石在急性嵌顿时虽表现为肾绞痛，但临床表现可多种多样：乳幼儿可表现为哭吵不安、呕吐、面色苍白、出冷汗等；年长儿可表现为上腹部疼痛、胃区不适、腰背部胀痛、会阴部疼痛等；个别患儿可能长期无明确临床症状，作者曾收治一例双肾多发结石患儿，其就诊原因是恶性贫血，内科初诊为"白血病"，经检查明确诊断为"双肾双输尿管多发结石并慢性肾衰竭"。血尿可能是一个有意义的体征，但小儿泌尿系结石大多并无明显的肉眼血尿，尿常规检查应作为腹痛患儿的必检项目。

下尿路结石可表现出明显的尿路刺激症状，排尿时出现剧烈后尿道疼痛，尿线中断、牵扯阴茎、尿液滴沥、痛苦异常，改变体位对通畅尿液、缓解疼痛有一定的帮助。膀胱结石患儿可长期存在以上症状达数年之久，严重者可发生脱肛、眼结膜出血等症状。

三、诊断

（一）病史

确切的病史包括家族史、代谢性疾病史、居住史、生长发育史、饮食习惯、营养摄入情况、泌尿系发育情况及疾病史等。据研究正常人泌尿系结石的发生率为 1∶1000，而泌尿系结石患者的子女泌尿系结石发生率可高达 1∶25，提示泌尿系结石与遗传的关系。居住环境对小儿结石亦有重要作用，作者曾收治 5 例泌尿系结石的婴幼儿，其父母在广东打工，患儿在广东出生并成长，其老家并非结石高发区。

（二）临床表现

对于以下一些与泌尿系疾病相关的症状，应考虑泌尿系结石的可能。

1. 疼痛

小儿经常性的腰腹部疼痛，不伴有腹泻，但可能出现恶心、呕吐、发热，可呈钝痛或绞痛，疼痛可自行缓解，不能用腹部其他脏器疾病解释腹痛的原因，疼痛发作时或缓解后排尿可能有灼热感，有可能出现血尿。下尿路结石疼痛时可向会阴及阴茎、大腿内侧放射。

2. 血尿

血尿可能是小儿泌尿系结石较为典型的症状，如果血尿是伴随腰腹部疼痛出现，则诊断泌尿系结石的可能性可达 90% 以上。虽然其他泌尿系疾病亦可出现血尿的情况，但合并疼痛的血尿仍要考虑合并结石的可能性。

3. 泌尿系感染

小儿泌尿系畸形常常可以导致泌尿系的反复感染，但小儿泌尿系结石亦是造成小儿泌尿系感染的常见原因，泌尿系畸形亦是形成泌尿系结石的原因，当患儿存在反复泌尿系感染时，应考虑泌尿系结石的可能。

4. 其他

尿液中排出砂石，发生急性尿闭，经常性出现尿频、尿急、尿痛等膀胱刺激症状，在做其他疾病检查或体检时偶然发现泌尿系结石，或患儿出现肾功能不全症状后检查发现泌尿系结石。

（三）实验室检查

1. 尿液检查

(1) 尿常规：蛋白微量，有多量红细胞、白细胞、结晶；尿结晶检查对判断某些类型结石有特殊意义，常见的有草酸钙、磷酸钙和尿酸结晶。疼痛发作期，尿常规检查常常是有意义的，在高倍镜下发现红细胞大于 3 个 /HP，应考虑泌尿系结石的可能。

(2) 测尿 pH 酸碱度：在自然饮食条件下，尿液 pH 偏弱酸性，约在 5.00 ～ 7.00 范围，当尿液 pH ＜ 6.30 时，形成泌尿系结石的概率增加。

(3) 尿生化：测量 24 小时尿中钙、磷、草酸、胱氨酸及尿酸含量。以上各项目正常值：钙 2.50 ～ 7.50 mmol/24 h，无机磷 22 ～ 48 mmol/24 h，尿酸 2.40 ～ 5.90 mmol/24 h，草酸盐 228 ～ 570 μmol/24 h，枸橼酸 0.36 ～ 2.39 mmol/24 h，胱氨酸 83 ～ 830 μmol/24 h。

2. 血液检查

测血钙、磷、蛋白电泳、尿酸、pH 值、肌酐、血钾等。血清各项目检测正常范围是: 钙 2.25 ～ 2.60 mmol/L, 离 子 钙 1.12 ～ 1.23 mmol/L, 磷 0.87 ～ 1.45 mmol/L, 尿 酸 268 ～ 488 μmol/L(男)、178 ～ 387 μmol/L(女), 草酸盐 6.66 ～ 33.30 μmol/L, 脯氨酸 8 ～ 91μmol/L, 钾 4.10 ～ 5.6 mmol/L, 1, 25-(OH)$_2$-D$_3$ 62 ～ 156 μmol/L, 肌酐 70 ～ 177 μmol/L。对于双肾复发性结石, 可通过血清钙、磷及 24 小时尿钙、磷测定排除甲状旁腺功能亢进, 必要时做钙负荷试验、快速输钙试验和肾小管磷回收试验。血清尿酸的测定有助于排除尿酸结石。

(四)特殊检查

1. 超声检查

由于 B 超检查的无创性、简便性及准确性, 故可作为泌尿系结石的常规检查, 超声可分辨泌尿道内 2 mm 以上的结石; B 超检查有助于对囊性、占位性、积水、结石等病变的鉴别诊断, 特别是对 X 线不显影的尿酸结石意义更大。

2.X 线检查

(1)KUBX 线片: X 线片可直观地反映结石的部位、大小、数量、透光度, 是泌尿外科法师诊治泌尿系结石的直接依据, 故对泌尿系结石患儿行 KUB X 线片检查是非常必要的。此外, 有经验的放射科医师和泌尿外科医师可根据肾影的大小判断结石梗阻的程度和肾积水的情况。各成分的结石在 X 线上的致密度大小依次为: 草酸钙＞磷酸钙＞磷酸镁铵＞胱氨酸＞尿酸, 结石附近的骨皮质致密度约相似于磷酸钙的致密度。

(2)IVU: 排泄性尿路造影, 可以了解肾盏、肾盂形态及肾功能情况, 是评价泌尿系结石对肾功能影响必不可少的检查; 也是术前了解肾皮质、肾盂、输尿管解剖形态的常规检查; 有助于判定肾内(外)肾盂类型、肾盂输尿管连接部狭窄、多囊肾、蹄铁形肾、海绵肾及肾积水等。为避免结石假象, 在行 IVU 前, 应行 KUB 检查, 输尿管结石梗阻患儿在造影片上可见肾或输尿管周围造影剂外渗的影像, 因梗阻后引起的管腔内压力升高所致。一般患儿造影剂用量可按 2 ～ 3 mL/kg 计算, 对轻度肾功能不全病例采用双倍剂量或大剂量及延缓摄片, 常有助于尿路更好地显影。

(3)逆行肾盂造影: 对于 IVU 显影不良, 或不显影患儿, 采用输尿管逆行插管造影可能是值得推荐的有效方法, 对 KUB、IVU 不能确诊的上尿路结石或透 X 线的结石及肾功能不全患儿尤其如此。

(4)CT: 对于因患儿条件所限, B 超、KUB、IVU 检查均不能确诊的泌尿系结石患儿, 可考虑行 CT 检查, 对 X 线检查阴性结石或怀疑合并肾肿瘤患儿有重要的诊断价值, 同样有助于结石与血块的鉴别。

3. 结石分析

草酸钙或草酸钙 - 磷酸钙混合结石表面呈桑葚样, 或为星状突起, 多被血染成褐色, 质较硬; 磷酸镁铵磷酸钙混合结石呈白色, 表面粗糙, 常为鹿角形, 质地较碎; 尿酸结石表而光滑或粗糙, 呈黄色或褐色; 胱氨酸结石表面光滑为黄蜡样, 质地坚硬。

四、鉴别诊断

1. 急性阑尾炎

表现为腹部不定位疼痛, 转移性右下腹痛症状不明显, 疼痛可表现较剧烈, 尿常规检查可见红细胞或白细胞, 早期与肾绞痛不易区别, 但阑尾炎多伴发热并血常规升高, B 超检查不能发现阳性结石，经验丰富的超声医师可发现有炎性改变的阑尾。

2. 胆道蛔虫病

对于经济欠发达地区来说，胆道蛔虫病仍是小儿的常见病与多发病。胆道蛔虫所致的胆绞痛表现为突然发作的右上腹疼痛，大多局限于右上腹，存在反跳痛和腹肌紧张，墨菲征阳性，可出现发热、黄疸、血常规升高，B超检查可发现胆囊炎症，与泌尿系结石相鉴别。

3. 肾母细胞瘤

肾母细胞瘤是小儿较为常见的恶性肿瘤，其发病率居小儿恶性肿瘤第一位，当肿瘤侵犯肾集合系统时可出现肉眼血尿，如果血块形成，可出现肾绞痛症状，临床表现与泌尿系结石相似；B超、IVU检查可发现肾脏占位性病变，肾盂、肾盏受压变形。

4. 膀胱横纹肌肉瘤

该肿瘤在小儿泌尿系肿瘤发病率中居第二位，好发于膀胱三角区，无痛性生长，外观呈息肉样或葡萄样改变，可侵犯后尿道及前列腺，首发症状常常是尿路梗阻，改变体位可缓解排尿梗阻症状，尿常规检查可检出红细胞、白细胞，与膀胱结石的临床表现较为相似，B超检查多可与之鉴别。

5. 泌尿系结核

近年来，结核性疾病有逐年增多的趋势，肾结核常表现为血尿、膀胱刺激症状及病肾钙化灶，与泌尿系结石临床症状相似，但泌尿系结核膀胱刺激症状更为明显，多为终末血尿，KUBX线片钙化影不规则，密度不均匀，结合胸部X线片及尿抗酸杆菌检查可相鉴别。

五、治疗

(一)内科治疗

大多数引起儿童泌尿系结石的原因已经清楚，为防止结石复发，在小儿泌尿系结石的治疗上，应予以适当的内科治疗。

成人高尿钙症可通过进低钙饮食而使症状得到缓解，但在儿童，由于要考虑生长发育的需要，却应避免小儿限制钙的摄入量。继发性高尿钙症的患儿，需要进行全面的评价，明确高尿钙的病因是很重要的：吸收性高尿钙患儿，应避免服用磷酸纤维素钠，因之可以引起钙的负平衡，导致骨骼脱钙；吸收性高尿钙的患儿与"肾漏性"高尿钙患儿，用噻嗪类利尿药疗效最好，氢氯噻嗪 1 mg/(kg·d)，可使尿钙排出量显著降低，并可防止新的结石形成及原有结石增大，但要注意的是，该类药物一方面，可能引起血清总胆固醇和低密度脂蛋白(胆固醇的成分)的升高，另一方面，可促进钾的分泌，导致患儿低钾，均应引起重视。对继发远端肾小管酸中毒的钙结石患儿，选择枸橼酸钾治疗是可行的。枸橼酸钾可纠正高尿钙、低枸橼酸钙、低血钾等一系列紊乱，也可有效地治疗特发性低枸橼酸尿，对慢性腹泻及噻嗪类利尿药所导致的尿枸橼酸盐减少也有效，对伴有较明显的高尿酸尿的泌尿系结石患儿，可采用限制动物蛋白摄入量、降低嘌呤代谢物水平的方法防止结石的产生；对饮食限制无效的患儿，服用枸橼酸钾可能有效；对严重高尿酸尿的患儿，可使用别嘌醇。大量饮水及进食低草酸盐饮食，对高草酸尿症性泌尿系结石患儿是有效的，如果同时口服钙和草酸盐，可防止肠腔内草酸盐的吸收，最好服用枸橼酸钙，提高尿中枸橼酸盐浓度，并可对抗代谢性酸中毒；对更严重的高草酸尿症患儿，可使用吡哆醇治疗，它可以减少某些患儿内源性草酸盐的形成；对患有严重原发性高尿酸症并尿结石的患儿，可存活的唯一希望是进行"肝肾联合移植"，该方法可纠正高尿酸症和肾衰竭的遗传缺陷。

碱化尿液可增加尿酸的溶解度，单纯碱化尿液可防止尿酸结石的形成，当尿液碱化达到一定浓度时，可有效地溶解已形成的尿酸钙，采用枸橼酸钾治疗尿酸钙结石是有效的，但应保持尿 pH 值为 6.0 ~ 6.5，当尿 pH 值大于 7.0 时，磷酸钙结石形成的概率增大。注意不要使用碱性钠盐 (如碳酸氢钠)，因为钠负荷的增加可加重高尿钙，导致枸橼酸钙或磷酸钙结石的形成。别嘌醇对高尿钙症和高草酸尿症＞ 35 mg/(kg•24 h) 的治疗是有效的，但应注意黄嘌呤结石的生成。

对胱氨酸结石而言，治疗的首要目的是把尿液中的胱氨酸浓度控制在 250 mg/h 以下，低蛋氨酸饮食可降低尿中胱氨酸的水平，但蛋氨酸是人体的必需氨基酸，为小儿生长发育所必需，此外，低蛋氨酸饮食亦不可口，有效的办法是持续大量饮水降低尿中胱氨酸浓度。对保守治疗无效的患儿，可试用青霉胺，该类药物与胱氨酸反应形成半胱氨酸复合物，其溶解度为胱氨酸的 50 倍，但应防止其副作用的发生，如恶心、呕吐、淋巴结肿大、贫血及肾小球肾炎等，注意补充维生素 B_6。在儿童青霉胺的用量为：20 ~ 50 mg/(kg•d)。

(二) 非手术治疗

由于小儿泌尿器官腔道较小，管壁肌层发育不完善，蠕动力较小，泌尿系结石形成后自动排出体外的概率相对小于成人。一般认为，5 mm 以上肾、输尿管结石排出体外是困难的。小儿泌尿系结石采取非手术治疗的指征：①上尿路结石 5 mm，结石较规则、光滑；②结石为不完全性嵌顿，未造成明显肾、输尿管积水；③结石未造成泌尿系反复感染，或肾盂、肾盏积脓；④肾功能无损害。可采用如下治疗方法：①多饮水，原地跳跃，促进结石下排；②服用消石素、利石素等溶石、排石药，利尿排石，预防结石生成；③采用中药排石疗法，对输尿管结石的排出有较好的疗效；④定期做 B 超及 X 线检查，观察结石变化情况及对肾功能影响，以便决定治疗方案。

(三) 手术治疗

过去 10 余年，泌尿系结石的治疗发生了显著的变化，体外冲击波碎石技术的发展、经皮肾镜取石技术的提高及精巧输尿管镜的广泛应用，已逐步替代了传统的开放性手术。最初未将这些技术应用于儿童，主要是担心这些技术对发育中的肾脏有致命的损害，理论上，对未成熟的'肾脏的损害可导致延续后遗症，在治疗结石的过程中可能引发比结石本身更严重的问题，需进行终身的药物治疗。但是，10 余年来，许多研究者通过大量的动物实验或临床观察证实，这些技术应用于儿童同样是安全的。

1. 体外冲击波碎石 (ESWL)

体外冲击波碎石技术 1980 年应用于临床，很快取代了成人肾结石的其他治疗方法。但是，此项技术直到近几年才逐步在儿童患者得到应用，主要考虑的是潜在的肾脏损害和骨骼损伤，以及技术上的因素，最初的动物试验结果显示，未成熟的肾脏在接受冲击波后组织结构发生了变化。然而近期的临床实验显示，在经受冲击波后，小儿的肾脏的发育和功能未发生明显的变化，并认为肾实质的损害与受到的冲击波数量成一定比例关系，大多数作者主张减少冲击波的数量、降低碎石机电压，并使用防护衣保护肺脏。肺由许多含气组织的界面组成，极易受到冲击波的损害，防护衣在气固层面起到屏障作用，通过分散冲击波的能量保护肺脏。

采用 ESWL 治疗儿童肾结石，其疗效与成人相似，结石清除率介于 50% ～ 100% 之间，主要取决于结石的大小、位置、构成及使用碎石机的类型。在碎石机的选择上，HM_3 型碎石机常应用于儿童。第一代碎石机应用于儿童大多需进行全麻，第二、三代碎石机由于作用的区域缩小，所造成的不适减少，年长儿童采用静脉镇静即可。

一些研究者认为，被击碎的泌尿系结石在通过小儿较小的输尿管时可能有一定的困难。然而，临床显示，在结石排出的过程中，输尿管细小并不是一个实际问题，事实上，较小儿童较年长儿童及成人对结石的排出更具有耐受性。有作者报道，接受体外冲击波碎石的儿童中最小年龄为 15 个月。儿童输尿管结石也可采用体外冲击波碎石，一项研究显示，结石清除率可达 91%。

国内孙雅军等报道，采用国产 ZL-502 体外冲击波碎石机对 38 例年龄在 5 ～ 14 岁的儿童泌尿系结石 (其中肾结石 21 例，结石直径 1.00 ～ 2.10 cm；输尿管结石 11 例，结石直径 0.60 ～ 1.10 cm；膀胱结石 6 例，结石直径 1.00 ～ 1.50 cm) 进行治疗，其治疗条件为 kV：10 ～ 11.50，冲击波次数：500 ～ 1 500，治疗次数：1 ～ 3，结果全部碎石成功，结石排尽，无并发症。作者认为 ESWL 对小儿泌尿系结石治疗有如下优点：①安全可靠，避免了麻醉及手术的痛苦和并发症；②对机体损伤小，不影响其健康发育；③能正常活动，不影响学习；④术前准备简单，无须住院治疗。其相对禁忌证为：①小儿不合作；②巨大肾结石或膀胱结石；③肾功能严重受损或海绵肾并结石；④尿道结石。

2. 腔内手术

(1) 经皮肾镜取石术：大多数肾结石都选择用 ESWL 技术治疗，只有较大或较复杂的肾结石才采用经皮途径。在儿童使用经皮肾取石技术与成人相同，对于较小儿童可使用 17 F 肾镜。有许多研究显示，如果病例选择得当，即便是婴幼儿采用经皮肾镜取石术也是可行的，在儿童实行经皮肾镜取石术，其早期的并发症与远期的后遗症亦未见有明显增加。有作者报道，采用经皮肾镜取石术的最小年龄为 5 岁，平均 13.4 岁。

(2) 经输尿管镜取石术：在儿童采用输尿管镜技术的原则与成人是相同的，在儿童患者，输尿管镜可能造成输尿管损伤、输尿管狭窄及输尿管反流等。儿童目前能利用的硬性输尿管镜为 6.5 F，有一组报道，采用经输尿管镜治疗儿童输尿管结石的最小年龄为 5 岁，平均 12.2 岁。随着纤维光学技术的迅速发展，直径为 3 F 的输尿管纤维镜已经问世，钬激光在碎石方面的优势，已使较小儿童泌尿系结石患者避免开放手术治疗成为可能。

(3) 经腹腔镜取石术：由于儿童泌尿系管腔相对较细，目前小儿腔内技术的开展仍受到明显的制约。但是，儿童的腹腔及腹膜后间隙为小儿泌尿外科医师提供了一个较为广阔的空间，采用腹腔镜技术可开展部分肾盂、输尿管结石的取石手术，其先决条件是应预置输尿管双 J 管，预防尿外渗及输尿管狭窄。

3. 开放手术

随着经济的发展和技术的进步，大多数泌尿系结石患儿可采用微创技术进行治疗，但从目前的情况而言，开放手术仍是小儿泌尿系结石的主要治疗方法。其原因是：①小儿为多发性、复杂性结石，需开放手术取石；②小儿为泌尿系畸形并发结石，在取石的同时，需矫正泌尿系的畸形；③结石梗阻导致较严重泌尿系感染及肾功能损害，需取石通畅引流、消除感染因素，保护肾功能；④结石嵌顿造成急性肾衰竭，需解除结石梗阻，恢复肾功能，⑤腔内技术的研究及设备尚未达到适应儿童患者要求的程度；⑥经济的原因阻碍了小儿腔内技术的开展。

(1) 手术指征

①结石较大，不规则，保守治疗无效，不适宜其他方法取石者；②结石梗阻，造成较明显的泌尿系感染者；③结石梗阻造成急性或慢性肾功能不全者；④结石嵌顿造成急性尿闭者；⑤结石经常性绞痛、反复感染，或引发较重血尿者；⑥ ESWL 后，结石在输尿管内形成石街，发生梗阻者；⑦经皮肾取石术或经输尿管镜取石术中造成肾、输尿管损伤者；⑧经腔内泌尿技术取石失败者；⑨经 ESWL、腔内泌尿技术取石，结石未取尽，残余结石引发泌尿系反复感染、对肾功能造成影响者；⑩患儿并发有其他器官疾病，不宜行 ESWL 及腔内泌尿技术取石者。

(2) 手术方式

1) 肾结石

①肾盂切开取石术：用于肾盂、肾盏及肾盂输尿管交界处较规则、大小适中的结石的摘取。其先决条件是患儿的肾盂为肾外型肾盂，在取石过程中不易造成肾盂、肾盏的撕裂。②肾窦内肾盂切开取石术：对于肾内型肾盂患者，或结石较大、不规则，或为较小鹿角形结石，可经肾窦内肾盂切开取石。在游离肾窦时，注意保护肾门处迷走血管，以防造成肾段缺血；注意不要损伤肾蒂。孤立肾结石主张积极行肾窦内肾盂切开取石术。③肾实质切开取石术：对于不能经肾盂或肾窦内肾盂取出的较大的鹿角形结石，肾小盏内不规则、较大结石，可采用局部肾脏降温、肾实质无血管区切开取石的方法。但对于有条件的医院，可经肾盂、肾窦内肾盂切开，内镜引导下、弹道碎石取石，可获得满意效果。对于原位肾脏手术无法取尽的结石，可行离体肾取石术。④部分肾切除术：由于结石嵌顿造成肾一极积水、感染、无功能，或局限于肾一极的多发性结石，或肾盏结石伴漏斗部狭窄，不宜做肾盂或肾实质切开取石者，可在严格掌握适应证的情况下行肾部分切除术。⑤肾切除术：因为结石长期梗阻造成肾脏反复严重感染、肾积脓，肾实质严重损害，肾脏完全无功能，术后亦无可能恢复患肾功能的患儿，确认对侧肾功能正常，可行肾切除术。

2) 输尿管结石：输尿管切开取石术输尿管结石在术前应充分了解结石的大小、数目、位置，考虑结石不可能自行排出或采用中西医结合的治疗方法亦不能排出，或者结石停滞时间过长并发较明显的积水、感染等情况，可考虑行输尿管切开取石。在条件允许的情况下，可采用经腹腔镜输尿管取石或经输尿管镜弹道碎石取石术，但应严格掌握手术的适应证。

3) 膀胱及尿道结石

①膀胱切开取石术：输尿管膀胱交界处结石、膀胱内结石及后尿道结石经保守治疗无效的情况下，可行经耻骨上膀胱切开取石口，亦可考虑经尿道内镜碎石的治疗方法。②尿道切开取石术：前尿道结石较大，停滞时间过长，不能顺利送回膀胱者，或合并尿道憩室，需行尿道整形者，可考虑行尿道切开取石。但应避免在前尿道切开取石，因为术后尿漏及尿道瘢痕狭窄是其较为棘手的并发症。

总结：近十年来，体外冲击波碎石、经皮肾镜取石技术及经输尿管镜取石术在儿童泌尿系结石的治疗上取得了实质性的进展，但需要指出的是，体外冲击波对儿童的远期影响并不十分清楚，有个案报道，经 ESWL 治疗后的儿童出现腹膜后血肿、肺出血可能与治疗有关；选择体外冲击波碎石、经皮肾镜取石或经输尿管镜取石术，很大程度取决于患儿的身体结构和结石的特性。对于多发结石或大于 10 mm 结石采用单一的体外冲击波碎石可能是不明智的，有作者主张对于该类患儿可选择经皮肾镜取石加用或不加用体外冲击波碎石的治疗方法。

相比较而言，经输尿管镜取石技术，如果病例选择适当、条件允许，则取石的成功率可达100%。当然，采用该项技术时，要考虑输尿管损伤、输尿管反流及输尿管狭窄的并发症的问题。

从目前的技术条件及经济水平发展来衡量，尤其是发展中国家和地区，开放手术仍是儿科泌尿系结石的首要治疗方法，

内镜技术在儿科的广泛应用，还需要经历一个较长的时期。

六、结石的防治

小儿泌尿系结石的原因较为复杂，现存结石虽可通过以上治疗得到解除，但结石复发的情况可能依然存在，所以，如何针对结石形成原因，采取有效措施，达到预防结石的形成与复发亦是小儿泌尿外科医师值得研究的问题。

1. 解除尿路梗阻

泌尿系畸形所致尿路梗阻，继而合并尿路感染是小儿泌尿系结石形成的重尿路感染，可减少并预防尿路结石的生长与复发。

2. 调节机体代谢

小儿泌尿系结石在很大程度上与自身代谢紊乱有关，如高钙尿症、肾小管酸中毒、胱氨酸尿、甲状旁腺功能亢进等。通过碱化、稀释尿液，或采用药物拮抗，或手术切除甲状旁腺的方法，调节机体代谢状态，可达到减少或防止结石形成、复发的效果。

3. 注意饮水

多饮水，稀释尿液，减少尿液结晶沉淀。一般认为，小儿尿量每日达 2 L 以上可有效防止结石形成与复发。

4. 饮食疗法

草酸钙结石，应少吃含高草酸食物，如菠菜、苹果、番茄、土豆、可可、巧克力等；高尿酸血症和高尿酸症患者应避免吃含高嘌呤的食物，如动物内脏、鱼、咖啡等；胱氨酸结石宜吃高纤维素食物，少吃高动物蛋白。

4. 药物防治

通过调节尿液酸碱度可防止结石形成和复发。如枸橼酸钠使尿液碱化，可防治胱氨酸与尿酸结石，氯化铵、水解酪蛋白等使尿液酸化，可预防草酸钙、磷酸钙结石复发；口服氢氧化铝凝胶，铝离子与磷酸结合成不溶解的磷酸铝随粪便排出，降低尿中磷酸盐含量。

第九节 老年泌尿系结石

我们认为老年病性泌尿系结石系指发生在 65 岁以上的成人所患的尿路结石，既包括年轻时的结石延续在年老时的表现，也包括初次发病、初次诊断的结石。美国老年病性尿结

石发病率为 0.1% ～ 2%，根据 DonaldL 在 1997 年的统计，老年病性尿结石占尿结石患者的 10% ～ 12%。我国老年病性尿结石发病率较青壮年低，但目前尚未见详细统计资料。随着 B 超的广泛应用，老年尿结石的检出机会增加，故近年老年尿结石的发病率有增高趋势，哈尔滨医科大学第一附属医院 1991-1993 年 B 超检出老年肾结石患者占同期肾脏 B 超检查的 73%。

一、病因

老年病性尿结石的发病与遗传、环境、气候等方面均有关，且与代谢异常、生活习惯、伴随疾病的关系较为密切。

（一）代谢异常

与年轻患者的泌尿系结石不一样，代谢异常可能是老年病性尿结石的最主要病因。主要可分为以下三类。

1. 甲状旁腺功能亢进

原发性甲状旁腺功能亢进、严重的维生素 D 缺乏、慢性甲状旁腺刺激以及噻嗪类化合物或锂的应用所致的继发性甲状旁腺功能亢进，导致平均甲状旁腺激素水平显著增高，促使骨细胞的裂解、肾排磷的增加以及肠道钙吸收增加，血钙增高，尿钙更高，尿中钙过饱和，易沉积形成结石。据统计，甲状旁腺功能亢进的患者有 60% 发生肾结石，绝经后雌激素不足的女性患者甲状旁腺功能亢进发生率增至 1.3%，原发性中状旁腺功能亢进患者 3% ～ 13% 以尿结石为首发症状。

2. 低枸橼酸尿

低枸橼酸尿在老年患者中很普遍，可能与年龄依赖性肾功能减退有关，枸橼酸以及镁离子、肝素等可以使尿中钙呈过饱和状态，阻止钙的沉积，尿中枸橼酸的减少可使结石易于形成。

3. 局尿酸血症和局尿酸尿症

人群调查表明，血清尿酸盐因年龄、性别而大不相同，尿酸代谢异常常见于痛风。痛风的发病率随年龄的增长而增加，10% ～ 20% 的痛风患者将形成尿酸结石，而尿酸结石患者常伴发痛风性关节炎。高尿酸血症和高尿酸尿症皆为体内嘌呤代谢异常所致，其结果使尿长期处于酸性状态，有利于尿酸沉淀结晶形成尿酸结石。尿 pH 值小于 5.5 可能为尿酸结石形成的主要决定因素。

（二）生活习惯的变化

随着年龄的增长，伴随疾病的增多，老年人活动减少，以及长期卧床可促使骨溶解，尿钙增高，促进结石形成。

（三）泌尿系的局部因素

1. 前列腺增生症

前列腺增生症是老年男性常见疾病，其临床症状首先表现为排尿困难，尿流不畅，使过饱和状态下的尿中晶体和胶体易于沉淀而形成结石，较为常见的是膀胱结石。

2. 尿路感染

老年患者的抵抗能力降低，易发生尿路的感染，脓块可能成为结石的核心，使晶体和结石基质易沉积形成结石。尿路感染常见的大肠埃希菌、变形杆菌、葡萄球菌都有分解尿素成为氨而使尿变成碱性的作用，从而使尿中磷酸钙与磷酸镁铵晶体易于析出形成结石。

3.异物

偶见老年人由于孤独寡居，性的要求不能得到满足，可能使用异物刺激，而异物因为断裂或脱落于膀胱内，羞于就诊，形成结石核心。

二、临床表现

1. 大部分的老年性肾结石无临床症状，而在体检时发现。疼痛为上尿路结石的主要临床症状，表现为腰部的胀痛、钝痛及不适感，少数患者伴有阵发性绞痛，向下腹部及阴囊放射，偶有恶心、呕吐等症状。血尿是另一个重要症状，可为肉眼血尿或镜下血尿，但血尿一般较轻，部分患者可表现为无痛性血尿。有大量的血尿和血块绝大部分不是结石，而应考虑结石以外的疾病。

2. 老年性膀胱结石患者均有不同程度的临床症状，表现为尿频、尿急、尿痛、肉眼血尿、排尿中断现象，改变体位后仍可继续排尿。膀胱内结石伴感染时可出现脓尿、发热、下腹疼痛，部分患者出现初始或终末肉眼血尿。老年性膀胱结石的原因多是因为前列腺增生，尿液潴留所致，因此合并有前列腺增生的症状与表现。

3. 老年病性尿结石引起肾衰竭者少见。

三、诊断

老年性尿结石的诊断一般并不困难，如有典型的肾绞痛病史、尿频、尿急、尿痛、排尿中断现象。体格检查可考虑到尿路结石，再根据 B 超、X 线检查一般可以确诊。

1.B 超

因为老年肾结石患者无症状型较多，故可将 B 超作为筛选手段，可发现肾、输尿管上段、输尿管下段、膀胱的结石，肾积水的程度以及是否合并前列腺增生。B 超为无损伤性检查，对老年患者很合适。

2. 腹部 X 线片和静脉尿路造影

腹部 X 线片和静脉尿路造影在泌尿系结石的诊断上占有重要的地位，可观察到结石的大小、滞留部位、形状、数目，了解肾脏功能及判断有无肾积水、尿路有无梗阻。显影不佳、怀疑尿路梗阻时可行逆行尿路造影口考虑老年患者的耐受力差，检查前的肠道准备方式应慎重选择，一般采用清洁洗肠的方式，而尽量避免口服泻剂。增生的前列腺可能会影响膀胱镜下插管，并且有并发前列腺损伤出血的可能，故对老年男性患者进行逆行尿路造影时应先了解前列腺增生的情况。

3. 计算机断层扫描 (CT) 和磁共振成像 (MRI)

CT 和 MRI 在尿路结石的诊断中应用较少，在 B 超和 X 线检查有困难时可考虑应用。

4. 老年病性尿结石患者代谢异常

血钙、磷、尿酸以及尿液成分的分析应列为重点监测项目，而不能满足于尿结石的本身诊断。血钙超过 2.6 mmol/L 时，应进一步行血清磷、24 小时尿钙和尿磷、血清甲状旁腺激素或尿环磷酸腺苷测定，以确定是否合并甲状旁腺功能亢进。

四、治疗

因老年患者的并发疾病较多、耐受力减退，其尿结石的治疗在对症、去除结石的基础上，应寻找病因，针对代谢紊乱及引发结石的泌尿系局部因素采取积极的治疗及预防复发的措施。

1. 预防与一般处理

增加饮水，保证有足够的尿量降低尿内成石成分的浓度，促进排石和减少成石机会，每日饮水应在 2 000 mL 以上。适当的户外活动可减少老年患者的骨脱钙和尿液引流不畅所致的尿中物质沉积。针对泌尿系结石的成分和尿液分析结果调整饮食，低嘌呤饮食适用于尿酸结石患者；肉类饮食有助于防止感染结石；含钙结石宜用高纤维饮食而避免高盐、高动物蛋白、高脂和高糖。大量的饮水和适当的活动，直径小于 6 mm 的结石可自行排出。

2. 疼痛的处理

对于急性发作的肾绞痛可肌内注射盐酸山莨菪碱或黄体酮解痉，镇痛用布桂嗪或哌替啶。静脉滴注维生素 K_1。老年男性患者常合并前列腺增生，应尽量避免用阿托品类药物，以免加重排尿困难。上述处理基本可缓解症状。鉴于普鲁卡因的副作用而不主张用于肾绞痛的处理。

3. 泌尿系感染的控制

感染可成为结石的成因。对于有明显感染的病例应行尿培养及药敏试验，有针对性地使用抗生素。氨基糖苷类等对肾功能有损害的药物应慎用。

4. 尿路梗阻的解除

老年男性膀胱结石常因前列腺增生所致，故应在处理膀胱结石的同时解除因前列腺增生所致的下尿路梗阻，B 超前列腺电气化切除对患者损伤小，治疗效果理想，患者恢复快，同时可进行膀胱结石的经尿道碎石术。

5. 上尿路结石的体外冲击波碎石 (ESWL)

治疗老年患者比年轻患者更多采用 ESWL 术。上尿路结石直径在 3 cm 以下者均可行 ESWL 术治疗，效果可达 90% 以上。有心血管疾病的患者应慎重选择，心律失常患者应列为禁忌。

6. 结石的泌尿内腔镜处理

中下段的输尿管结石、膀胱结石可考虑输尿管镜下气压弹道碎石和膀胱内机械碎石术。治疗前一定要有充分的抗生素治疗。近年来，腹腔镜已开始应用于肾、输尿管结石的治疗，且有损伤小、患者恢复快的优点。

7. 手术治疗

老年患者对手术的耐受力减退，当结石引起明显梗阻、ESWL 或内镜无法处理时可采取手术。根据结石情况可选用肾盂或肾窦切开取石、肾部分切除术，肾破坏严重的铸形结石合并较重的肾积水或积脓而对侧肾正常时可行肾切除术。

甲状旁腺的手术处理：原发性甲状旁腺功能亢进 86% 由于单发性甲状旁腺腺瘤、6% 是由于甲状旁腺增生所致，手术原则是切除甲状旁腺腺瘤或切除部分增生的甲状旁腺组织，使剩下的腺体组织约重 200 mg。

五、预后

老年病性尿结石的复发率与年轻患者基本相同，如 5 年复发率约为 20%，10 年约 40%，20 年约 77%。在排出或取除结石后的近期疗效是满意的，但应针对病因采取相应的预防措施方能减少复发。

第十节　妊娠合并结石

泌尿系结石多见于生育期年龄，多数学者认为，妊娠期泌尿系结石的发病率和未孕妇女相比并无明显提高，其发病率估计为 1/1 500 左右，且两者结石类型和构成比亦相似，以草酸钙和感染性结石为主。因结石梗阻、移动引起的绞痛、感染、肾功能损害易引起流产、早产，故正确处理妊娠期泌尿系结石对有效治疗尿结石、保障孕妇和胎儿安全极为重要。

一、病因

随着优生优育、围生医学的发展，人们越来越关注妇女在妊娠期的诸多生理变化及其对上尿路的影响。研究表明，妊娠期妇女全身血容量、肾小球滤过率、肾血浆流量、尿钙排出量等均明显增加，孕激素水平增高，输尿管受压、扩张等，这些都对上尿路具有重要影响，而这些影响往往是促进上尿路结石形成的原因。现扼要叙述如下。

(一) 肾血流的变化

妊娠期间，母体循环血容量增加，肾血浆流量及肾小球滤过率均增加，且在妊娠第 9 ～ 11 周达到高峰，血浆中可溶性物质如钠、钙、尿酸等的滤过率增加，钠的排泄由于肾小管的重吸收而不会发生改变，但钙和尿酸的排泄量增加。此外，随着胎龄的增长，母体及胎儿代谢产物排泄量随之增加。肾小球排蛋白和糖的阈值降低，可以形成所谓生理性蛋白尿和糖尿。而这些物质如钙、尿酸、蛋白、糖及胎儿和母体的某些代谢产物在母体尿液里的含量增加，都有利于尿结石的形成。

(二) 生理性肾积水

在妊娠的第 6 ～ 10 周，约有 90% 以上的孕妇会发生生理性肾积水，而且需要在分娩 3 个月之后才会恢复正常。在妊娠早期，输尿管平滑肌由于受到孕激素及自主神经功能的影响，输尿管出现扩张而且蠕动明显减少；妊娠中期，扩张的输尿管受到妊娠子宫的压迫，使肾盂、肾盏积水更加严重，同时亦使输尿管蠕动更进一步减少；特别是子宫右旋使右侧受压更加明显，右肾盂贮尿从 10 ～ 15 mL 增至 60 mL 以上，引起无症状菌尿症，甚至肾盂肾炎，理论上增加了结石形成的可能性。

(三) 钙、磷代谢的变化

研究表明，妊娠期妇女甲状旁腺素 (PTH) 及降钙素 (CT) 随着胎儿胎龄的增加而逐渐增加，妊娠中期升高明显，后期缓慢。PTH 促使肠道对钙和磷吸收，也使骨矿向血中释放钙；CT 作用相反。在整个妊娠过程中，大部分尿钙被肾小管再吸收，抑制了磷的重吸收，故钙磷的排出量比非妊娠期增加 2 倍左右，经尿排出的钙磷也增加了结石形成的机会。

尽管妊娠期妇女存在生理、解剖、钙磷代谢和尿酸分泌增加等诸多结石形成的易感因素，但其患病率并未见明显增加，这其中可能也存在某些抑制因素。

下列几个因素已被证实可以抑制妊娠妇女结石的形成：首先是尿柠檬酸盐及镁的排泄量增加，抑制了钙盐结石的形成，其次，母体妊娠中期及中晚期 (第 28 ～ 32 周) 胎儿发育相对较快，钙需求量增加，使血钙降低，母体处于一种相对缺钙状态，亦抑制了孕妇的结石形成。

二、临床表现

妊娠合并尿路结石患者的临床表现和普通上尿路结石患者相似，主要有腰腹部疼痛、肉眼或镜下血尿、尿路感染、膀胱刺激征等表现。但疼痛部位和性质可能因孕龄的增加而有所变化。血尿因妊娠期泌尿系血管充血而经常发生，并不能提示泌尿系结石的存在，特别是无症状镜下血尿。尿路感染因妊娠时受激素影响，输尿管平滑肌张力降低，肾盂及输尿管扩张，蠕动减弱，尿流缓慢，尿液逆流等因素较为常见。膀胱刺激征于妊娠早期因增大的前倾子宫在盆腔内压迫膀胱经常出现，故妊娠并发尿路结石的诊断常较困难。

三、体格检查

妊娠合并结石患者一般都是在腰痛或腹痛或尿路感染时就诊；疼痛时，患者可身体屈曲，腹肌紧张口肾或输尿管重度积水时，可扪及肿大而且有压痛的肾脏。输尿管下段结石特别是输尿管膀胱壁段结石，可经阴道指诊触及，但做此检查一定要慎重，以防引起宫内感染。无梗阻的结石，可无明体征。

四、影像学检查

对有腰痛或腹痛、发热、血尿及输尿管梗阻较为严重者，影像学的检查是必要的，其主要目的是明确梗阻的原因、部位，并对肾功能受损的程度进行评价。对妊娠合并梗阻者，当必须进行有射线或辐射的检查时，我们务必权衡肾积水原因的诊断及治疗可能被延误与放射检查二者导致后果之轻重，慎重做出选择。因为现代研究表明小儿恶性肿瘤的发生与妊娠期内接受放射线有一定的关系。但也有作者认为诊断剂量的放射线在注意防护的前提下，并没有明显提高婴儿的致畸率及恶性肿瘤的发病率。即便如此，但有一点意见是统一的，那就是在胎儿致畸的高危期（第 2 ～ 8 周）我们应尽量避免接受放射和辐射检查。

一般认为，妊娠期间，胎儿接受放射剂量超过 5 cGy 建议堕胎；如果照射剂量超过 10 cGy，虽然致畸率仅提高 5%，但一定要终止妊娠。

（一）超声波检查

超声波检查目前认为是一种无侵入性的安全检查，在非妊娠人群中，超声与 KUB 相结合有逐渐取代 IVU 的趋势，肾、输尿管积水提示输尿管可能有梗阻，但急性梗阻上尿路可能仅有轻度积水或者没有积水。妊娠时，患者还可能有肾盂、输尿管积水而没有梗阻，肾盂、输尿管为生理性扩张。超声多普勒提高了评估急性梗阻的准确率。彩色超声及高分辨超声检查，对于评估肾脏血流分布和肾血流动力学均大有裨益。因此，在妊娠合并结石的诊断中人们越来越重视其重要意义。值得注意的是，超声检查可能对胎儿听觉器官的发育造成潜在影响，因此，我们不能盲目多次反复进行该项检查。

（二）透视、X 线片、静脉肾盂造影和逆行插管造影

以上各项检查，主要目的是明确梗阻部位、原因，了解肾盂、肾盏形态，评估双肾功能等，但这些方法都存在放射剂量大、曝光部位集中等缺点，因此，妊娠妇女在确定做这些检查时要很好地瞄准肾区（曝光部位），尽可能减少曝光时间及次数，同时，还需对下腹部及盆腔实行适当放射防护。

（三）CT

虽然 CT 特别是不需要强化对照的螺旋 CT 对于诊断尿路结石敏感性高，而且还能很好地区别结石、肿瘤、血管瘤。但终究 CT 检查放射剂量大，检查费用高，因此，一般不作为妊娠合并结石的常规检查方法。多层螺旋 CT 输尿管造影 (CTU)：CTU 可以准确显示输尿管结石，尽管其对胎儿的射线量＜ 50 mGy(＜ 100 mGy 对胎儿无影响)，但多数放射科及泌尿科医师不推荐行此项检查。

(四)MRI

在妊娠期间 MRI 检查可以区别是生理性肾盂还是病理性肾盂、输尿管积水，而且还能明确梗阻来自管内还是管外及其类型。在 MRI 作为孕妇输尿管梗阻的诊断方法之前，人们没有很好的办法来明确输尿管梗阻的原因，这部分患者要进行相应检查明确诊断几乎是不可能的。MRU 可能对早期胚胎造成影响，因此多用于中晚期妊娠上尿路结石的诊断。Spencer 等报道，孕妇的分泌性 MRU 与利尿肾图有良好的相关性。分泌性 MRU 不仅可以诊断梗阻、结石，还能够评估肾功能，区分生理性和病理性积水，有望成为孕期理想的检查手段，缺点是价格比较昂贵。

但 MRI 检查最好不要在胎儿高危期 (特别是妊娠前 3 周) 内进行，因为 MRI 对胎儿的潜在影响目前仍不清楚。因此，该项检查仅限于解决疑难病例的诊断。

(五) 核素检查

患者进行一次 ^{131}I 的肾图检查，其放射剂量大约是 IVU 检查放射剂量的 10%。它能提供肾血流、分肾功能、梗阻及异位肾组织的功能及定位，但有 10% ～ 20% 的生理性梗阻 (特别是妊娠的后 3 周) 被误诊为病理性梗阻，因此，肾图在妊娠前 6 个月对评价分肾功能情况以及肾功能恢复情况有所帮助，虽然它不能提供详细的解剖情况，但可为外科干预提供参考。

五、治疗

妊娠合并结石的治疗必须根据结石引起症状的严重程度、结石所处的位置、结石大小、形态、表面是否光滑以及是否引起泌尿系急性梗阻和感染，特别应根据胎龄的大小，采取不同的措施。50% ～ 80% 无须在妊娠期及产褥期内处理。

保守治疗：

对于没有合并感染、只有腰痛或腹痛者，主要是多饮水、利尿、解痉、止痛等保守方法治疗。

对于有严重腰痛或腹痛者，多数情况下麻醉止痛是安全的，既可口服，亦可胃肠外使用麻醉剂，常用的哌替啶和吗啡未发现引起胎儿致畸的报道，可待因需在妊娠早期避免，美沙酮不能用于妊娠妇女的止痛。

对严重腰痛或腹痛但不合并恶心、呕吐，还可使用连续硬膜外腔麻醉。有人报道连续硬膜外腔麻醉不但可以缓解输尿管痉挛及绞痛，而且还有可能使个别上尿路结石排入下尿路甚至排出体外。

对于严重腰痛或腹痛合并泌尿系感染或全身感染者，我们要选择安全、合适的抗生素予以抗感染治疗。

需外科干预的妊娠合并结石者不到该类患者的 1/3。主要为剧烈顽固性腰痛或腹痛，保守治疗无效，并可能导致流产或早产者；急性尿路感染引起败血症；孤立肾合并急性梗阻；双侧急性梗阻并发尿毒症等。干预方法因结石的部位、大小、引起症状的严重程度、当时就诊医院的条件、泌尿外科、产科医生和麻醉科医生的熟练程度而决定，并无固定模式。

1. 开放性手术治疗

随着医疗诊断及治疗水平的提高，许多医生已非常熟练地掌握了以前只能使用在非妊娠妇女的多种手术方法，并将其扩大到妊娠妇女，如输尿管切开取石术、肾盂切开取石术、肾切除术等都有成功运用到妊娠妇女的报道。

2. 腔内治疗

由于妊娠妇女输尿管处于扩张积水状态，易使输尿管肾镜到达结石梗阻部位，即使在妊娠后期亦可使用，不会导致流产及早产。Shokeir 和 Mutahgahi 报道了他们在妊娠妇女中成功使用 25 例硬性输尿管肾镜治疗的经验，他们认为，只要在术前使用安全、有效的抗生素且在麻醉有效的情况下操作，妊娠期在输尿管肾镜下处理结石及梗阻是安全而有效的，而且还可以放置 Douhle-J 管引流，但 DJ 管时间不宜太久，以免引起 DJ 管壁内外结石附着，造成拔管困难，有个别病例需产后手术取出 DJ 管的报道。

3. 超声及激光碎石治疗

超声碎石已成功运用到非妊娠妇女，但由于大功率超声对胎儿听觉器官易造成损害，因此一般不对孕妇使用。

激光碎石治疗在成功放置输尿管肾镜后可以处理妊娠合并输尿管结石。钬激光成功运用到临床，为妊娠合并输尿管结石的处理又开辟了一个广阔的前景。

4. 肾穿刺造瘘术

肾穿刺造瘘术一般应用在妊娠合并结石并重度肾积水或肾积脓而在输尿管肾镜下放置 DJ 管不成功者。肾穿刺造瘘能快速放出积水和积脓，特别是积脓，而减轻机体中毒症状。肾穿刺造瘘一般在局麻、B 超引导下进行。但肾穿刺造瘘引流导致的体外引流不便、局部感染、管道阻塞、管道滑脱及输尿管继发出血等是其不足之处。

5. ESWL

虽然 ESWL 后的远期疗效还有待进一步观察，但 ESWL 在非妊娠人群泌尿系结石的治疗上已引起了一场革命。对于妊娠合并泌尿系结石患者，我们一般不选择此方法，主要是因为：虽然我们暂时还没有 ESWL 对胎儿影响的试验动物学和临床的深入研究，但孕妇在接受治疗时胎儿要受到电离辐射的损害，以及冲击波对胎儿组织的诸多潜在影响。除此之外，冲击波还可导致流产及早产。

总之，妊娠合并结石的治疗，首先考虑保守治疗，如果外科干预实在有必要，我们就必须认真权衡放射检查、麻醉、手术及其他治疗方法对母子造成的损害和尿路梗阻被延迟诊断与治疗而造成的肾功能损害两者的轻重，避重就轻合理做出选择。

第十一节　特发性复发结石

尽管过去几十年里，有关特发性复发结石的认识有了很大的进展，但对其致病因素仍然知之不多。

流行病学研究揭示了结石病的发病与经济状况、社会阶层、年龄、性别、职业、种族、地理气候条件以及饮食等因素之间的关系。这些因素的单独参与或联合作用，可以引起机体代谢的异常，增加易患结石病的危险。这些研究为我们对结石病的认识提供了有益的帮助。然而"相关"毕竟不等于就是病因。因此还需要考虑如肠道对结石盐类的吸收、尿液溶质的过饱和、结晶形成的促进物和抑制物、颗粒滞留以及尿路内部结构等其他因素在结石发病中的重要作用。

一般认为，特发性含钙结石的发病是多因素参与的，各种内在和外在因素可以增加结石形成的风险。

一、内在因素

草酸钙、磷酸钙结石患者尿液中的晶体成分有轻微异常，钙代谢轻度障碍。迄今为止，几乎所有试图识别结石患者血、尿标本中特异性代谢异常的研究都劳而无功。然而，过去几十年的大量研究仍发现了某些危险因素有利于尿液中成结石盐类的析出。首先，大量（约70%）的结石患者表现为胃肠道过量钙吸收倾向。其次，50%的结石患者发现有24小时尿钙的增加。再次，分泌低抑制活性的相对碱性尿使得这些患者尿液中草酸钙、磷酸钙等结石盐过饱和的风险更突出。

有关结石形成的理论主要集中在尿液中的晶体样物质的物理化学方面。目前，用来说明结石形成最引人注意的假说为：基质物质作为成核或黏附因素与晶体物质胶着在一起，形成一个坚硬的框架。尿液的过饱和促进这种结晶的形成，即持续结晶尿自身可以通过一种"停滞状态"的机制引起自发的沉淀；某些特定物质如氨基葡糖多聚糖的存在或缺乏可能分别防止或促使结石的形成。Robertson等提出了含钙结石形成主要有6种危险因素，即钙、草酸、尿酸、pH值水平的增高和尿量、氨基葡糖多聚糖抑制物的减少。这些因素影响尿液钙盐的相对饱和度。与前面提到的流行病学危险因素如性别、年龄、职业、社会阶层、富裕程度、饮食、液体摄入量、气候和代谢、遗传异常等一起考虑，就可以在个体水平上，对IRCU发生的相对可能性进行评价。然而，Ryall等仍未能应用Robotson的标准计算出一个恰当的系数，以区分结石患者和非结石患者，也未能在对预测结石复发具有特定价值的模拟尿中测量出离子活度积与溶解度的关系。

结晶化学的基础是沉淀离子的活度和过饱和情况。尿液中溶质的饱和状态可以有未饱和、饱和和过饱和三种，而过饱和又分为两相：亚稳态的过饱和状态和过度的饱和状态口结石形成现象出现于亚稳态的过饱和溶液中。若无某种形式的接触反应，则自发的结晶析出一般也不会发生。实验显示，在亚稳态过饱和溶液中磷酸氢钙、羟基磷灰石或尿酸的晶粒可以引发草酸钙结晶的过程。由于所有这些相互作用包括两个或更多的结晶相，成核作用被认为是通过取向附生或异质成核进行。取向附生包括定向生长或单个结晶的沉积。与相接触的晶格结构间具有近似几何适配性的沉积底物在混合性结石的形成中具有重要作用。底物可以是晶粒的小平面，也可以是其他大的平坦表面。接触的晶格结构应当属于相当简单的、自然出现的沉淀与底物所共有的表面。

这些表面的结构排列也有某些影响，但相对来说不太重要。决定亚稳态溶质结晶的其他两个重要因素是pH值和温度。

(一) 核或结晶的促进物

1. 磷酸氢钙 ($CaHPO_4 \cdot 2\ H_2O$)

磷酸氢钙为磷酸钙在尿液正常 pH 值 (< 6.9) 时的稳定相。Pak 等认为磷酸氢钙为某些含钙结石的"源头"。尽管磷酸氢钙为有机基质影响下尿液中形成的主要固体相钙盐,且可以在亚稳态过饱和溶液中诱发草酸钙结晶的形成,但很少在晶核中发现。磷酸氢钙也可以引起尿酸钠成核,这样形成的尿酸盐可以通过异质成核引起草酸钙结晶。但当尿液 pH 值大于 6.9 时,磷酸氢钙迅速变成羟基磷灰石 [$Ca_{10}(PO_4)_6(OH)_2$],后者钙 / 磷比更高。

2. 羟基磷灰石 [$Ca_{10}(PO_4)_6(OH)_2$]

已经发现不同数量的羟基磷灰石常与结石基质一起整合于各种结石包括纯草酸的核中。试验研究表明,羟基磷灰石可以在过饱和溶液中引起一水草酸钙结晶的异质成核,成核速率有赖于加入溶液中的羟基磷灰石晶粒的表面积,结晶越大和表面越粗糙则越有利成核。实际上,Werness 等已经证实,在特发性复发结石患者中,常有羟基磷灰石结晶尿出现。由羟基磷灰石引起的结石患者尿液中抑制物活性降低,此会促进结晶的生长和聚集。

3. 尿酸钠和尿酸

草酸钙结石患者中高尿酸尿发病率高的现象提示尿酸或尿酸钠可能通过异质成核引发草酸钙结晶,这激起了人们对这种现象的极大兴趣。Pak 和 Arnold 强调了尿酸钠在亚稳态过饱和溶液中引发草酸钙异质成核的重要性。也有试验证据表明,尿酸钠的作用首先是通过与氨基葡糖多聚糖 (GAGs) 结合而减少尿液黏多糖对草酸钙结晶成核和聚集的抑制活性。

然而,尿酸钠结晶在新鲜尿液中以及结石中均很罕见。有关分子或胶体形式下尿酸钠和尿酸在 pH 值 5.5 的全尿中作为草酸钙成核因子的作用尚存争议。在体外,氨基葡糖多聚糖与尿酸的结合极弱。因此,目前,关于结石患者尿液中尿酸钠是否真的存在活性尚难定论。

(二) 结晶形成的抑制物

结晶形成的必需条件是尿液中某些结石溶质的过饱和,结晶的生长和聚集则要求尿液中钙、草酸和 (或) 磷酸等呈过饱和。一天中多数时间里,人尿中的钙、草酸、磷酸和尿酸等处于亚稳过饱和状态。然而,如果尿液的离子浓度超过亚稳态的界限,或通过增加离子活度,或通过改变溶液的 pH 酸碱度和温度。则可能会有自发结晶形成,由于尿液中比水溶液中溶解了更高浓度的草酸钙,因此有人设想尿液的这种过饱和溶解的富盐效应可能与遗传有关。

自从 Thomas 和 Howard(1959) 第一次发现,正常尿液具有抑制佝偻病大鼠软骨髓矿化的能力,而结石患者的尿液则没有这一现象后,人们进行了几项研究试图找出尿液中结晶的抑制物。然而,采用稀释或加入晶粒以改变结晶生长速率的技术测得的结果之间具有矛盾。抑制物的作用被归因为几种高分子量或低分子量的尿液成分,其中诸如 Tamm-Horsfall 尿黏蛋白 (THM)、酸性黏多糖等被认为既是草酸钙结晶的抑制物也是促进物。

1. 枸橼酸

尿液枸橼酸约占尿液中抑制物活性的 50%。焦磷酸和镁占另外的 20% ~ 30%。离子钙与尿液中的枸橼酸结合,形成可溶性的枸橼酸钙。此外,枸橼酸也表现出抑制结晶生长的作用。尿液的枸橼酸含量为肾小球的枸橼酸滤过减去肾小管吸收的量。在灵长类动物,枸橼酸的重吸收主要发生在远曲小管和集合管，因此，远端小管内离子钙的浓度在一定程度上有赖于近端和远端小管内枸橼酸的重吸收。近端重吸收的增多导致输送到远端小管的枸橼酸量的减少。枸橼酸的分泌受酸碱状态的影响较大——代谢性酸中毒减少而碱中毒增加尿枸橼酸的分泌，如在远端肾小管性酸中毒 (RTA)、伴有 RTA 的髓质海绵肾 (MSK)，枸橼酸分泌减少。这些患者的碱性尿不仅有利于钙 / 草酸 / 磷酸复合物的形成，而且使抑制物活性更小。与正常健康成人相比，男性 IRCU 患者与感染性结石患者一样，尿液中枸橼酸分泌明显减少。但 Robertson 等的研究未能发现健康个体与 IRCU 患者尿枸橼酸分泌的显著差异。雌激素增加尿枸橼酸的分泌，这可能是绝经期前妇女中特发性结石发病率低的原因。然而是否真的存在因果关系目前还不清楚。另一方面，雄激素增加尿草酸的分泌而阉割可以保护喂食结石饮食的大鼠免于形成尿路结石。目前关于性激素与枸橼酸代谢的确切关系尚不清楚，有待于进一步研究。

2. 镁

镁是最早发现的尿路结晶形成的抑制物之一。体外的研究显示，镁可以迅速与草酸形成可溶性复合物，从尿液中提取出草酸，否则后者易与钙离子结合。Pymh 的研究提示低尿镁水平有利于结石的形成。最近 Hallscm 等观察到低尿镁伴有草酸钙结晶的增多。在大鼠，镁缺乏引起肾实质的钙化伴有钙沉积于肾小管细胞中和肾小管腔内。然而最近的两项临床研究发现，复发结石患者与性别、年龄相匹配的正常对照组相比，血清、尿液镁的水平并无显著差别。Johansson 等认为问题的关键不是钙离子和镁离子的绝对水平，而是镁与钙的比率。在这一方面，他们发现，一与对照组相比，高钙结石患者中镁钙比率降低，而用氢氧化镁治疗以使镁钙比率正常，其结果是结石复发率降低。

3. 焦磷酸盐

自从 Fleisch 和 Bisaz 从尿液中首次分离出焦磷酸盐，并证明其能结合于草酸钙结晶表面并抑制结晶形成后，人们开始对无机焦磷酸盐的这种天然泌尿系结石抑制物感兴趣。据估计，在总结石抑制活性中，无机焦磷酸的作用占不到 15%。因此，这在有关结石形成的病理生理学中并无多大的重要性。口服焦磷酸 (在肠道中发生转化，转化为正磷酸而被吸收)、正磷酸、合成焦磷酸的类似物、乙二磷酸盐 (EHDP) 可预防经基磷灰石的形成，而对草酸钙结晶的预防作用微乎其微。据报道，尽管尿焦磷酸盐的浓度在某些结石患者较低，但 Rohertson 等发现在正常对照组和复发结石患者之间，焦磷酸盐的分泌并无明显区别。

4. 大分子聚阴离子

已知的最重要的钙盐结晶和生长的抑制物是尿液中的高电荷大分子成分，这些大分子聚阴离子包括：GAGs、THM 和核糖核酸 (RNA)。Rohertscm 等发现，在复发性结石患者的尿液中，所有这些大分子对抑制结石生长和聚集的相对能力，其抑制结石形成活性依次为：RNA > GAGs > THM。THM 对结晶生长的作用很小，但可以明显抑制聚集。

结晶聚集是结石形成的一个必要条件。因此，任何抑制聚集相的因素均对减少结石形成的风险具有重要作用。这些抑制物起作用的最可能途径是按照 Langmuir 吸附平衡理论吸附在结晶表面。聚阴离子通过引起晶体表面 Zeta 电势或电荷的改变而表达其活性。Zeta 电势越负则抑制作用越好。

目前普遍认为，这些天然尿液成分具有不同程度的抑制活性。然而识别结晶的异体成核还有困难，抑制物在结石形成的病理生理学中的作用还未确立。尽管在结石患者尿液中更常见且有大的结晶通过，结石患者和正常健康成人的尿液中都周期性地形成草酸钙结晶。Finlayson和 Reid 等仔细地研究了草酸钙过饱和与肾小管内尿流特征之间的关系，结果发现，如果考虑自由钙结晶的缓慢生长时 (一个结晶从最初的 1 μm 长到 1.6 mm 的临界大小约需 10 小时)，那么很难想象结晶能够在通过集合管的短暂时间内达到所需的大小，并引起局部梗阻。其推测可能存在内在的解剖因素的影响。

二、外在因素

1. 地理因素

不同地理气候条件下，结石在发病率及组分上有着显著的差别，在山区或热带地区，泌尿系结石病显著增多。不同种族居住在不同区域，自然环境不同，发病情况也大不相同。我国多见于长江以南，而北方较少见。英国是一个结石高发区，但南方比北方更多见。在美国，结石病在东南部和西南部干旱地区高发，而在美国的南部和中部、大部分的非洲以及澳大利亚本地土著人居住的地方，发病率则较低；美国的高加索人及非裔美国人要比南部非洲的非洲人高 2 倍。从欧洲移民到以色列的犹太人中发病率亦比土生的西班牙裔犹太人和阿拉伯人高。Drach 指出，多数低发区域气候温暖，有大量的当地居民世代居住。

结石晶体成分的比例表现为随地理分布而变化。如由草酸钙、磷酸钙，特别是含有三种矿物质 (一水草酸钙 - 二水磷酸钙 - 磷灰石) 的结石在英国、爱尔兰和南欧较为常见。南非和美国以纯草酸钙结石为主。澳大利亚和德国的报道显示即使无高尿酸尿存在，结石的成分也表现为高尿酸低磷灰石。

2. 社会经济因素

结石病的发病率也与社会经济情况，特别是财富和职业等高度相关。那些生活紧张、习惯于久坐、不充分参加体育锻炼而又过胖的人更容易患结石。人口统计学研究提示，动物蛋白的摄入与特发性肾结石的发病率之间存在着强烈的相关性。

3. 性别因素

在英国和爱尔兰，不同性别的患者中，结石成分的分布上有着很大的差别：大部分 21～49 岁的男性患者为草酸钙或草酸钙 - 磷酸钙结石，而很大比例的女性患者为含有磷酸镁铵 - 碳酸盐磷灰石的感染性结石；在稍大年龄组中，这些差别不显著，随着年龄的增长，女性中草酸钙结石迅速达到男性水平，而感染性结石则迅速降低。

4. 饮食因素

饮食因素在结石形成中具有重要意义。最先研究的饮食因素是钙的摄入，目前基本肯定高钙摄入并非结石形成的主要危险因素，因过量摄入的钙 (> 20 mmol/d) 在肠道中易与草酸结合，形成一种不溶的难吸收复合物。高草酸尿和高钙尿是结石形成中两个重要的危险因素。流行病学和统计学中有关营养物质导致高草酸尿、高钙尿的研究为这一理论提供了依据。最近人们开始注意到结石病与动物蛋白、精炼碳水化合物及脂肪的摄入量增加之间可能存在一定关系。

(1) 碳水化合物：1974 年，Cleave 首先注意到近些年来，发达国家精炼糖的摄入量大量增加，与此同时，"富贵病"的发生率也迅速增长。随后人们对此进行了大量的研究。Yoshida 证实，在日本，高糖摄入与特发性肾结石病之间存在着高度的正相关性，研究还证实碳水化合物具有钙化尿液的作用。在正常个体和结石患者中，都观察到碳水化合物依赖的 47 Ca 吸收速率的增加；无论是葡萄糖、蔗糖还是淀粉都会增加健康个体钙与草酸的分泌比率，并加重结石患者已经存在的高钙尿。具体机制如下：首先，葡萄糖和果糖增加小肠中水分的吸收，继而促进钙的吸收，这一过程可能是通过增加肠腔内表面钙离子浓度而实现的。其次，富含碳水化合物的饮食可刺激促胃液素、胰岛素、c- 肽等的分泌。因此认为，碳水化合物的摄入可以增加肠道钙的吸收，进而引起尿钙的增高。碳水化合物可能引起结石患者吸收性高钙尿症。然而，另有报道认为，与年龄、体重相匹配的正常个体相比，结石患者并不存在对碳水化合物负荷的过度代谢反应。

(2) 蛋白质：Robertson 等 (1979) 观察到高蛋白饮食的结石患者和健康志愿者中均有尿钙、尿草酸、尿尿酸的增高。起初，钙分泌的增高被归因于肠钙吸收及骨钙重吸收的增加，但现在认识到，高蛋白饮食可以产生大量硫酸盐 (氨基酸分解的结果)，后者导致肾小球滤过率 (GFR) 增加伴有肾小管重吸收减少。然而，在实验研究中发现，含硫氨基酸只是肾小管钙重吸收比例减少的部分原因，其他因素也可能参与其间。如，饮食蛋白质可以增加胰岛素的分泌并刺激生长激素和糖皮质激素分泌增多；已知所有这些激素可以通过影响肾单位的离子转运而减少钙离子的吸收，作为蛋白质摄入的一般代谢反应，GFR 也有显著增加，后者可以进一步增加钙离子的滤过负荷。在一项临床研究中，Buck 等发现，当与年龄匹配的正常个体相比，高钙尿结石患者的 GFR 明显增高。与蛋白质摄入相伴随的尿草酸的增加被归因为苯丙氨酸、酪氨酸和色氨酸新陈代谢增加的结果。

从动物蛋白衍生的嘌呤在体内转变为尿酸而分泌到尿液中。目前认为，通过取向附生，尿酸可以作为一水草酸钙结晶的核，并通过从溶液中移除大分子量多聚阴离子而降低尿液的抑制活性。

除这些危险因素外，高蛋白饮食也使尿液 pH 值明显降低。

(3) 脂肪：到目前为止，还未发现饮食中的脂肪成分可成为人类肾结石的一部分。然而一项研究对比了一组结石患者与正常个体之间饮食结构的差异，结果发现，结石患者比非结石患者有更大比例的能量来自于脂肪代谢，两组间来自蛋白质的能量占总能量的比例无显著差别。目前，还无有关脂肪影响肾脏结石盐代谢的证据。但已有学者用高脂肪饮食在大白鼠中诱发出肾钙沉着症的报道。

目前几项对照研究的数据显示，结石患者和非结石患者在脂肪、蛋白质或碳水化合物的摄入上无显著差别。然而，结石患者可能由于某些尚不清楚的原因，对饮食中的营养负荷反应过于强烈。因此，在对有关饮食构成影响结石病危险因素的确切方式有更多的了解之前，要求结石患者避免乳类制品、精炼碳水化合物、动物蛋白和脂肪的过量摄入等调整饮食结构的治疗措施还是可行的。

饮食结构本身决定了一个群体内结石发病率的基线水平。在特发性肾结石病的病因中，高纤维素饮食对调整高能量营养物质代谢反应的能力显得极为重要。英国战争期间的饮食使得尿中钙离子的排泄显著降低，同时尿路结石的发病率也明显下降。Burkitt 对班图人的经典研究发现，高纤维素低蛋白饮食的结果是比欧洲人平均水平更高的平均 24 小时尿总量、渗透压、钠离子浓度以及更低的总钙、磷和枸橼酸水平。饮食中植物纤维结合钙离子的能力与其糖醛酸的含量成比例，呈明显的 pH 依赖性结合。每毫摩尔糖醛酸可以结合 0.31 mmol 的 Ca^{2+}。一般来说，西方饮食平均每天包含 17.2 ± 5.1 g 的食物纤维，含 12.3 ± 4.1 mmol 的糖醛酸。这样的饮食可结合 3.8 ± 1.3 mmol(152 ± 52 mg) 的钙。钙离子与纤维的非纤维质部分结合，使小肠中可吸收的钙离子减少，但结肠中的微生物可使 80% 以上的糖醛酸分解，从而将钙释放，进而可在结肠中吸收利用。肠道钙的吸收有赖于维生素依赖的钙结合蛋白，但这种蛋内在结肠中呈低浓度分布。此外，结肠中钙离子穿过肠的比例大约为小肠中的 1/10。

三、高钙尿症

Flock 在 1939 年首次观察到，不管进食高钙或低钙饮食，35 名结石患者 24 小时内始终保持着高尿钙的分泌。后来创造了"特发性高钙尿症"一词专指一种高尿钙分泌，正常血钙、低血磷和正常骨密度的综合征。然而结石患者和无结石者之间尿钙分泌水平相当程度上的交错重叠，以及世界上不同地区间钙分泌的较大的变异范围，使得准确定义高钙尿或界定尿钙正常值范围等极为困难。多数健康人一天中总在分泌尿液，也就是说有时候晶质呈过饱和，而结石患者的尿则常常很长时间、很大程度上过饱和并伴有晶体出现。另外，24 小时尿钙分泌在正常范围内，不能反映一日间的变化。在实践中，进自由饮食的情况下，正常尿钙分泌的上限男性为 8.8 mmol/24 h，女性为 7.5 mmol/24 h。另一个可供选择的高钙尿症的定义是尿钙分泌＞4 mg/(kg·d)。由于尿钙随饮食钙的摄入而变化，Pak 采用了严格的标准，将高钙尿症定义为当饮食钙的摄入控制在 400 mg/d(10 mmol/d) 时尿钙分泌超过 200 mg/d(5 mmol/24 h)。Bordier 等对尿钙的分泌制订了某种程度上更高的标准：钙摄入在 400 mg/24 d 时，女性＞ 250 mg/d 而男性＞ 300 mg/d。Robertson 等的研究显示当尿钙分泌大于 10 mmol/24 h 时，结石形成的风险指数增加。很明显，高尿钙在特发性结石形成中代表一项主要的危险因素。

近年来，人们更强调高尿草酸为一个比高尿钙更加危险的因素。钙与草酸形成一种可溶性复合物。然而当尿钙浓度超过草酸时，可溶性复合物更可以稀释相应的总草酸的量。由于复合作用引起钙活度的增加可被草酸活度的降低所中和，因此，尿钙浓度的增加被认为只引起尿液草酸钙饱和度适度的增加。另一方面，草酸增高倾向于引起尿草酸钙饱和度更加显著的增加。因此，得出了"高草酸尿比钙的浓度更具有决定性"的论点。Pak 观察到，采用生理温度下的草酸钙稳定常数与在室温下进行实验研究时草酸钙的溶解度有着不同的效应。钙离子浓度的增加与草酸浓度的增加在增加草酸钙的活度积上效应相等。为支持这一观点，可以通过用磷酸纤维素钠限制肠道钙吸收，使得更多的草酸可供吸收，而引起患者的高草酸尿，但所致的高草酸尿并不引起草酸钙饱和度的增加，因为尿钙的降低更加显著。因此看起来尿钙分泌是草酸钙饱和度的限速因素，测量 24 小时尿钙在结石研究中是至关重要的项目。

特发性结石患者中高钙尿症被归因于两种病理生理学机制：①肠钙的过度吸收——吸收性高钙尿症；②肾脏保存钙的功能衰竭——肾漏性高钙尿症。

(一) 吸收性高钙尿症

吸收性高钙尿症被定义为在口服钙负荷期间尿钙分泌的增加伴有甲状旁腺素功能受抑制，而当以磷酸纤维素钠阻止肠钙吸收时，尿钙分泌正常。过去几十年的研究将胃肠道钙的吸收作为特发性高钙尿的主要原因。应用放射性核素技术测量肠钙吸收的研究已经证实，在特发性高钙性结石患者存在着饮食中钙吸收的增多。

肠道纯钙吸收通过：①电化学梯度钙的主动转运；②当肠腔内钙浓度高时，通过被动运动。因此，为了使腔内钙达到足够高的水平，促进被动钙吸收，进而导致高钙尿症，饮食钙摄入需要达到在 50 ～ 100 mg/d(2 000 ～ 4 000 mg/d) 的水平。由于多数高吸收性高钙尿症的患者很少有贪食钙的病史，因此被动钙吸收作为高钙尿症的病因只适用于少数病例。因此认为，胃肠道钙吸收主要是一种主动吸收。

1. 饮食钙

钙在整个肠道都可以被吸收，而在近端小肠吸收速度最快。一般认为，只有自由钙能够吸收，而与其他离子结合的复合钙如草酸盐、磷酸盐、植酸盐和脂肪酸盐则不能吸收，直接从粪便中排出。因此被吸收钙的量等于饮食钙减去粪钙，且与以下几个因素有关，如：①饮食中钙和阴离子的组成；②影响肠道排空时间的因素；③肠腔内 pH 值。十二指肠内和近端空肠内的低 pH 值 (pH 酸碱度从 3.5 ～ 6) 有利于钙在这一部分的溶解。富含草酸的蔬菜通过与钙形成不可溶的复合物而减少钙的生物利用度，然而这可在某种程度上被肠上皮对钙吸收的适应性增加所抵消。饮食钙与粪钙的平衡测量和同位素肠道钙吸收测量方法都显示饮食摄入钙中 30% ～ 40% 在肠道被吸收。这样，20 ～ 30 mmol/d(800 ～ 1 200 mg/d) 或者说是大约 0.37 mmol/kg(15 mg/kg) 的日常耗摄量时只有 0.075 mmol/kg(3 mg/kg) 的被吸收。Nordin 的研究表明，随着饮食钙的增加，净钙吸收可增加到最大 17 ～ 25 mmol/d(10 ～ 15 mg/kg)。在正常环境下，尿液中钙的丢失量为 3.5 ～ 5 mmol/d，而汗液中为 0.075 mmol/d，与胃肠道吸收的量相等。钙平衡的研究表明，多数 (> 70%) 的高钙尿症结石患者有肠道钙吸收能力的增加。

2. 1，25 二羟维生素 $D_3[1，25-(OH)_2-D_3]$

维生素 Dfti 射产物——1，$25-(OH)_2-D_3$，即使不是唯一决定肠道对活性钙吸收能力的激素，也算得上是主要的调节激素。目前还没有发现其他的激素或代谢机制可以调节钙的吸收。多年来，1，$25-(OH)_2-D_3$ 浓度增高已经成为吸收性高钙尿症公认的特征。最近，Broadns 等发现，在严格调节饮食钙时，血清 1，$25-(OH)_2-D_3$ 的水平在 80% 的被研究患者中有所增加。几项研究显示了血清 1，$25-(OH)_2-D_3$ 水平与钙吸收之间的直接关系。然而，研究提示，钙吸收的增加可能并不依赖维生素 D_3 而出现，因为维生素 D_3 水平与肠道钙吸收之间关联性较差。此外，以正磷酸盐治疗，尽管可以降低 1，$25-(OH)_2-D_3$ 水平，但并不恢复正常的钙吸收；许多有吸收性高钙尿症的患者血浆 1，$25-(OH)_2-D_3$ 浓度正常。

在两项研究中血清 1，$25-(OH)_2-D_3$ 水平在结石患者和对照个体之间并无显著差别，不管是摄入自由饮食还是严格控制钙的饮食。某些患者肠道对正常 1，$25-(OH)_2-D_3$ 水平的高反应性可能可以解释这些报道中的矛盾。

3. 1，25-(OH)2-D3 的活性

显然，1，$25-(OH)_2-D_3$ 包含在跨胞膜刷状缘进入肠上皮细胞内的钙和磷酸盐的吸收中。然而确切机制尚不清楚。有一种理论认为，1，$25-(OH)_2-D_3$ 诱导新载体蛋白的形成。研究表明，1，$25-(OH)_2-D_3$ 结合于肠细胞胞质的特殊受体蛋白，继而后者将这一留体转运到核内，与染色体结合，以与其他甾体类激素类似的方式启动新蛋白的合成。这些重要新蛋白之一是维生素 D 依赖的钙结合蛋白，它在远端肾单位中对钙的转运很重要。钙结合蛋白被认为可以通过介导线粒体钙的释放，以及基底侧钙泵处磷酸盐与钠的交换而增强肠道吸收。

肠道钙结合蛋白的存在和分布与肠道钙的转运有关。研究显示，$1, 25\text{-}(OH)_2\text{-}D_3$ 可以通过改变肠腔细胞膜刷状缘的磷脂成分而启动钙的转运。这种变化被认为在决定钙磷的流速上具有重要的作用。维生素 D 也可以通过刺激细胞的分化和肠隐窝到绒毛外细胞的移位而引起肠上皮结构的改变，而绒毛的生长增加肠腔内吸收表面的面积。

（二）肾漏性高钙尿症

Jackson 和 Danaster 首次提出一种高钙尿症的选择性机制，认为肾小管钙重吸收的原发性异常导致肾漏钙，与钙分泌增多有关。这种漏的结果是负钙平衡，后者被认为可以引起血清钙的降低，并增加 PTH，将刺激 $1, 25\text{-}(OH)_2\text{-}D_3$ 的合成，而引起肠道钙吸收增加。实际上，Coe 等发现 40 名血钙正常而高尿钙的患者中，26 名有 PTH 水平增高。此外，当这些患者的高钙尿症被用噻嗪化合物治疗矫正后，这些患者的 PTH 水平恢复正常。当采用 125 光子吸收比色法测量，与年龄性别匹配的对照组相比，本组中有些患者被发现有骨密度的降低，骨活检的组织学研究发现，骨碎片重吸收表面增加，同时伴有尿中羟脯氨酸分泌有增加的趋势。Barilla 等观察到这些患者尿钙对碳水化合物摄入的反应过度。此外，空腹尿镁也发现增高，这提示也存在着原发性镁的肾漏。而这些数据支持肾漏亚型的概念，现在认为这种综合征即使存在也可能很罕见，或根本不存在。Coc 等基于 PTH 和尿 cAMP 的测定未能将低钙饮食的被研究患者分为吸收性和肾漏性高钙尿症。

四、高草酸尿症

（一）草酸的来源

1. 饮食

认识草酸是正常的尿液组成成分已有近 200 年的历史。它是体内代谢的终产物，尽管在植物生理中具有重要作用，但不管怎么样，在人体中无有用的生物功能。尿液中形成和分泌的大部分草酸盐来自内源性途径，只有 10%～15% 的来自饮食草酸盐。虽然如此，食物组成在全部草酸盐的产生中也是一个重要的因素。每日饮食草酸摄入受季节和地理位置因素的影响，摄入量 100～1 000 mg(1.1～11.0 mmol)。欧洲人和北美人的饮食中平均含有 150 mg/d(1.6 mmol/d)，主要为富含草酸盐的蔬菜如竹笋。TamPala 喂养的泰国婴儿有着显著的草酸钙结晶尿，这至少部分与这一地区的膀胱结石发病率高有关。在英国和其他的欧洲国家，饮食草酸盐的主要来源是茶叶、菠菜和大黄。乳制品、肉、鱼和谷类中含有很少的草酸。多叶的蔬菜通常富含草酸钙，但这其中大多数为不溶性复合物形式，不容易被吸收。有些植物含有可溶性草酸盐，能够更容易地被吸收。但相对比例变化很大，且随着年龄和季节而变化。蔬菜类饮食可以引起高草酸尿症。夏季，尿草酸盐分泌的增加可以归因于富含草酸的季节性食物如菠菜、大黄、草莓、甜菜等的食用增加。

2. 饮食中甘醇酸酯和抗坏血酸

除食物草酸盐的吸收外，尿草酸盐分泌的增加也可以是草酸盐前体如饮食中甘醇酸酯和抗坏血酸摄入和吸收的结果。甘醇酸酯的丰富来源包括多叶蔬菜、柠檬、青葡萄和梨子，也包括茶叶和咖啡。大约 5% 的尿草酸盐可以源自饮食中的甘醇酸酯。大剂量的维生素 C(8 g/d) 也可导致高草酸尿症。Hughes 等的研究显示，给予 1 g 的维生素 C 后，尿液草酸盐的分泌增加 2 倍，但达 9 g 以上时则无进一步的增加，提示无剂量依赖关系。大量摄入维生素 C 也能通过增加尿尿酸的清除率而增加尿尿酸的分泌，后者增加了尿草酸钙结晶异质成核的风险。

3. 碳水化合物动物

实验显示，各种类型的糖，特别是半乳糖、乳糖、果糖和蔗糖，都可以转变为内源性草酸盐。摄入高糖后的人类个体尿液草酸盐分泌增加。

4. 蛋白质和氨基酸

内源性草酸盐绝大部分来自氨基酸，而脂肪族即甘氨酸和芳香族氨基酸有助于形成甘醇酸酯和乙醛酸盐，后者是草酸盐的直接前体。如前所述，色氨酸、苯丙氨酸、酪氨酸等芳香族氨基酸可以转变为甘醇酸酯，在尿草酸盐分泌中约占 3%。这些氨基酸转变为甘醇酸酯的途径目前还不清楚。Robertson 等的研究显示，高蛋白饮食的结果是尿草酸的分泌显著增加。然而，最近的研究显示高蛋白饮食和嘌呤饮食的摄入对尿草酸盐的分泌均无影响。这些研究未能够证实 Robortscm 的观察。

甘氨酸是最重要的尿草酸盐前体之一，1/3 的尿草酸盐从体内的甘氨酸池转化而来。另外，Fitzpatrick 等注意到 TURP 期间灌洗液的吸收后，有出现高钙尿症和肾草酸盐贮积症的危险。

(二) 肠道草酸盐的吸收

在生理条件下，饮食中的草酸盐只有极少部分 (3% ～ 7%) 在胃肠道中被吸收。剩下的在细菌主要是产草酸草酸杆菌的作用下在结肠中分解。草酸的吸收一般被认为是整个胃肠道中的一种被动的、无指肠递减。最近有人给出一种载体介导的转运过程的试验证据，Knichelbein 等已经证明存在着一种跨越兔回肠细胞膜刷状缘的草酸 - 氯交换。

在肠道草酸的吸收中，一个重要的决定因素是饮食钙和其他次要的阳离子，包括镁、铁和微量金属。当饮食低钙或当给予磷酸纤维素钠一类的螯合剂以结合肠道中的离子钙，并阻止其吸收时，草酸盐吸收的比例可以增加，并导致高草酸尿症。

实际上，Marickar 和 Rose 反对采用磷酸纤维素治疗高钙尿症，因为可能增加草酸钙结石患者的复发率。作为选择之一，肠道内高钙浓度导致形成不溶性草酸钙复合物，既减少草酸也减少钙的吸收。这些概念在某些与高钙尿症相关的治疗和病因学研究中很重要。

(三) 草酸的代谢

人体中全部草酸盐的新陈代谢可以想象成单一的代谢池。草酸的主要内源性来源为通过乙醛酸盐途径的甘氨酸 (约 40%) 和抗坏血酸 (30% ～ 50%)，剩余的则来自食物摄入。在正常饮食情况下，饮食途径来源的很少。在细胞质中，乳酸脱氢酶 (LDH) 和辅酶 I(NAD) 存在下，草酸盐氧化成乙醛酸盐。过去，一条次要的途径被认为是通过一种酶——戊酮二酸乙醛酸盐聚醛酶作用的甘醇酸酯的协同作用。这种酶的缺乏可引起原发性高草酸尿症。然而事实并非如此，现在已经清楚，乙醛酸盐代谢的部位在过氧化物酶体，过氧化物酶体的丙氨酸 - 乙醛酸盐转氨酶的缺乏引起 I 型原发性高草酸尿症，这是一种先天性新陈代谢异常。过氧化物酶体也包含着甘氨酸氧化酶，后者催化起作用。在吡哆醇存在的条件下，绝大部分的乙醛酸盐转氨基形成甘氨酸。因此，吡哆醇的缺乏会引起尿液草酸分泌的增多。

(四) 草酸盐在肾脏滤过与吸收

据估计，血浆的草酸浓度为 1 ～ 3 μmol/L，每日尿草酸的分在 0.4 mmol。草酸盐离子在肾小球自由滤过，微穿刺和微灌注研究表明，在近端小管既存在着分泌作用也存在着某种程度的被动重吸收。除近端小管以外的其他肾单位还没有转运能力的证据。有关介导草酸盐跨越基底侧和管腔侧细胞膜转运的机制还知之不多，但可能和有机酸、硫酸盐甚至包括钠离子等共享一套载体转运或是一套阴离子交换系统。肾髓质内草酸盐的浓度向肾乳头方向进行性增高，肾乳头处的草酸盐的浓度较肾髓质高出 25 倍，这一部位钙离子浓度亦高出 6 倍，推测其在肾脏内钙化的病理机制方面具有重要作用。

（五）与高草酸尿症相关的临床病症

众所周知，高草酸尿常继发于胃肠道疾患，这些患者肾结石形成的风险显著增高。直到 19 世纪 80 年代，随着可靠、准确的尿草酸测定方法的开展，尿草酸盐测定的重要性才得以认识。

高尿草酸不是特发性草酸钙结石患者特有的，只在部分患者中发现草酸盐的浓度增高。然而，即使是轻微的高草酸尿症也被认为是草酸钙结石形成的重要危险因素。Hodgkinson 发现，在男性草酸钙结石患者中，尿钙和尿草酸分泌的平均值比相应对照组中正常个体更高。伴有高钙尿症的 IRCU 患者也发现有大量的尿草酸分泌，提示可能与钙吸收有关的草酸盐吸收异常。实际上，草酸盐分泌和重吸收的增多只发生在高钙尿症患者中，而在正常尿钙的患者则未发现，后者草酸盐的分泌与正常对照组值相近。由于摄入富含草酸盐的食物引起的轻度高草酸尿症见于正常的个体，也见于草酸钙结石患者，所以限制饮食中草酸的摄入既可矫正高草酸尿也可以减少结石的复发。

五、特发性复发泌尿系结石与维生素

已知水溶性维生素 B_6 和维生素 C 在草酸的代谢中具有重要的作用，而脂溶性维生素 A 和维生素 D 在控制钙和磷的代谢中具有重要的作用。最近有研究提示维生素 K 在结石形成的病理机制中也有某些重要性。因此，认识其在特发性尿路结石中的作用具有重要意义。

（一）维生素 B

维生素以硫胺素焦磷酸的形式作为乙醛酸盐 -2- 戊酮二酸聚醛酶的辅助因子，参与乙醛酸盐的新陈代谢。细胞质中乙醛酸盐代谢的这种途径帮助清除乙醛酸盐，以防止其转变为草酸盐。这样，缺乏维生素 B 可能导致草酸盐的产生增多。在大鼠和人，硫胺素的缺乏可引起组织及尿液乙醛酸盐水平增加。然而，也有缺乏硫胺素而尿液草酸盐不增加的报道。

Dhanamitta 等报道了泰国农村居民有较高的硫胺素缺乏发生率，膀胱结石为该地区的地方病。然而大剂量给予硫胺素 (50 mg/d)，既不能降低尿草酸的分泌，也不能减少草酸盐结晶尿的发生。这提示尽管这些患者有硫胺素的缺乏，但这似乎并不是其膀胱结石高发的原因。

尽管维生素 B_6 在乙醛酸盐的代谢中十分重要，但其控制草酸盐生物合成的作用尚不清楚。

（二）维生素 B_6(吡哆醇)

维生素 B_6 作为乙醛酸盐向甘氨酸转变过程中转氨基作用的辅酶，减少乙醛酸盐氧化成草酸盐。在人体和实验动物中，维生素 B_6 的缺乏常导致高草酸尿和肾脏钙沉积症。

维生素 B_6 缺乏也能以其他途径影响泌尿系结石形成。如，在大鼠，维生素 B_6 的缺乏可使糖向草酸盐的转变增加数倍，增加了形成草酸盐结石的风险。另外，在正常大鼠肠道中，草酸盐的吸收以单纯弥散的方式进行，但在维生素 B_6 缺乏的大鼠中，在草酸盐浓度低的情况下，可诱导产生载体介导的转运系统以增强肠道草酸盐的吸收。这种诱导产生新载体蛋白的机制还不清楚，这种情况下，即使存在着正常草酸盐饮食，也可能导致高草酸尿症。

在维生素 B_6 缺乏的大鼠尿液中，草酸钙结晶抑制物枸橼酸盐的分泌量也很低，而尿钙的分泌增高，机制不详。

维生素缺乏者，血管紧张素和肾素的分泌增加。肾素是生成血管活性八肽——血管紧张素 II 的一种重要激素，后者是肾脏内前列腺素合成的一种极强的刺激物。下面有关前列腺素在特发性复发尿路结石中的重要性将有讨论。

有研究提示，复发性结石患者可能有亚临床型吡哆醇缺乏，Murthy 等的研究提示，对复发性草酸钙结石患者给予小剂量的维生素 B_6(10 mg/d) 可以使其尿液中草酸盐的分泌明显减少。然而尽管很多的草酸钙结石患者对吡哆醇治疗有反应，却并不表现出吡哆醇缺乏，因此这类患者可能存在着对维生素需求的增加。

六、特发性复发尿路结石与激素

很多激素影响肾脏对钙和其他二价阳离子的吸收和分泌。研究较多的是 PTH、1，25-(OH)$_2$-D$_3$、降钙素，这些激素在调节正常和病理状态下钙的内环境稳定上起着重要作用。然而有关这些激素或其他激素如生长激素、胰高血糖素、胰岛素、催乳素和糖皮质激素等在 mcu 患者中，决定钙分泌的调节作用尚无可信服的证据。虽然这些激素对肠道钙离子的吸收、骨矿化或肾小管离子转运有影响，但均未能为临床治疗特发性高钙尿症提供任何可靠的理论依据。

(一) 甲状旁腺激素 (PTH)

PTH 可以增加肾脏对钙的重吸收。PTH 降低尿钙的效应已经在行甲状旁腺切除的动物中得以证实。PTH 还可逆转骨折引起的钙分泌增加，且这种机制不依赖于肾小球滤过率或钠的分泌。在 PTH 的第二信使 cAMP 作用上，也观察到类似的效应。Bourdeau 提出 PTH 通过结合肾单位某节段基底细胞膜上的受体激活腺苷酸环化酶，后者可以增加 cAMP 的浓度。cAMP 的增加导致膜渗透性增加，结果使钙离子的重吸收增加。

(二) 降钙素

通常采用放射免疫法检测血清中降钙素，但与 PTH 相比，降钙素的影响较少引起学者的关注。理论上，降钙素参与调节血钙浓度的动态平衡。降钙素在 IRCU 患者中的作用机制尚不清楚，有的文献报道 IRCU 患者血清降钙素浓度减低，但也有学者报道其与正常对照人群水平无显著性差异。

(三) 1，25-(OH)$_2$-D$_3$

1，25-(OH)$_2$-D$_3$ 对肾脏的作用尚不清楚。有报道认为，在人类，1，25-(OH)$_2$-D$_3$ 增加肾小管钙的重吸收。大剂量的维生素 D$_3$ 引起的高钙尿症被归因于肠道钙吸收的增多，而这样增加了滤过负荷。研究也显示 1，25-(OH)$_2$-D$_3$ 够通过使钙离子进入胰腺的 P 细胞而刺激胰岛素的分泌。

(四) 胰岛素

正常个体给予葡萄糖可引起尿钙分泌的增多。DeFrcmzo 等的研究显示，胰岛素抑制狗肾小管钙的重吸收导致钙化尿。Willis 等报道了胰岛素在大鼠上的类似作用。与此相反，Buck 等发现，胰岛素显著降低链佐星糖尿病大鼠的尿钙分泌。这对碳水化合物在结石的发病机制中引起钙化尿的机制提出质疑，而后者通常被归因为人和实验动物对胰岛素的过度反应。

(五) 前列腺素

过去的几十年里，人们对前列腺素进行了详细的研究，对其合成、代谢以及在控制和调节肾功能中的作用方面有了更多的了解，特别对其在水、电解质代谢中的作用有了较清楚的认识。Buck 等首先研究了前列腺素对肾脏钙吸收和分泌的影响，同时还研究了它在尿路结石中的重要性。近年来，有更多的文献对此进行相关报道。

有报道认为，肾小管对 Na^+ 和 Ca^{2+} 转运呈线性关系，高钙尿症结石患者比正常个体尿液中分泌更多的钠。据 Muldowney 等的报道，在饮食中钙摄入量不变的情况下，当饮食中钠增加时，尿钙分泌显著增加。由于前列腺素可影响钠的分泌，而肾脏对钠和钙的处理密切相关，因此，前列腺素在钙分泌中的作用值得重视。前列腺素合成酶抑制剂在实验动物和人中可以显著降低尿钙的分泌和浓度。更重要的是，肾内灌注前列腺素产生一种剂量依赖的肾血流量、Na^+、K^+、Ca^{2+} 和 Mg^{2+} 分泌的增加。支持这些结果的一个证据是：在离体灌注的集合管，PGE_2 可以抑制钙的重吸收。最近，Hirayama 等观察到，增加尿液中前列腺素水平伴随着尿液钙的水平增高，也证实了前列腺素的分泌与钙分泌的关系。

1. 前列腺素与 PTH

PTH 对肾单位内钙的重吸收的物理作用已经如上所述。PTH 显著抑制近端肾小管磷酸盐的重吸收，结果导致磷酸盐尿症。在甲状腺甲状旁腺切除术后的大鼠，长期以 PGE_2 预防治疗可以彻底排除与给予生理剂量的 PTH 相关的磷酸尿。Friedman 研究了 PGE_2 对 PTH 刺激的鼠皮质髓袢粗升支 (TALH) 钙溢出 (JCa) 的作用，并观察到 JCa 明显降低，提示前列腺素可调节肾脏 PTH 刺激对钙的重吸收。

2. 前列腺素与 1，25-$(OH)_2$-D_3

激素负反馈机制调节 1，25-$(OH)_2$-D_3 的合成。Wark 等应用维生素缺乏的雏鸡游离的肾小管，Treschel 等采用培养的肾细胞的研究均显示前列腺素也能刺激 1α 羟化酶的活性，显然这在吸收性高钙尿症中对增加 1，25-$(OH)_2$-D_3 的水平具有重要意义。在一项安慰剂对照研究中，前列腺素合成酶抑制剂一氟比洛芬显著减少血清 1，25-$(OH)_2$-D_3 的水平。

3. 前列腺素与维生素 B_6 缺乏

维生素 B_6 作为一种氧化代谢的辅酶具有重要作用。其缺乏在结石的病理生理过程中可能起着一定的作用。维生素 B_6 缺乏可使肾素和血管紧张素 II 分泌功能增强。后者可以通过活化肾小球和肾小管上皮细胞膜磷脂酶 α_2，进而刺激前列腺素的合成；另一种机制是 α_2 可以刺激 1，25-$(OH)_2$-D_3 羟化过程中的 cAMP，这样可促进肠钙的吸收、骨钙的重吸收，并减少肾小管钙的重吸收。

第十二节 感染性结石

感染性结石，通常是指能分解尿素的细菌感染所形成的六水磷酸镁铵、磷酸钙和铵的尿酸盐结石。其他各种结石并发梗阻和感染后，也均可成为感染石。

一、形成机制

1901 年，Brown 首先提出细菌分解尿素产生氨，使尿液碱化，促进结石的形成。此后，Hagar 和 Mageth(1925) 指出细菌分泌的尿素酶是分解尿素的主要原因。尿素酶将尿中的尿素分解为氨和二氧化碳，氨和水合成氢氧化铵，二氧化碳形成碳酸氢和碳酸离子，使尿液的 pH 酸碱度升高，尿呈碱性。

铵与尿中的镁和磷酸根结合成磷酸镁铵，并在尿中呈高度过饱和而析出。同时，在碱性条件下，尿中的钙和磷酸根相化合形成磷灰石而析出，并与尿素产生的感染性结石。此外，尿氨和碱性环境可破坏正常尿路黏膜表面的黏多糖保护层，有利于细菌的附着和侵入，增加结晶的附着，促进结石的形成。

细菌分泌尿素酶是促进感染性结石形成的重要因素。能生产尿素酶的细菌种类繁多，包括各型变形杆菌、某些肺炎杆菌、铜绿假单胞菌、沙雷菌属、肠产气菌、葡萄球菌、普罗菲登斯菌以及尿素支原体。其中最常见的是奇异变形杆菌。

现已知道，感染性结石的形成需要三个条件的共同作用：①分泌尿素酶的细菌引起尿路感染；②尿液中有氨存在；③尿呈碱性，pH 值＞ 7.2。因此，感染性结石的药物治疗必须包括下列几个方面：控制感染、抑制尿素酶、溶石治疗和酸化尿液。

二、抗感染治疗

产生尿素酶的细菌引起尿路感染是诱发形成感染性结石的主要原因。因此，抗生素的治疗可使尿液无菌，降低尿的酸碱度，降低磷酸镁铁结晶饱和度。体外和体内实验研究均显示，在无菌的尿液中，磷酸镁铵结石可以被溶解。Griffith 和 Feit 等人分别报道使用抗生素治疗感染性结石患者，其中部分患者出现结石溶解现象。但是，在临床抗生素治疗的实际应用过程中，多数的患者并不能获得溶解磷酸镁铵结石的效果。其原因主要是：①尿路感染常因梗阻的存在而持续地迁延；②部分感染的细菌存在于结石的裂隙中，抗生素不能起到治疗的作用，一旦停止治疗，尿路感染很快复发。尽管如此，抗生素的使用对于控制尿路急性感染以及术后根治尿路的细菌仍然有作用。因为抗生素可以减少尿液中的细菌数目，进而减少尿素酶的产生，抑制结石的生长和复发。因此，抗生素在感染性结石的治疗过程中作为一种辅助治疗方法，在外科处理后，用于根除尿路感染和预防结石的生长和复发。

在临床上，抗生素的选择应该根据尿液的细菌培养结果和药物敏感试验来决定：①对致病菌敏感；②从肾脏排出为主；③副作用少；④对肾脏损害少。Wang 等建议对感染性结石患者采用长期的抗生素治疗，以治疗剂量开始，用药 1 ～ 2 周后，如果尿液细菌学检查无菌，可以将抗生素的剂量减少到治疗量的一半，继续用药 3 个月，期间定期每月进行尿液细菌培养检查。如果患者出现菌尿或有症状，抗生素剂量恢复至治疗剂量。当尿液无菌维持了 3 个月以后，停止应用抗生素，定期行尿液细菌培养观察，以防感染复发。

三、尿素酶抑制剂

细菌分泌的尿素酶分解尿素，使尿液呈碱性是感染性结石形成过程中的一个重要环节。因此，抑制尿素酶的活性，减少尿素的分解，可以延缓感染性结石的生长，有利于预防新的结石形成。目前，体外和临床实验已经证实，应用尿素酶抑制剂对感染性结石的防治有一定的效果。

1962 年，Kobashi 等发现异羟肟酸及其衍生物与尿素的分子结构相似，能够抑制尿素酶的活性，阻止尿素的分解，可以用于感染性结石的治疗。异羟肟酸在体内迅速代谢，尿中排出少，效力低，对临床治疗的作用不大。目前主要选用异羟肟酸类衍生物，如乙酰异羟肟酸、羟基脲、甲氧马尿异羟肟酸、新戊酸甘氨酸异羟肟酸、丙酰基异羟肟酸等。临床上应用较多的是 AHA 和羟基脲，其他的制剂在人体内缺乏深入的研究，在临床上仍未被广泛地使用。

AHA 是临床应用最早的一种尿素酶竞争性抑制剂，能阻断尿素酶的作用，减少尿素分解，使尿液 pH 值降低，预防感染性结石的形成和复发。在人工合成尿及人尿液实验中表明，当尿液中有变形杆菌存在并产生尿素酶时，加入 AHA 后，可阻止尿液变成碱性，并抑制结晶的形成。另外，有人观察到当尿 pH 值降低后，可以使感染性结石部分溶解。因此，虽然 AHA 对细菌没有灭活的作用，但是，由于它能够减少尿素的分解，使尿的 pH 酸碱度降低，故它能够增强抗生素的作用。因此，尿素酶抑制与抗生素联合应用，能够增强抗生素的效力，减少药物的用量。

AHA 的毒性较低，患者的肾功能正常时，口服后能够迅速地从肠道吸收，0.25 ~ 1 小时后血药浓度达峰值，半衰期为 5 ~ 10 小时。肾功能欠佳者，半衰期延长。40% ~ 60% 的 AHA 口服后以原形从尿中排出，尿中的浓度可达 8 ~ 32 mg/L。AHA 的作用依赖于它在尿中的浓度，它能抑制细菌尿素酶达 3 小时之久。如果大剂量口服，从尿排泄的百分比率会增高。20% ~ 30% 的 AHA 代谢后生成 CO_2 从肺排出，10% 形成乙酸胺从尿液排出。

AHA 的用药剂量需根据血肌酐浓度和体重来决定。当血肌酐 < 2.5 mg/dl 时，若体重 > 70 kg，AHA 的剂量为 1.0 g/d，分 4 次口服；若体重为 50 ~ 70 kg，则 AHA 的剂量为 0.75 g/d，分 3 次口服；若体重 < 50 kg，AHA 的剂量为 0.5 g/d，分 2 次口服。当血肌酐为 2.5 ~ 3 mg/dl 时，AHA 的剂量为 0.5 g/d，分 2 次口服。血肌酐 > 3 mg/dl 者，禁用 AHA。

AHA 的毒副作用较多。用药时间较长时，20% ~ 30% 的患者因副作用的影响而不能坚持治疗。常见的副作用有胃肠道紊乱和神经症状，如头痛、震颤、焦虑、幻觉等。其他症状包括脱发、皮疹、静脉炎、感觉迟钝、肌软弱、溶血性贫血等。副作用的发生可能与药物的剂量和肾功能减退引起的药物积蓄有关，减少剂量后症状会减轻或消失。动物试验发现 AHA 有致胎儿畸形的作用，因此，妊娠妇女禁止使用 AHA。

羟基脲是一种抗肿瘤药物，毒性较 AHA 大，常使 A 细胞数严重降低。因此，临床应用时更应该注意其副作用的存在。

四、溶石治疗

单纯的外科治疗很难完全取尽感染性结石，患者术后结石的残留率可高达 40%，而残留结石是引起尿路反复感染和结石复发的常见原因。由于感染性结石在酸性的环境中能够溶解，因此，应用适合的酸性溶液作局部灌洗，可以使结石溶解，随灌洗液排出，这对消除术后残留结石有较好的作用。Silverman 和 Stamry 采用开放性手术和化学灌洗联合治疗 46 个肾脏，平均随访 7 年，仅 1 例结石复发。Helal 报道采用经皮肾镜取石和 ESWL 治疗巨大的感染性结石患者，随访超过 10 年，50% 以上的患者出现结石复发或尿路感染，或两者均有。因此，溶石治疗是药物治疗的一个重要内容。

1943 年，Suby 和 Albright 应用 pH 为 4.0 的等渗枸橼酸溶液 (SuhyG 液) 进行灌洗，溶解了磷酸镁铵和磷酸钙结石，在早期，因为该溶液对膀胱黏膜的刺激性较大，从而限制了它在临床上的应用。为此，他们在灌洗溶液中加入镁，能够有效地减轻其刺激性，并成功地用于 6 例患者的灌洗治疗。

1959 年，Muluaney 报道应用 10% 的 hemiacidrin 做冲洗溶解了磷酸镁铵和碳酸磷灰石，使这一方法一度风行。但是，早期在应用于上尿路结石的化学溶石过程中，常因引起引流管的阻塞，使液体淤积而导致感染。此外，它还可以引起高镁血症并造成患者的死亡。因此，曾被美国食品与药物管理局禁止将它用于肾盂冲洗。1971 年，Nemoy 和 Stamey 认为 10% 的 hemiacidrin 作为化学溶石而引起患者死亡的原因与严重的并发症和感染有关，而非药物所引起。为此，他们提出在肾盂冲洗溶石时，应该注意以下几点。

①保持尿液无菌；②灌洗液流入和流出通畅无梗阻；③灌洗过程保持肾盂内压小于 30 cmH$_2$O；④无灌洗液溢出；⑤监测血清镁水平。按照以上的要求，他们成功地为 8 例术后残留鸟粪石的患者进行灌洗治疗，并没有发生任何的并发症。此后，由于 hemiacidrin 可以清除术后残留的感染性结石，并且能够减少结石的复发，因此，临床上应用 homiacidrin 灌洗溶解鸟粪石的治疗明显增多。

目前，化学溶石的途径有：①输尿管导管逆行冲洗，其优点是简便，但管腔易于阻塞；②开放性手术取石后留置的肾造瘘管；③经皮肾穿刺造瘘。

五、尿液酸化

尿素酶分解尿素使尿液呈碱性，这是感染性结石形成的条件。尿液酸化对于增加磷酸镁铵和碳酸磷灰石的溶解度是有益的。此外，尿液酸化也可以提高青霉素的抗菌效果。有人提出通过服用维生素 C 来酸化尿液，但是在临床上并没有产生尿液酸化的效果。目前，多采用口服氯化铵进行酸化尿液，使尿 pH 值＜ 6.2。长期服用氯化铵可以引起尿液氨的排泄增加，从而抵消了它的酸化作用。另外，对肾功能不全的患者禁止使用，因为这种治疗能够加重体内的代谢性酸中毒。

总之，在诊疗过程中应注意：

1. 诊断感染性结石时，必须全面、详细询问病史：①既往有反复尿路感染的病史对诊断很重要，因为感染可引起结石的形成；②应明确有无输尿管反流、排尿功能障碍、神经源性膀胱等；③尿流改道和长期留置尿管是结石形成的易感因素；④必须判断患者是否存在先天性的尿路畸形或尿路梗阻，这与尿路感染和结石形成有密切关系。尿培养在感染性结石的诊断当中是至关重要的，可确定细菌感染的具体类型和对药物的敏感性。放射性检查有助于发现尿路解剖异常。

2. 美国泌尿外科学会结石病临床治疗指南推荐感染性结石的治疗方案：新确认的感染性结石应及时采用治疗而不应采取保守观察的治疗，PCNL 结合 ESWL 适用于大部分的感染性结石的治疗，当铸形结石的面积小于 500 mm^2 时，且肾脏的集合系统无扩张或合并轻微扩张，可单独使用 ESWL 治疗，开放手术不应作为治疗铸形结石的首选方法，当肾脏功能严重受损（残存肾脏功能小于 20%) 时，可考虑行肾脏切除术。单纯外科治疗很难完全取尽感染性结石，术后残留结石是引起尿路反复感染和结石复发的常见原因。化学溶石疗法可能是治疗感染性结石残留和复发的一种有效方法，但该方法治疗时间长，且并发症较多、严重，仅适用于一部分患者。目前，临床上选用有尿液酸化作用的 Suby 液和 Renacidin 液，这两种溶石液均以枸橼酸为主要成分，通过 PCNL 或开放手术放置的肾造瘘管进行肾盂灌洗，而经输尿管插管很少采用。化学溶石疗法具有一定风险，选择时要十分慎重，溶石时要注意：①保持尿液无菌；②灌注液流入和流出通畅无梗阻；③灌注过程保持肾内压＜ 30 cmH20；④无灌注液溢出；⑤监测血清镁水平。

3. 必须进行结石成分分析：约 50% 的感染性结石患者可能存在代谢紊乱。结石分析中发现了磷酸铵镁和碳酸磷灰石以外的成分，通常对判断患者代谢紊乱是非常有用的。

4. 代谢评估：对于排除患者可能存在的代谢异常很重要。以往的经验发现，随着尿路梗阻和感染的解除，钙的排泄增加。同时，也发现术前较低尿钙排泄的患者术后出现高钙尿症。

5. 如患者存在代谢异常，必须针对结石病因进行个体化治疗。密切观察这类患者，以发现反复出现的尿路感染。

6. 对于除了尿路感染外不存在代谢异常的患者，控制感染是治疗的关键。应密切观察反复出现感染而尿路解剖和生理结构正常的患者，一旦确认，应迅速治疗感染。对于难控制的尿路感染患者，如回肠膀胱患者，使用脲酶抑制剂有助于减少结石的复发。

第十三节　器官移植合并结石

器官移植合并结石是移植术后的一个相对少见的并发症，文献报道的发病率为 0.2% ~ 3% 不等，其中尿酸结石占 20% ~ 40%。临床上常表现为尿量减少，血尿和移植肾区胀痛不适。由于移植肾的去神经因素，典型肾绞痛少见。长期随访表明，肾结石只要处理及时，早期解除梗阻，对移植器官的长期有功能存活无明显影响。

一、病因

器官移植术后合并肾结石，常与下列因素有关。

(一) 高尿酸血症

肾移植术前的尿毒症患者，体内均有不同程度的酸性物质的潴留，术后大剂量服用环孢素，可使肾小球入球动脉收缩，导致肾小管尿酸排泄减少，同时术后使用大量呋塞米利尿，对尿酸经肾小管排出有竞争抑制作用，容易引起高尿酸血症。

若肾移植术后出现急性肾小管坏死或急性排斥反应损害肾功能，也可导致尿酸排泄减少，诱发高尿酸血症。LancinaMJ 等总结 794 例肾移植患者，术后出现 16 例泌尿系结石，结石分析主要成分为尿酸盐。认为肾移植术后移植肾功能损害一旦恢复，尿量迅速增加，体内大量的尿酸随尿液排出，容易以尿中坏死脱落的移植肾肾小管上皮及管型等为核心，形成结石。此外，尿液中由于排出的其他酸性物质含量高，pH 值降低，易使尿酸析出成石。据测算，尿 pH 值从 7 降到 5 时，尿酸盐的溶解度将从 500 mg/L 降为 80 mg/L。国内文献报道的 7 例肾移植术后肾结石病例，全部是尿酸盐结石。

(二) 钙代谢异常

尿毒症患者，由于血磷升高导致低血钙，常出现继发性甲状旁腺功能亢进 (PTH)。肾移植术后尿量增加，高磷血症很快纠正，此时 PTH 可诱发高钙血症。目前糖皮质激素仍是器官移植免疫抑制治疗方案的常规药物，用量大，疗程长。同时移植器官出现急性排斥反应时，往往使用大剂量的甲泼尼龙冲击治疗，这些处理都会导致骨钙释放增加，使血钙升高，尿钙排泄增加，易合并肾结石。

（三）尿路感染

免疫抑制治疗使得患者的免疫力低下，容易发生感染，尤其是尿路感染发生率增加，可能引发感染性结石，特别是反复发生的尿路感染可能性更大。

（四）供肾残留结石

移植供肾多来源于 20 ～ 40 岁的青年供者，是肾结石的好发人群，且肾移植常为急诊手术，术前肾内的小结石较难诊断，有时仅在术后常规超声检查时发现移植肾残留结石。

此外，手术原因导致的输尿管膀胱吻合口狭窄是导致移植肾结石的常见原因。不吸收缝线裸露引起移植肾结石，文献亦有报道。

二、肾移植

器官移植合并肾结石的处理原则基本与孤立肾结石的处理相同，须根据结石大小、数目、肾积水的程度及移植肾功能状况选择。

（一）内科治疗

移植肾为孤立功能肾，现在认为除非结石直径 4 mm，无肾积水时，可以密切观察，否则不应首选保守治疗。尿酸结石可予口服别嘌醇 0.1 g 或 0.2 g，每日 3 次，有时结石可变小，自行排出。也可使用枸橼酸制剂和小苏打碱化尿液。同时积极治疗合并的泌尿系感染。纠正机体的代谢异常。

（二）外科治疗

外科治疗的一个总的原则，要求手术侵袭性小，便于保护肾功能。所以腔道手术在肾结石的处理中有重要地位。

(1) 经皮肾造瘘及经皮肾镜取石术：肾结石梗阻引起的无尿，起病急骤时，应立即抢救肾功能，此时可行经皮肾造瘘引流尿液，或同时行经皮肾镜取石，若为铸型结石，则可在肾功能改善后二期经皮肾镜碎石和取石，并根据需要留置双猪尾管。

(2) 输尿管镜碎石：由于移植肾输尿管吻合于膀胱的右或左前壁，故术后移植肾结石欲行输尿管镜碎石，往往由于视野角度欠佳，输尿管进镜困难，对术者的操作技巧要求较高。临床也有输尿管镜下碎石，置管成功的病例报道。

(3) 肾盂切开取石术：移植肾因手术及排斥反应的影响，肾周粘连严重，手术暴露困难。术后移植肾若出现铸形结石，或同时有梗阻等外科因素需处理，可考虑行开放的肾盂切开取石术。但肾移植患者一般处于免疫抑制状态下，抗感染能力较差，且免疫抑制剂影响伤口的愈合，目前多不提倡开放手术治疗。

(4) 甲状旁腺摘除术反复发作的移植肾结石，证实 PTH 诱发且内科治疗无效，须行甲状旁腺摘除术。

（三）ESWL

大多数报道表明 ESWL 对移植肾尿路结石治疗效果良好，RheeBK 等报道移植肾结石行ESWL 术治疗，结石粉碎后均完全排出，其中 1 例重复 2 次，追踪随访结果表明，ESWL 对移植肾长期存活无明显不良影响。有报道认为结石直径应在 5 ～ 15 mm 范围内。但冲击波可能对移植肾的功能造成损害。比较安全的参数是工作电压不高于 17 kV，冲击次数不超过 2 000 次，须二次碎石时，间隔期应大于 7 天，移植肾位于髂窝前面，位置较表浅，后面有骨盆遮挡，故 ESWL 时水囊不宜压得太紧，以免压迫而损伤移植肾。

第十四节 含钙结石

含钙结石是肾结石最常见的类型，大约占到肾结石的 80%，主要包括草酸钙结石 (约占 60%) 和磷酸钙结石 (约占 20%) 两种类型。形成草酸钙结石的原因可能在于体内产生了过高的钙质和草酸盐，磷酸钙结石的形成主要与尿液 pH 升高，尿中钙质和碱性物质升高有关。

一、原发性高草酸尿症

原发性高草酸尿症是对两种严重的遗传性乙醛酸代谢障碍性疾病的统称，其以尿草酸排泄增加、反复草酸钙泌尿系结石形成和 (或) 肾钙质沉着以及全身不溶性草酸盐沉积为特征。早期可出现肾衰竭，威胁患者的生命。根据酶缺乏种类的不同，原发性高草酸尿症分为二型：Ⅰ型称为经乙酸尿症，系由过氧化物酶体 (peroxisomes) 的丙气酸 - 乙醛酸转化酶 (AGT) 活性遗传缺陷，影响乙醛酸在过氧化物酶体内向甘氨酸转化，使乙醛酸积聚，并大量地被氧化为草酸以及被还原为羟乙酸盐，使后二者在尿中排出增加所引起的。人类肝脏的 AGTcDNA 和基因组 DNA 已被克隆和定序，正常的 AGT 基因 (即 AGXT) 定位于 2 号染色体的长臂 (2 q37.3) 上。Ⅱ型称为左旋甘油酸尿症，为 D- 甘油酸脱氢酶缺陷，引起羟丙酮酸堆积，并被乳酸脱氢酶(LDH) 还原成左旋甘油酸，同时 LDH 催化乙醛酸氧化成草酸所致。在人和实验动物中，若体内维生素 B_6 缺乏，可使糖转化成草酸的数量增加，肠管主动吸收草酸增加，出现高草酸尿症，甚至产生草酸盐沉积症，其改变与Ⅰ型原发性高草酸尿症相似。

(一) Ⅰ型原发性高草酸尿症

Ⅰ型原发性高草酸尿症是一种少见的常染色体隐性遗传性疾病。在近亲婚配的家族中常见。根据国外流行病学的资料，其平均患病率为 1.05/(106• 年)，平均发病率为 0.12/(106• 年)。从出生到 63 岁均可发病，平均发病年龄为 5 岁，半数患者在 15 岁以前发展为中末期肾病，粗死亡率为 19%，平均死亡年龄为 36 岁。

本病尚无特异性的药物治疗方法，目前主要的内科治疗是减少草酸盐的排泄和增加其溶解度。大量饮水以保持尿液稀释，补充磷酸盐 (平均计量 35 mg/kg) 或氧化镁有助于防止结石的形成。维生素 B_6 是 AGT 的辅因子，广泛存在干各种食物中，包括动物肝脏、肉类、小麦、谷类及蔬菜水果等。但是，食物中维生素 B_6 的生物利用度变异很大，香蕉和胡桃中的维生素生物利用度为 80% 左右，而在橘子汁中仅为 9%。而且，高温、高压烹调会使食物中的维生素 1 大量丧失。大剂量的维生素 B_6(300 ～ 500 mg/d) 能降低尿液草酸盐的排泄。因此，寻找草酸盐合成抑制剂是药物治疗的主要目标。

近年来，有 Ⅰ 期临床研究报道发现，给予半酰胺酸前体 L-2-oxothiazolidine-4-carboxylate(OTZ)100 mg/ 吨，每 8 小时一次，可降低健康男子的尿草酸排泄。OTZ 的毒性较半酰胺酸小，在体内可被肝脏和其他组织转变为半酰胺酸。动物实验提示，它可能有减少肝脏草酸合成的效果，但其亦有增加酸性代谢产物，增加尿硫酸盐排泄，降低尿 pH 值和减少尿液枸橼酸排泄的副作用。在临床上可与枸橼酸盐一起合用，但是，它对原发性高草酸尿症的治疗效果还有待于进一步的评价。单纯行肾移植治疗时，因为移植肾会迅速出现草酸钙沉积，故未被广泛地认同。同时进行肝肾联合移植，由于将原有缺陷的肝脏去除，能有效地逆转代谢异常，取得良好的效果。但是，移植后由于原来 C 存的草酸大量地从组织释放，移植肾会受到损伤，故应大量饮水，并辅以利尿剂和结晶抑制剂联合治疗。由于 I 型原发性高草酸尿症是一种慢性进行性的单基因疾病，伴可逆性的并发症，无中枢神经受累，基因能容易地靶向肝脏，故极适宜作基因治疗，而且效果会比肝肾联合移植更好。

（二）II 型原发性高草酸尿症

II 型原发性高草酸尿症较 I 型少见，约占原发性高草酸尿症的 5% 左右，临床上可以通过检查外周血白细胞的 D- 甘油酸脱氢酶的活性来确诊。患者尿中的草酸盐和左旋甘油酸均升高，其草酸排泄量与 I 型者相似，临床表现也与 I 型相似，但程度较轻，较少引起肾衰竭，且多在童年晚期发病，治疗方法与 I 型原发性高草酸尿症相同，但维生素治疗无效。

二、高钙尿症

高钙尿症是钙性尿结石患者最常见的代谢异常，约占含钙石患者的 30% ～ 60%。如果正常人每日限制入量钙 400 毫克、钠 100 毫克，则 24 小时尿钙排泄 100 毫克。如果持续此饮食 1 周，24 小时尿钙仍大于 200 毫克，称高钙尿症；如果正常饮食，则 24 小时尿钙排泄大于 4 毫克 / 千克体重，或 24 小时尿钙排泄男性大于 300 毫克，女性大于 250 毫克，称高钙尿症。高钙尿症分 3 型：吸收性高钙尿症、肾性高钙尿症和重吸收性高钙尿症。

（一）特发性高钙尿症

特发性高钙尿症是引起单纯性血尿的主要原因，并且最终发展为尿路结石。后者的发病率为 40%，而且常常引起多种泌尿系统症状，如反复的泌尿系感染、尿频尿急综合征、遗尿等，易导致漏诊或误诊。持久的高钙尿症对生长期的骨骼可产生不良影响，且在成人骨质疏松症的发病中也具有重要的意义。

1. 发病机制

(1) 吸收性高钙尿症：患者肠道对钙的吸收比正常人多，在我国，这是常见的类型。肠道对钙的吸收增多可引起轻度的高血钙，并增加肾的滤过负荷，甲状旁腺素分泌受到抑制而减少肾小管对钙的重吸收，从而形成高钙尿症。至于肠钙吸收增多的原因，可能与患者血 1,25-$(OH)_2$-D_3 增高，或者患者对该维生素的敏感度增加以及患者体内有较多的非维生素 D 依赖的钙结合蛋白有关。1993 年，Li 发现伴遗传性高钙尿症的鼠的肠上皮的 1, 25-$(OH)_2$-D_3 受体 (VDR) 增多，[ft! 循环中活性维生素 D_3 水平不增高，但过多的 VDR 致功能性 VDR-1,25-$(OH)_2$-D_3 复合体增加，导致了肠钙转运增加。这种现象可以解释特发性高钙尿症患者的血清 1, 25-$(OH)2$-D# 要处于正常的高值时，即可引起尿钙排泄增多。进一步的研究发现，1,25-$(OH)_2$-D_3 具有正向调节自身受体的作用，这种调节作用发生在 mRNA 的水平上，即 1,25-$(OH)_2$-D_3 可以使 VDRmRNA 明显地增多，并且使 VDRmRNA 翻译的 VDR 在 24 ～ 28 小时后比对照组多 5 倍。另外，吸收性高钙尿症患者肠道上皮细胞的钙泵 (Ca-ATP 酶) 活性增高。Ca-ATP 酶是钙跨膜转运的重要介质之一，广泛存在于各种组织细胞的胞膜和细胞器膜上，如红细胞膜、肠上皮细胞和肾小管上皮细胞的基底膜侧等，其作用是将细胞内的钙离子主动地转运至细胞外，使细胞内的钙离子浓度下降，从而引起钙离子膜浓度梯度差，促进钙离子的重吸收。Blanchi 等报道原发性高钙尿症患儿红细胞膜 Ca-ATP 酶活性明显增高，由于红细胞膜 Ca-ATP 酶活性可反映小肠与肾小管上皮基底膜侧该酶的活性，作者推测原发性高钙尿症患者存在着小肠与肾小管上皮 (Ca-ATP 酶活性的失衡，吸收性高钙血症患者可能由于肠上皮细胞 Ca-ATP 酶活性增强，使肠道吸收钙增多，且超过肾小管 Ca-ATP 酶的重吸收能力而导致高钙尿症。

(2) 肾漏性高钙尿症：发病是由于肾小管对钙、磷的重吸收减少所引起。此型在国外最为常见，患者即使在低钙饮食时也出现高钙尿。患者的肾小球滤过功能正常，钙的排出量与肾小球的滤过率无相关性。因此，肾漏性高钙尿症的发病机制在于肾小管对钙的原发性转运缺陷。在遗传性特发性高钙尿症伴肾结石鼠的研究中发现，肾小管对钙重吸收缺陷的部位在近曲小管，其尿钙排泄增加，而血钙正常。此外，有人认为此型亦存在着小肠与肾小管上皮 Ca-ATP 酶活性的失衡，即肠与肾小管上皮细胞 Ca-ATP 酶活性同时减弱，且以后者为主，使肾小管重吸收钙的能力降低而导致高钙尿症出现。尚有研究观察到部分特发性高钙尿症肾结石患者的血磷浓度低于正常，而且肾磷阈低，但血清甲状旁腺素水平正常，说明肾小管的磷重吸收能力受损。肾磷阈降低导致了低磷血症，后者刺激机体合成维生素 D，使肠钙吸收增加。同时，也抑制甲状旁腺素的分泌，产生高钙尿症，促进含钙肾结石的形成。

(3) 骨吸收性高钙尿症：多数文献报道认为，特发性高钙尿症与骨代谢的异常有密切的相关。合并肾结石的特发性高钙尿症患者常常存在骨质密度降低，体内的钙呈负平衡状态。在给予低钙饮食以后，仍出现脊椎骨质密度降低，尿钙仍然升高，故认为尿钙的主要来源是骨钙的动用。因此，推断骨钙转换增加是尿钙排泄量增加的原因，但机制不明确。由于这种骨的代谢异常和高钙尿症的因果关系顺序如何尚未确定，因此，它在特发性高钙尿症的发病机制中的地位并不十分肯定。本症与遗传有一定的关系，国外报道本症有家族性，可能属于常染色体显性遗传。患者的同一家族内多为同一类型的高钙尿症，主要表现为吸收性。动物实验发现，有遗传性高钙尿症的鼠可出现肠吸收型和肾漏型两种表现。肠吸收性高钙尿症鼠的肠钙吸收增加与其肠上皮的 1，25-(OH)$_2$D$_3$ 受体活性增高有关，而 Ca-ATP 酶在小肠与肾小管上皮的活性失衡与这两型原发性高钙尿症均有关。

2. 临床表现

特发性高钙尿症的主要临床表现是血尿、尿路结石、尿频、尿急、尿痛甚至排尿困难。此外，反复的尿路感染也可为本病的表现。本病血尿的特点多为发作性无症状性的肉眼血尿，发作间隙可为镜下血尿，镜检红细胞无畸形。有肾结石家族史的反复发作的含钙结石患者应警惕患有肠吸收性高钙尿症的可能性。虽然儿童尿路结石的发病率很低，但是，30% ～ 80% 的儿童尿路结石是由特发性高钙尿症引起的。因此，对儿童期尿路结石患者应警惕该病的存在。随着病程的延长，本症引起尿路结石的发病率增加，可高达 40%。其中，结石的成分以草酸钙或磷酸钙为多见。此外，患者可反复出现尿路感染，并且可能成为就诊的原因，易造成误诊。因此，当患者有反复尿路感染史，特别是感染发生在确诊为肾结石以前时，应该高度警惕是否存在着肾性高钙尿症的可能性。

3. 治疗

(1) 大量饮水：Hosking 等观察了 108 例大量饮水治疗原发性含钙结石患者的疗效结果，发现每天饮水 2 500 mL 即可阻止高尿钙者出现新生的结石。由于尿液钙离子超饱和的状态一般出现在上午 6 ～ 10 时及晚上 6 ～ 10 时，而夜间是尿液最浓缩的时候，故水分的摄入要充足且均匀，保证昼夜都有大量的尿液排出，以降低尿内钙离子的饱和度。因此，建议每天餐间、就餐时、夜间排尿时均各饮 250 mL 无奶液体，要使尿液达到每天至少 2 000 mL 以上的，以尿的比重 < 1.010 为宜。由于至今尚未证实硬水比软水更易致尿结石，而且流行病学研究表明水的硬度与肾结石之间呈负相关，因此，饮用水的水质不必强求其软硬的程度。

(2) 限制钠盐的摄入：高钠饮食引起的高钠尿症可抑制肾小管对钙的重吸收，继而产生高钙尿症。高钠尿症还可以增加尿液中尿酸钠的饱和度，而尿酸盐可以诱发草酸钙结晶形成。此外，高钠饮食还可以降低肾脏对枸橼酸盐的排泄作用。因此，高钠饮食能够增加尿中钙盐结晶形成的倾向，故应限制钠盐的摄入，以每天不超过 5 g 为宜。

(3) 限制动物蛋白及食糖的摄入：流行病学调查与临床对照研究都证实，人群中动物蛋白的消耗与结石的发病率呈平行的关系。大量摄入动物蛋白质既可以使体内的酸性代谢产物增多，形成一过性的代谢性酸中毒，增加肾小球的钙滤过负荷，抑制钙在远曲小管的重吸收，引起高钙尿症；另外，也能够增加肾小管对枸橼酸盐的重吸收，形成低枸橼酸尿症，增加钙结晶形成的危险性。伴随高蛋白饮食的高尿酸尿症电可以增加草酸钙结晶形成的危险性。因此，限制食物中的蛋白质含量，特别是动物蛋白的含量，对结石患者是极其有益的。一般来说，蛋白质的摄入量以每日不超过 80 g 为宜。

食糖的摄取过多也可以引起尿钙和尿草酸的排泄量增加、尿 pH 酸碱度下降，进而使形成结石的危险性增加，故应减少食糖的摄入。

(4) 噻嗪类利尿剂：目前用于治疗泌尿系结石的噻嗪类利尿剂主要有氢氯噻嗪、三氯甲噻嗪及氯噻酮等。它们能够促进远曲小管对钙的重吸收，从而减少尿钙的排泄。因此，氢氯噻嗪或氯噻酮 (均为 25 ～ 50 mg/d) 可作为肾漏性高钙尿症的首选治疗用药。噻嗪类药物能够纠正肾钙漏，因而也能够纠正继发性甲状旁腺功能亢进、维生素 D 合成增多以及肠道钙的吸收过多所引起的高钙尿症。Insogna 等报道用三氯甲噻嗪 (4 mg/d) 治疗 6 周以后，患者的血 1，25-(OH)$_2$-D$_3$ 浓度下降 10%，尿钙的排泄减少了 34%。因此，噻嗪类药物对于控制吸收性高钙尿症亦有效果。但是，对于一些需要长期治疗的患者，其降低尿钙排泄的效果会逐渐削弱。这可能是长期服药以后，患者的肾脏对噻嗪类药物产生了耐受性的缘故。此外，也有报道认为噻嗪类利尿剂可减少尿草酸的排泄，并增加尿中镁/钙的比值，这些作用均有利于抑制结石的形成。由于噻嗪类药物治疗可导致患者出现低钾血症及低枸橼酸尿症，故治疗期间必须同时补充枸橼酸钾。另外，由于结石患者与正常人尿钙的排泄值有很大的重叠，所以噻嗪类利尿剂对于高钙尿症和正常尿钙的结石患者均具有保护作用。在临床上，噻嗪类利尿剂的用药指征包括出现持续性或频发性的肉眼血尿、结石和 (或) 有排尿异常者 (尿频、尿急、尿痛甚至排尿困难)。一般来说，成人多长期服用氢氯噻嗪，在儿童则缺乏长期用药的经验。目前，推荐 6 周疗程的治疗方法，剂量为 1 ～ 2 mg/(kg•d)。通常在用药的第二周末，尿钙即显著地下降。

(5) 磷酸纤维素钠：磷酸纤维素钠是一种与钙有亲和力，但不被肠道吸收的离子交换树脂，一般仅用于通过控制饮食及噻嗪类药物不能控制的、不伴有骨病且血磷正常的吸收性高钙尿症患者。它可在肠道内与钙结合，形成一种不能被肠道吸收的复合物而由粪便排出。服药后，由于肠腔中与草酸结合的钙盐减少，因此应限制富含草酸的饮食，以免引起高草酸尿症。但是，因其在肠道内与钙的结合为非选择性的，它也可以与镁结合，从而阻碍镁的吸收。因此，用药期间应该补充镁。由于磷酸纤维素钠能够刺激甲状旁腺功能，产生或加重骨病，因而禁用于肾性高钙尿症、原发性甲状旁腺功能亢进、生长期儿童、绝经后妇女以及过度骨钙动员性疾病的患者。用法是每次进食时，冲服 2.5～5 g 的磷酸纤维素钠。但是，由于其消化道的副作用，近年来已经很少在临床上使用。

(6) 无机磷酸盐：焦磷酸盐、三聚磷酸盐、正磷酸盐等是草酸钙结晶形成和聚集的抑制物，其抑制作用可能是通过吸附或结合到结晶表面，进而封闭其表面的活性生长部位所产生的。口服无机磷酸盐能够减少尿钙的排泄，减低尿液中草酸钙的浓度，并增加尿液结晶抑制活性。这是因为无机磷酸盐可以减少 1，25-$(OH)_2$-D_3 的产生，并且抑制肠钙吸收的缘故。此外，也有人认为其作用与磷刺激甲状旁腺功能导致肾小管重吸收钙增加有关。由于尿液结晶抑制活性的提高继发于尿液抑制因子的分泌增多，例如焦磷酸及枸橼酸可以增加尿磷的含量，因此它们禁用于存在着尿路感染的患者，因为尿路感染者有发生鸟粪石或磷酸钙结石的危险性。吸收性高钙尿症是肾结石的主要原因，其中的一些患者合并有骨钙的过度丢失。Heller 等 (1998) 应用一种新的缓释的中性磷酸钾 (UroPhos-K，每片含磷 155 mg，钾 8 mmol)，每次 4 片，每天两次，共治疗吸收性高钙尿症患者 25 例。经过 4 年的前瞻性研究，结果显示应用 UroPhos-K 治疗可使患者的尿钙持续地下降 (从 264 mg 降至 181 mg)、血清 1，25-$(OH)_2$-D_3 水平下降 (从 42 pg/mL 降至 34 Pg/mL)，甲状旁腺素在正常范围内有所增加 (从 30 pg/mL 升至 42 pg/mL)、脊柱、股骨颈和桡骨远端 1/3 的骨密度稳定，故认为 Urophos-K 可作为对噻嗪类利尿药治疗失败的高钙尿症患者的一种长效的替代治疗药物。

(7) 非类固醇类抗感染药：有报道认为，吲哚美辛等非类固醇类抗感染药有一定的降低尿钙作用。Heriquezi 和 Calo 等证实特发性高钙尿症患者尿液前列腺素 E 的含量明显升高，而且与尿钙的含量呈正相关。高尿液前列腺素 E 综合征是一种先天性疾病，其临床特征为高钙尿症、肾钙化和骨质疏松。临床上，亦有服用前列腺素抑制剂和吲哚美辛、阿司匹林等降低特发性高钙尿症患者尿钙排泄的报道。但是，吲哚美辛等药物的严重副作用又限制了其广泛的应用。舒林酸作为一种新型的非类同醇类抗炎药物，以其药效持久和良好的耐受性而广泛地应用于老年性风湿性疾病。该药品系一前体药，肠道吸收后经过两步的生物转化，即可逆地还原成硫化物代谢产物及不可逆地氧化为无活性的硫代谢产物。前者是一种有效的前列腺素合成抑制剂，高效而持久；后者则以无活性的形式随尿排出，因此它较其他的非类固醇类抗感染药对肾功能和胃肠道的损害为小。某人对大鼠实验性高钙尿症模型的研究发现，舒林酸治疗组的尿 Ca/Cr 比值及 24 小时尿钙定量均较高钙尿症组显著下降，说明抑制前列腺素的合成可以减少尿钙的排泄。经过舒林酸治疗以后，尿 NAG/Cr 的比值也显著地下降，而且与尿钙的定量呈正相关，而尿 NAG/Cr 比值是反映肾小管损伤的敏感指标之一，由此说明舒林酸不仅具有降尿钙的作用，而且可以减少高钙尿症对肾小管间质的损害。进一步的研究证实，舒林酸治疗组肾和十二指肠组织细胞的 Ca-ATP 酶均较高钙尿症对照组显著下降，甚至低于正常对照组。

由此导致了肠道对钙的吸收下降，尿钙排泄减少。需要特别指出的是肾 Ca-ATP 酶的下降本身就可以减少肾小管重吸收钙，使尿钙增加，但其净结果是尿钙的排泄下降，其作用机制不明。可能是肠道吸收钙减少的程度显著地超过了肾小管重吸收钙减少的程度的缘故。

(8) 鱼油：丹麦格陵兰的因纽特人冠心病和肾结石的发生率都很低，这与他们的饮食中含有大量的鱼油有关。鱼油中的二十碳戊烯酸可以抑制饮食中的亚油酸转变为二十碳四烯酸，并与后者竞争性地贮存于细胞膜中。二十碳戊烯酸对环氧化酶及脂质氧化酶具有高度的亲和性，并与二十碳四烯酸竞争作为环氧化酶及脂质氧化酶的底物，生成二烯醇前列腺素，因此降低二烯醇前列腺素的合成。前者的生物活性比后者小得多，从而降低了特发性高钙尿症患者的尿钙排泄，且无非类固醇类抗感染药的毒副作用。Buck 等 (1997) 报道采用鱼油治疗特发性泌尿系结石患者，疗程52周，发现鱼油能影响患者的钙代谢，使钙在骨中沉积增加，尿草酸排出减少，尿枸橼酸排出增加，认为鱼油对泌尿系结石有较好的治疗作用。但是，也有鱼油降低尿枸橼酸和镁排泄的报道，认为其对复发结石的作用是有限的。如果服用鱼油的同时加服枸橼酸钾镁，可能会对高钙尿症含钙结石的治疗有更大的益处。

(9) 其他疗法：米糠中磷酸的含量极高，脱脂后效果更高，故可给特发性高钙尿症患者服用。谷物的大部分磷以肌醇六磷酸钙镁 (phytin) 的形式存在，它是有机化合物盐。与磷酸纤维素钠不同的是，米糠中的肌醇六磷酸钙镁含镁量较多，它与钙结合的同时，镁被游离。因此，应用后不至于引起缺镁。镁是磷酸钙、草酸钙沉淀的主要抑制因子之一。肌醇六磷酸钙镁在肠内与钙结合，抑制钙的吸收，长期服用可使尿钙持续地降低，同时尿磷增高，尿草酸含量稍增高。1972年，Thomas 等实验证明肌醇六磷酸钙镁的磷可以抑制泌尿道的结晶形成。米糠疗法或许不仅降低尿钙的含量，也可能与复杂的结石抑制因子有关。一般用米糠提取物 20 g/d，分2次口服。长期服用时，不宜再加大药量。一般在取得预防结石效果且无副作用时，可持续服用 2～3 年后，逐渐减少用药量，再服用 2～3 年，如结石无复发即可停药。服药后有可能出现轻微稀便，但不需特殊的治疗，大部分患者可以长期服用。最值得注意的是，在肠道内，因为肌醇六磷酸钙镁的作用，有可能发生金属离子的吸收障碍。因此，长期服用时，应定期检测血中微量金属的情况，如铁、铜、锌等。需要指出的是，包括我国在内的一些国家的碱性土壤内含钙多，其米糠的肌醇六磷酸钙镁结合钙较多，并不适于这种治疗。另外，补充枸橼酸钾镁可以增加尿镁及枸橼酸盐的排泄，降低尿草酸钙的过饱和状态，因此可以降低结石的复发率。

酒石酸分子结构与枸橼酸类似，防治结石的作用亦相似。它不参与体内的代谢，而以原形从尿中排出，是一种有希望的防石药物。

Weioinger 等报道，应用 Alendronate 对特发性高钙尿症患者治疗一年后，尿钙排泄明显减少，松质骨密度增加，但是 Alendronate 类骨吸收抑制剂对特发性高钙尿症的治疗价值尚待明确。

(二) 继发性高钙尿症

1. I 型肾小管性酸中毒

远端肾小管性酸中毒是含钙泌尿系结石的常见原因之一。原发性者属于遗传性疾病的范畴，发病是由于患者体内存在着先天性肾小管功能缺陷所引起。

继发性者可见于下列的疾病：

①肾脏疾病 (肾盂肾炎、梗阻性肾病、高草酸尿症等)；②中毒性肾病 (镇痛药、两性霉素B、棉酚锂等)；③自身免疫性疾病 (高球蛋白性紫癜、冷球蛋白血症、干燥综合征、甲状腺炎、

系统性红斑狼疮、慢性活动性肝炎等)；④肾钙化性疾病 (甲状旁腺功能亢进、甲状腺功能亢进、维生素 D 中毒、海绵肾等)；⑤其他：如 Marfan 综合征、碳酸酐酶缺乏症、肝硬化等。

Ⅰ型肾小管性酸中毒的特点为远端肾小管酸化功能障碍。由于肾小管 H^+ 泵衰竭，不能分泌 H^+，从而建立远曲小管液与管周围液之间的陡峭 H^+ 梯度，并促使肾小管细胞膜的渗透性改变，使已分泌进入肾小管腔的 H^+ 又快速地扩散进入细胞内，以致不能保持 H^+ 的梯度，使细胞内的 H^+ 增多，表现为高氯血性酸中毒及电解质紊乱，尿钙与尿液中的酸性代谢产物结合以后，随尿液排出体外，导致高尿症和低钙血症。关于Ⅰ型肾小管性酸中毒的药物治疗，主要包括下列几个方面。

(1) 纠正酸中毒：碱剂治疗一般都很有效，通常口服碳酸氢钠，剂量为每天 1 ～ 3 mmol/kg(每天约 6 g)，可以中和体内产生的酸和补充尿中丢失的少量碳酸氢盐。儿童患者碱剂的需要量较成人大，一般用量为每天 5 ～ 14 mmol/kg。

(2) 补钾：补碱疗法可使尿钾丢失减少，亦可口服枸橼酸合剂 [1 000 mL 水中含枸橼酸钾 100 g，枸橼酸钠 98 g(含钠 1 mmol/mL)]20 ～ 30 mL，每天 3 次，或者服用枸橼酸氢钾钙，补钾同时碱化尿液，亦可适当补充钾盐。

(3) 补充钙与维生素 D：软骨病及佝偻病者补钙 1 ～ 2 g/d，并加服维生素 D，但对已有肾结石或肾钙化者不宜补钙及维生素 D，以免血钙过高或者发生维生素 D 中毒。

(4) 禁用磺胺类药与乙酰唑胺：此两类药物可抑制碳酸酐酶作用，使 H^+ 产生减少。

2. 利尿剂治疗导致的继发性高钙尿症

普通饮食的情况下，人体每日从消化道吸收钙 300 ～ 400 mg。正常成人血钙浓度为 2.2 ～ 2.7 mmol/L(9 ～ llmg/dl)，约 60% 的血钙经过肾小球滤出，即 24 小时内肾脏滤过 10 g 左右的钙。但是，每天只有大约 200 mg 的钙从尿液中排出口正常的情况下，98% 的滤过钙被肾小管重吸收，其中 65% 左右是由近曲小管所吸收。近曲小管对钙的重吸收基本上是等张的过程。此外，近曲小管重吸收钙的机制部分是被动的过程。在管腔侧，钙是顺着电化学的梯度被动地扩散进入细胞内的，而且，可能与钠一起同向转运。但是，在基底侧，部分钙是通过 Ca-ATP 酶 (即钙泵) 主动地转运，将钙细胞内泵入组织间液。近曲小管直部对钙的重吸收能力近似于肋部。髓祥细段不吸收钙，而升支粗段是重吸收钙的主要部分 (与钠、镁相同)，约占 20%。多数的资料显示，钙在此部位的重吸收是被动的过程。远曲小管内钙的重吸收是连续的过程，约占 10%。在集合管内，钙的重吸收或分泌均不多，后两者的钙吸收均为主动的过程，许多影响尿钙排泄的因素均作用于此部位。如呋塞米对髓祥升支粗段阳离子的重吸收有显著的抑制作用，故可以产生强烈的急性高钙尿症。人类长期服用呋塞米以后是否会产生持续的高钙尿症，目前尚有争论。一般的情况下持续地反复给药，排钙和排钠的作用取决于补充丢失钠的程度。若细胞外液减少，尽管继续给予呋塞米，尿钙与钠的排泄还是降低的，这可能是反馈地促进了近曲小管对钙、钠等离子的重吸收的缘故。乙酰唑胺长期治疗青光眼易并发含钙尿结石，一些研究者注意到特发性高钙尿患者似乎特别易致这种并发症。乙酰唑胺虽然抑制近曲小管的钙吸收，但对尿钙的排出影响很小，故认为这可能是由于枸橼酸盐排泄减少，致不可溶性钙盐沉淀的缘故。噻嗪类利尿剂降低尿钙的作用机制研究甚多，现已知道，噻嗪类利尿剂能直接地促进远曲小管对钙重吸收。对于应用呋塞米的患者，若再服用氯噻嗪，第一天就会出现低钙尿。作用于远曲小管的排钠利尿剂如螺内酯、氨苯蝶啶和阿米洛利均可使尿钙排泄降低，故两类药物合用治疗高钙尿症和含钙泌尿系结石是非常有效的。但需注意的是，除降低尿钙外，两类药物合用对减少尿枸橼酸盐的排泄有协同作用，并且干扰它们预防泌尿系结石的效果。因此，需要同时服用枸橼酸合剂。因噻嗪类利尿剂有加重高血钙的作用，故禁用于原发性甲状旁腺功能亢进症。

3. 原发性甲状旁腺功能亢进症

原发性甲状旁腺功能亢进症是指甲状旁腺激素 (PTH) 过度分泌引起高钙血症的一种疾病，约 85% 是由散发的、孤立的腺瘤引起的。PTH 增加肾小管对钙的重吸收，但由于肾小球滤过钙过多，仍然会产生明显的高钙尿症。部分患者肾脏合成 1，25-$(OH)_2$-D_3 W 显增高，从而促使肠钙吸收增加，这些患者特别易患肾结石。据报道，18% ～ 40% 的原发性甲状旁腺功能亢进症患者合并有泌尿系结石。外科手术治疗甲状旁腺功能亢进效果确切，口服磷酸盐可降低血钙，减少尿钙排泌，但其长期治疗的安全性和有效性尚不明确。Marcus(1991) 用雌激素、孕激素长期治疗原发性甲状旁腺功能亢进的患者，发现雌激素能使多数女性老年患者的血钙及尿钙降低至正常的范围，并能稳定地维持，因而认为雌激素可以抑制甲状旁腺素的活性，特别是对骨骼的作用。因此，用雌激素治疗原发性甲状旁腺功能亢进合并泌尿系结石的患者有一定的效果。另外，雌激素尚能促进枸橼酸盐的分泌，而孕激素的作用比雌激素差。

4. 髓质海绵肾

髓质海绵肾是常染色体隐性遗传性肾髓质囊性病变，病变局限于肾锥体，一般为双侧性，组织学特征为髓质集合管呈均匀的弥漫性扩张，形成小囊和囊样空腔，小囊表面被覆上皮。有些小囊与集合管相通，有些则与肾盂相通。由于尿液滞留于扩张的小囊腔内，因此常容易继发感染、出血或结石形成，临床上常常误诊为肾多发性结石或者尿路感染。髓质海绵肾的患者可伴随有轻度的肾浓缩功能减退及高钙尿症。其中，合并吸收性高钙尿症最常见，其发生率为 59%，肾漏性高钙尿症仅占 18%。一般来说，尿路结石患者中海绵肾的发病率为 3.5% ～ 13%。KUB 显示钙化影或结石位于肾小盏的锥体部，呈簇状、放射状或粟粒状排列。IVU 显示肾盂、肾盏形态正常，或者肾盏增宽，杯口扩大突出，于其外侧可见造影剂在扩大的肾小管内呈扇形、花束状、葡萄串状和镶嵌状阴影，囊腔间不相通，似菜花状。

髓质海绵肾的治疗主要是针对并发症。伴高钙尿症患者应长期服用噻嗪类利尿剂，伴肾结石者应多饮水，尿钙正常的泌尿系结石患者可口服磷酸盐类药物，同时应防治尿路感染。

5. 制动综合征

制动综合征是各种原因所致长期卧床，引起骨骼失用性脱钙而发生高钙尿症。这种患者常合并有神经源性膀胱所致的排尿障碍，因尿潴留或长期导尿，极易引起尿路感染，更容易生成结石。治疗的措施主要包括多活动，并且应用抑制骨质吸收的药物，如降钙素和磷酸盐等。降钙素能特异性地抑制破骨细胞的功能，毒性低，但作用短暂。用法为 4 U/kg 皮下或肌内注射，每 12 小时一次，对肿瘤性病变效果好，注射前应皮试。也可用羟乙二磷酸作为补充磷酸盐，用法为 7.5 mg/(kg·d)，静脉注射。

三、高尿酸尿症草酸钙结石

高尿酸尿症与含钙尿结石的关系早已被认识，据报道，含钙肾结石患者中有 9% ～ 15%

为伴高尿酸尿症的草酸钙结石，25% ～ 33% 的高钙尿症及含钙结石患者存在着高尿酸尿症。总之，约 40% 的肾结石患者伴有高尿酸尿症的存在。

在绝大多数的伴高尿酸尿症的含钙结石患者中，饮食中动物蛋白的摄入过多和石的主要病因因素。少数的情况下，内源性尿酸盐产生过多或促进尿酸盐排泄的适应性机制可能是潜在的发病原因。

目前认为，对伴高尿酸尿症的含钙尿路结石患者的治疗主要包括下列几个方面。

（一）饮食疗法

高尿酸尿症患者的饮食特点是能量摄入过多、高蛋白、高脂肪及大量饮酒。预防高尿酸尿症的基础是控制上述饮食的摄入，低嘌呤饮食可以明显地减少尿中尿酸的排泄量。肉类、鱼类、菜花、花生仁、瓜子仁等食物含有较多的嘌呤，特别是红纤维类、肉类、肝脏、墨鱼、虾等，每日的蛋白摄入量以不超过 lg/kg 为宜。酒类饮料常含有钙、草酸和鸟嘌呤核苷。血液中的乙醇浓度急性升高常会诱发高钙尿症出现，长期酗酒者高钙尿和高磷尿则更明显。由于酒可以促进腺苷酸的代谢，增加尿酸的合成与排泄，故应戒酒。低脂肪、低糖类饮食可使体重减轻，预防血脂升高，减少心、脑血管的意外。

（二）多饮水

饮水量不足或慢性脱水能增加尿比重，提高泌尿系结石形成物质的饱和度，并降低尿液的 pH 值。在脱水的情况下，尿中尿酸盐结晶可作为含钙结石取向附生的模板，故应充分地饮水，每日维持尿量在 2 000 ～ 3 000 mL。此外，强调睡前多饮水，以保证夜间的尿量充足。

（三）药物治疗

别嘌醇是唯一能抑制尿酸生成的药物，在体内被转变为具有活性的氧嘌呤醇，它们的结构与次黄嘌呤及黄嘌呤结构相似，且与黄嘌呤氧化酶的亲和力较嘌呤更大，可竞争性抑制尿酸代谢最后阶段的黄嘌呤氧化酶，从而抑制次黄嘌呤及黄嘌呤转变成尿酸，这些尿酸前体可直接被排出。

别嘌醇治疗可逆转体内与伴高尿酸尿症草酸钙结石相关的生理及物理化学的紊乱，它可以恢复正常的尿尿酸水平，降低尿酸 - 钠的饱和度，因此提高了草酸钙的相对稳定范围。Pak(1978) 等研究发现，由尿酸 - 钠引起的草酸钙结晶作用被阻断，但是，别嘌醇治疗引起的草酸钙成核的抑制是否是单一阻断尿酸 - 钠作用的结果，目前尚不明确。有初步的证据表明，别嘌醇可以更直接地参与抑制草酸钙结晶的成核作用。半数接受别嘌醇治疗的患者可见肾脏对焦磷酸的排泄显著增加，后者是众所周知的结晶生成抑制物。在体外，将别嘌醇加入全尿后，在某些尿样中对草酸钙成核的抑制活性被增强。别嘌醇的一般剂量为 300 mg，每日一次口服，一般耐受性较好，但偶可引起胃肠刺激、腹泻等，个别病例可发生严重的中毒性肝炎、表皮坏死松解和血管炎，甚至危及生命。在肾衰竭时，别嘌醇的毒性反应常见且严重，这是因为有活性的代谢产物（氧嘌呤醇）的生物半寿期延长的缘故。

现在，法国制备了一种微粒别嘌醇缓释胶囊，国内引进称之为"路安利胶囊"，用法为每次 0.25 g，每日一次口服。由于剂量不大，且具有持续抑制尿酸生成的作用，从而可降低其对肝脏的损害及胃肠道的反应，适用于长期持续用药的患者。

四、肠源性高草酸尿症

肠源性高草酸尿症如能早期明确诊断,并及早给予治疗,一般预后良好。由于肠源性高草酸尿症的发生可能涉及多种因素,因此,以采取综合性的治疗方案为宜。

(一) 饮食控制

1. 限制草酸的摄入

血钙的正常浓度受 1,25-$(OH)_2$-D_3 甲状旁腺激素调节,因此,即使增加了钙的摄取量,肠道吸收的钙也不会过分地增多。然而,肠道的草酸吸收没有类似的反馈调节机制。因此,若饮食中的草酸含量增多,肠道内可以直接吸收的游离草酸也增多,即饮食中草酸的数量可直接地决定肠道中可被吸收的草酸的数量。

据报道,45% 的高草酸尿症患者对限制饮食中草酸盐的摄入有反应。因此,减少外源性草酸的摄取可以降低尿草酸的排泄。在正常的情况下,饮食中仅 8% ~ 12% 的草酸被吸收。肠道对草酸的吸收是一个被动的过程,即受食物的草酸含量及其消化后的生物利用率所控制。草酸的生物利用率之所以如此低,主要是因为草酸与食物中的钙相结合,使之不能被吸收的缘故。中国人的饮食中蔬菜及茶所占的比重较大,而钙的含量较低,因此,尿液草酸的排泄量偏高。

2. 避免大剂量应用维生素 C

25% ~ 30% 的尿液草酸为饮食中维生素 C 的代谢产物,可见饮食中维生素 C 的含量对于尿液草酸的排泄及泌尿系结石的形成具有重要的意义。但是,大量摄入维生素 C 能否明显地增加尿液草酸的排泄,并导致草酸钙结石的形成,目前尚存异议。Hatch 等报道,口服大剂量的维生素 C 以后,可在服药期间与停药后 7 天内出现待续的高草酸尿症。

然而,Wandzilak 等报道正常人给予维生素 C1 ~ 10 g/d,共 5 天,并不增加尿草酸盐的排泄。

此外,Chalmers、和 Cowley 等报道,给泌尿系结石患者补充大剂量的维生素 C 以后,会引起维生素 C 吸收不良,并增加尿草酸的水平。这主要是因为未被吸收的维生素 C 在小肠的碱性环境下,经非酶途径分解成草酸后,再经过肠道吸收并排泄于尿液之中的缘故。

3. 高钙饮食

25% 的食入草酸在肠道内与钙结合,形成不溶性的草酸钙由粪便排出。因此,在限制草酸摄入同时,应加强钙的摄入,以促进肠道内形成不溶性的草酸钙。以前认为,增加钙的摄取量可能会增加泌尿系结石形成的危险性。但是,据近年来的研究发现,泌尿系结石患者的钙摄入每每减少。此外,伊藤报道,在服用枸橼酸制剂的同时服用钙制剂时,并未见尿钙的排泄明显增加;相反,尿草酸的排泄有减少的趋势。现已证实,低钙饮食可促进肠道内草酸盐的吸收而引起高草酸尿症,从而促进含钙尿结石的形成。此外,限制钙的摄入尚可刺激维生素 D 的合成和代谢,促进骨钙的重吸收,进而增加尿钙的排泄。吸收性高钙尿症患者由于肠道对钙的吸收增加,肠道内没有足够的钙与草酸结合,因而肠道对草酸的吸收也增多。

当吸收性高钙尿症患者限制了食物中钙的含量,或者口服钙结合剂磷酸纤维素钠以后,则肠腔内钙的含量下降,草酸的吸收与排泄进一步增高。因此,此类患者除了应该限制食物中钙的含量以外,还必须摄入低草酸饮食,才能达到防止草酸钙结石形成的目的。根据该原则,有人主张对泌尿系结石患者应作如下的饮食指导,即一天饮用 360 mL 的脱脂牛奶,同时多摄取强碱性食品海藻。Curhan 等对 45 000 名男性的钙摄入量与泌尿系结石形成的关系作了前瞻性的研究,经过 4 年的随访,结果发现钙摄入多者少患肾结石。其中,钙摄入量最多者 (平均

326 mg/d) 的结石发生率仅为钙摄入量最少者的 56%。因此，为了减少肠道对草酸的吸收，原则上应指导患者多摄入钙。

4. 避免高脂饮食

伊藤晴夫采用多变量分析观察摄入的营养物质与尿中草酸排泄的关系，结果发现钙可以减少尿草酸的排泄，而脂肪则可以提高尿草酸的水平，其原因之一是碳水化合物的代谢过程会生成草酸。此外，摄入的脂肪未被完全地吸收，肠道中残留的脂肪酸与钙结合，使能与草酸结合的钙量减少，导致游离的草酸增多，促进其在肠道内吸收，进而提高尿草酸的水平。

伊藤晴夫给实验动物摄入高脂肪饮食，观察其对尿中草酸水平的影响。结果发现高脂肪饮食 2 周后，大鼠尿中草酸的排泄量比标准饮食组明显增加。另外，泌尿系结石患者摄入高钙饮食以后，其结石的复发率也降低。因此，影响尿液草酸排泄的诸多因素中，钙和脂肪是最重要的。

此外，鱼油是一种多不饱和脂肪酸，Buck 等给特发性泌尿系结石患者每天服用 10 mg 鱼油，共 8 周，可明显降低 24 小时尿中钙及草酸的排泄。

5. 避免高蛋白饮食

目前认为，引起近年来尿路结石发病率急剧增加的原因中，最重要的是高蛋白饮食，尤其是动物蛋白的过量摄取。有报道认为，过量地摄取蛋白质可使尿中草酸排泄增加。也有关于尿中草酸的排出量与食物中植物蛋白的排泄量成正比关系的报道，并认为减少植物蛋白的摄入可以减少尿中草酸的排泄量，因而建议患者少食豆类食品。但是，也有报道认为蛋白质的摄取量与尿液草酸的水平无关。至于高蛋白饮食是否一定会增加泌尿系结石形成的危险性，目前尚存在着不同的看法。有报道指出，尽管复发性结石患者摄入低蛋白及高纤维饮食，同时也多量饮水，其尿路结石的复发率却并不比单纯多饮水的患者低。

6. 其他

食糖摄取过多可促使尿钙、尿草酸的排泄量增加，尿 pH 值下降，形成结石的危险性增加。增加食物纤维素成分，也具有降低尿钙、尿草酸和尿尿酸排出的功效。

（二）肠道内草酸分解杆菌的作用

动物实验证明，肠道内的草酸分解杆菌可以控制肠道吸收草酸的数量。据研究，肠道内细菌的总数量超过 10×10^{14} 以上。目前，从肠道内分离出具有草酸分解能力的细菌包括食草酸杆菌、乳酸菌属的双阳菌和丙酸菌属的 propionibacterium。从这些细菌中提取出草酸分解酶，将来可能会被用于临床上治疗尿路结石。如，用基因工程技术从草酸分解杆菌内提取出草酸分解酶基因，然后将它们转移到大肠埃希菌体内，使草酸分解酶得以大量地产生。但是，这些还有待于将来的进一步研究。

（三）镁

镁可与草酸结合形成可溶性的复合物，从而抑制草酸钙结晶核的形成和生长。临床上主要应用氧化镁，剂量为 $0.5 \sim 2.0$ g/d。服用镁制剂以后，可以减少尿液草酸的排泄，对结石的复发有预防作用。但其有腹泻等消化道的副作用，当存在尿路感染时，服用镁制剂有可能诱发硫酸镁钱结石的形成。因此，使用时应加以注意。

（四）枸橼酸制剂

枸橼酸与钙结合形成螯合物，一般来说，枸橼酸可抑制草酸钙结晶的生长和凝集。临床上应用较多的枸橼酸制剂是枸橼酸钾、枸橼酸氢钾钠和复方枸橼酸合剂 (即枸橼酸钠、枸橼酸钾、枸橼酸按 2 ∶ 2 ∶ 1 的比例配制)。服用后，在抑制草酸钙结晶化的同时，提高尿液的 pH 酸碱度，并提高尿液中尿酸的溶解度。但是，尿液 pH 值提高以后，可能降低磷酸钙的溶解度，有可能诱发磷酸钙结石的形成。

（五）其他

在体外实验中，焦磷酸具有强烈的抑制草酸钙结晶生长的作用，但它在尿液中的排泄情况以及其与饮食的关系尚不明确。

尿液中分子量在 10 000 Da 以上的大分子物质的晶体抑制活性占尿液总的抑制活性 70% ～ 80%，这些物质主要是肾钙素、葡萄糖氨基聚糖及一些黏蛋白，但是它们与饮食的关系目前仍然不清楚。

五、低枸橼酸尿症草酸钙结石

尿液中草酸钙的过饱和程度是结晶形成和生长的动力，尿液草酸钙的饱和程度受离子钙浓度、草酸浓度、尿液中其他离子 (如镁离子) 强度、pH 值、温度及其他复合因素的影响。结石患者尿液草酸钙的饱和程度高，比正常人更易于出现结晶尿，其尿液的结晶以凝集者居多，而结晶有无凝集和凝集数量的多少往往是结石患者与正常人尿液结晶的重要区别。Ryall 报道，在草酸负荷的情况下，向溶液加入焦磷酸后所形成的草酸钙结晶数目较未加入组减少 20%，加入枸橼酸后的健康人尿液较未加入者的尿液结晶生长率大大降低，只及未加入组的 40%。另外，镁离子也可以通过与草酸结合，形成可溶性的复合物而减少尿液草酸钙结晶的形成。

近年来发现，含钙尿结石的发生常伴有低枸橼酸尿症和高钙尿症的同时存在。含钙肾结石患者中低枸橼酸尿症的发生率为 19% ～ 63%。枸橼酸盐是人类尿液中自然存在的阻碍结石形成的主要抑制物质，它能抑制草酸钙和磷酸钙晶体的生长和聚集，并通过螯合作用与尿液中的钙离子结合，形成稳定而易溶于水的枸橼酸钙而随尿排出体外，从而降低钙离子的活性与浓度，直接降低尿液中草酸钙和磷酸钙的饱和度，减少钙盐结晶的形成。

（一）针对病因治疗

枸橼酸在血中浓度为 0.05 ～ 0.3 mmol/L，其通过肾小球滤过后被近曲小管重吸收，它在尿液中的排泄量占滤过负荷的 10% ～ 35%。肾脏对枸橼酸的排泄有赖于血清的 pH 酸碱度，在酸性的状态下，如肾小管性酸中毒、慢性腹泻、噻嗪类药物引起的低钾血症、剧烈活动、进食过多的动物蛋白等都会促进它的重吸收，并在细胞内通过枸橼酸循环代谢为水及二氧化碳，使尿中的枸橼酸排泄量减少。与此相反，碱中毒可增加其排泄。这是因为代谢性碱中毒时，细胞内的 pH 值上升，抑制了枸橼酸的代谢，提高了细胞内枸橼酸的浓度，从而抑制了肾小管对它的重吸收。另外，枸橼酸代谢的中间产物如苹果酸、琥珀酸、延胡索酸以及降钙素、维生素 D、钙、镁等因素都能够促使尿液枸橼酸的排泄增加。上述引起低枸橼酸尿症的病因，同时也是引起高钙尿症及高草酸尿症的原因。

1. 远端肾小管性酸中毒

远端肾小管性酸中毒是含钙泌尿系结石的常见原因之一。其引起结石的原因是多方面的，其中包括了高钙尿症 (酸中毒引起的肾性钙漏失)。肾小管性酸中毒时，细胞内的 H^+ 增多，致使尿 pH 酸碱度增高，导致磷酸钙饱和度增加。由于肾小管对枸橼酸的分泌缺陷而对它的重吸收增多，导致了尿液枸橼酸的排泄减少。完全性肾小管性酸中毒时，尿液的枸橼酸排泄可降至 0.52 fimu > 1/24 h 以下。远端肾小管酸中毒的治疗包括纠正酸中毒、补钾、补钙及补充维生素 D。

2. 慢性腹泻综合征

回肠切除及空回肠吻合术后常发生脂肪吸收不良，而脂肪泻是引起肠源性高草酸尿症的原因之一。Crohn 病、结肠炎、胃大部分切除及回肠切除或分流术后均可引起慢性腹泻。慢性腹泻时，肠道碱丢失过多而继发代谢性酸中毒，导致了小肠对枸橼酸的吸收减少，形成低枸橼酸血症，使肾脏滤过的枸橼酸盐减少。患者的尿钙、镁离子及枸橼酸减少而草酸盐增高，极易形成草酸钙结石。治疗时宜进少渣易消化的饮食，并可用考来烯胺结合胆盐，4 g/ 次，一天 4 次。应注意本品能络合肠道中的维生素 K，导致凝血酶原减少，故不宜长期使用。此外，应该应用广谱抗生素以抑制细菌生长，有脂肪泻的患者可用牛磺酸。

3. 噻嗪类药物引起的低钾血症

使用噻嗪类药物的患者，其血钾、尿钙及尿枸橼酸均会降低，造成低钾血症及低枸橼酸尿症。故用噻嗪类药物治疗的同时，最好补充枸橼酸钾。

4. 尿路感染

尿路感染时，细菌可将尿液中的氨分解为铵及羟基离子，并使尿液碱化而降低磷酸钙的溶解度。持续性的尿路感染可以产生枸橼酸裂解酶而降低尿枸橼酸的水平，故需有效地控制感染。

5. 原发性甲状旁腺功能亢进

甲状旁腺激素 (PTH) 分泌过多可致骨质脱钙、高钙血症及高钙尿症。同时，患者的尿枸橼酸盐比正常对照组低，对结石的形成有一定影响作用。

6. 动物蛋白的摄入过多

因为动物蛋白中的含硫氨基酸在体内代谢产生硫酸盐，尿液中的硫酸和钙形成络合物，影响钙在肾小管的吸收而形成高钙尿症。高蛋白饮食产生的一过性代谢性酸中毒增加了肾小管对枸橼酸盐的重吸收，从而降低了尿枸橼酸的浓度，增加钙结晶形成的危险性。高蛋白的摄入引起的高草酸尿症或高尿酸尿症均增加草酸钙结石形成的危险性。因此，应限制食物中的蛋白质含量，特别是动物蛋白，以每日不超过 80 g 为宜。

7. 高钠饮食

高钠饮食导致的高钠血症可抑制肾小管对钙的重吸收，产生高钙尿症，并增加结石形成钙盐的饱和度和尿尿酸钠的饱和度，有利于尿酸盐诱发的草酸钙结晶的形成。此外，正常人摄入高钠时，尿液的枸橼酸排泄可能减少，故高钠饮食可增加尿液中草酸钙结晶形成的倾向。限制钠的摄入 (< 5 g/d) 可减少钠、钙、尿酸及草酸盐的排出，有利于预防泌尿系结石。

(二) 碱性枸橼酸盐

枸橼酸可通过与钙离子结合而降低钙盐的饱和状态，也能抑制各种钙盐的结晶析出和凝集过程，故提高尿液中的枸橼酸水平，对于预防草酸钙结石的发生是极为重要的。

目前，临床常用的增加尿液枸橼酸水平的药物包括枸橼酸钾、枸橼酸氢钾钠和枸橼酸合剂。其中，研究最多、疗效最可靠的是枸橼酸钾。其作用原理是正常的情况下，口服的枸橼酸钾大部分被吸收。80% 被吸收的枸橼酸钾在体内氧化，保留钾离子而产生碱负荷。碱负荷通过影响肾枸橼酸盐廓清和提高尿 pH 值而使尿枸橼酸盐的排泄增加。在低血钾时，钾离子本身通过纠正细胞内的酸中毒而促使尿枸橼酸盐的排泄。由于抑制了肾小管对枸橼酸的重吸收，枸橼酸钾可以增加肾对枸橼酸的排泄。此外，20% 被吸收的枸橼酸钾未在体内氧化而直接以原形出现在尿液之中。枸橼酸钾是一种碱剂，可提高尿液的 pH 值，增加尿酸的溶解度，使结晶不易析出，而且可以使尿酸盐结石溶解。口服枸橼酸钾 60 mmol/d 以后，尿 pH 值可保持在 5.7 ～ 6.5。Fueslier 等还发现枸橼酸钾可使尿枸橼酸及 THP 蛋白增高，并减少草酸钙结晶的聚集。

Pak 等对 89 例合并有低枸橼酸尿症的含钙结石患者进行枸橼酸钾 (60 mmol/d) 治疗，随访 12 ～ 52 个月。治疗后患者的血清钾、钠等电解质及 C02 CP 均维持在正常的范围内，尿 pH 值增高，尿液中的枸橼酸升高至正常的水平，97.8% 的患者结石形成率下降，79.8% 的患者结石停止生长。另外，Whalley 等比较了 15 例肾结石伴低枸橼酸尿症的患者与 12 例低枸橼酸尿症结石伴其他异常的患者服用枸橼酸钾后的情况：两组患者的尿液枸橼酸浓度均恢复至正常的水平，两组的结石形成率都明显地减少，分别从 0.7 个 / 年和 1.2 个 / 年减至 0.13 个 / 年和 0.08 个 / 年。

Barcelo 等对 57 例低枸橼酸尿症肾结石患者随机分组，分别用枸橼酸钾和安慰剂进行对比性治疗 3 年，发现枸橼酸钾治疗组肾结石形成率明显减少，从 (1.2±0.6) 个 / 年减至 (0.1±0.2) 个 / 年，缓解率为 72%；安慰剂治疗组肾结石形成无明显变化，肾结石形成率从 (1.1±0.4) 个 / 年减至 (1.1±0.3) 个 / 年，缓解率为 20%。由此可见，枸橼酸钾的确具有防止泌尿系结石的作用。

关于枸橼酸钾、枸橼酸钠与枸橼酸钾镁临床疗效的比较，近来已有不少的报道。Sakhaee 等用枸橼钾和枸橼酸钠分别对 5 名尿酸结石患者做对比性治疗，发现服用枸橼酸钠组尿钙无明显下降，可能是由于过量的钠负荷影响肾小管对钙的重吸收所致。另外，由于尿液的 pH 值升高，尿酸的溶解度增加，大量的钠离子随尿液排出，导致尿液的尿酸一钠的饱和度增加，使尿酸钙及尿酸一钠呈超饱和状态，容易引起含钙结石形成，或者使原有的钙结石增大。相比之下，服用枸橼酸钾组的尿钙排泄明显下降，尿枸橼酸排泄明显增加，抵消了因 pH 值升高而引起的磷酸盐饱和度增加所致的成石作用。大量的钾离子从尿中排出形成了尿酸钾，但尿酸钾的溶解度极高，且因仅少量的钠离子随尿液中排出，故尿液中的尿酸一钠极少形成，仍保持呈非饱和状态，因此不易形成结石。虽然这两种碱制剂均能有效地防治尿酸结石的形成，但是枸橼酸钾能防止患者发生含钙结石，而枸橼酸钠则可能发生并发症。口服枸橼酸钾镁除了尿钙排泄下降和枸橼酸排泄明显增加外，尿镁的排泄也增加。从理论上说，镁可以与草酸结合而形成螯合物，从而减少了草酸经肠道的吸收以及从肾脏的排出。镁也是磷酸钙和草酸钙沉淀的主要抑制因子之一，它除了能与钙竞争性与草酸结合外，还可以增加草酸钙的溶解度，扩大饱和草酸钙浓度的亚稳定范围。因此，目前对于伴有低枸橼酸尿症的草酸钙结石的治疗，推荐使用枸橼酸钾或枸橼酸氢钾钠制剂。枸橼酸钾的首次剂量应根据低枸橼酸尿症的程度来决定，如果患者的尿液枸橼酸排泄量低于 53 mmol/d，则枸橼酸钾的剂量应为 60 mmol/d，分 3 次口服；如果低枸橼酸尿症的程度较轻，开始的剂量可为 30 ～ 40 mmol/d。一般用药 1 h 后，尿枸橼酸的浓度及 pH 值即达到峰值并维持达 12 小时之久。维持治疗 1 ～ 4 个月以后，应复查尿液枸橼酸的排泄情况，必要时调整剂量。一般来说，尿液 pH 值低于 5.1 时，剂量为 60 mmol/d；如尿液 pH 值为 5.1 ～ 5.5，可用 40 mmol/d 维持。枸橼酸氢钾钠的用量为每日 10 g(钾 44 mmol，镁 44 mmol)。两药饭前、饭后服用的效果相同，但饭前服用可减轻其胃肠道的副作用。

　　碱性枸橼酸盐治疗期间，患有肾小管性酸中毒、肾功能损害或服用保钾利尿剂的患者可能会发生高钾血症等严重的并发症。长期服用片剂枸橼酸钾可因枸橼酸钾与食物中的铝结合，使铝离子的吸收增加而引起铝中毒。Sakhaee 等发现口服枸橼酸钾 60 mmol/L 时，尿铝可由 7.0 g/L 增至 13.1 g/L，但血清铝仍在正常的范围。枸橼酸钾镁的副作用与枸橼酸钾相同。

第三章 泌尿外科护理

第一节 泌尿外科疾病护理常规

一、一般护理常规

（一）术前护理

1. 减轻患者的焦虑、恐惧

(1) 做好入院介绍、热情接待患者及家属。

(2) 向患者介绍术前处理的程序、意义、麻醉方式、麻醉后反应及注意事项。

(3) 介绍术后可能留置胃管、导尿管、引流管、氧气管的目的和意义。

2. 给患者饮食知识的指导，改善营养状况，以提高对手术的耐受力。

3. 及时正确收集、送检标本，密切观察尿量、颜色、性质。如有异常报道医师。

4. 促进睡眠和休息。如保持安静、整洁的环境，解除心理压力，使患者舒适等，必要时遵医嘱给予镇静剂。

5. 保留导尿：患者注意保持引流通畅，会阴护理每日 2 次，引流袋每 3 日更换一次。

6. 有吸烟习惯的患者入院后应停止吸烟。

7. 对高血压患者监测血压。

8. 指导患者练习各种手术卧位，学会正确的深呼吸、咳嗽、咳痰的方法。

9. 术前一日皮肤准备（剃手术区毛发）、沐浴、更衣、做皮试、配血。

10. 术前 12 小时禁食，6～8 小时禁饮，按医嘱灌肠、插胃管。

11. 术晨观察体温是否正常，女患者月经是否来潮，并及时与医生联系。

12. 备好术中所需的药品，按医嘱给予手术前用药。

（二）术后护理

1. 观察呼吸的性质和速度，呼吸道是否通畅。手术后患者去枕平卧 6～8 小时，如患者呕吐时，头偏向一侧，并及时清除呕吐物。全麻手术患者给予低流量氧气吸入 1～2 L/min。

2. 观察体温、脉搏、血压以及皮肤的颜色，根据医嘱及时准确的测量和记录。

3. 观察患者术后恶心，呕吐，腹胀情况以及肠蠕动恢复，肛门通气情况，根据医嘱给予饮食。对于手术不能进食的患者做好口腔护理，并由静脉补充足够的水，电解质和营养。

4. 鼓励患者多饮水，每 24 小时饮水量达 2 500～3 000 mL（排除肾功能不全、无尿、水肿、原发性高血压、心力衰竭等），24 小时总尿量维持在 1 500 mL 以上。

5. 观察伤口敷料和引流管情况，保持引流通畅，防止受压扭曲，遵医嘱记录引流液的性质和量，引流液每小时大于 100 mL 做好记录，并通知医生，伤口敷料渗湿或弄脏应立即更换，换药时应严格无菌操作。

6. 长期留置导尿者，需保持会阴清洁，每日会阴护理 2 次，引流袋每 3 日更换 1 次，严格执行无菌操作。

7. 观察患者疼痛发生的时间、部位、性质及规律，为患者解释并给予安慰，必要时遵医嘱给予镇痛、镇静药。

8. 拔除导尿管前需夹管训练膀胱功能。

9. 做好基础护理。

10. 注意术后并发症的观察。

二、泌尿外科腹腔镜手术一般护理常规

（一）护理评估

见相应疾病评估。

（二）术前护理

1. 完善术前各项常规检查和专科检查，根据患者病情积极治疗原发病。

2. 向患者及家属讲解该术式优点、特点，支持、鼓励患者，使患者身心放松、情绪稳定，顺应手术。

3. 胃肠道准备，术前 1 天禁食牛奶、豆类，以防胃肠胀气，影响手术视野暴露及术后胃肠功能恢复，术前晚进流质饮食，手术前晚肥皂水灌肠 1 次或遵医嘱服用泻药。00:00 后禁食，04:00 后禁水。

4. 皮肤准备，同一般开腹手术备皮范围。

5. 术前积极治疗呼吸道炎症，避免受凉，要求暂停吸烟 2 周。

6. 进行相应的体位练习及特殊训练，指导患者深呼吸，学会有效咳嗽及床上翻身和下床活动的技巧等。

7. 其他按相应疾病术前护理常规。

（三）术后护理

1. 室内保持安静，温、湿度要适宜。

2. 术后 6 小时内，采用去枕平卧位，头侧向一边，防止呕吐物吸入气管。

3. 严密观察生命体征。

4. 遵医嘱低流量氧气吸入 6～8 小时，促进气腹使用的 CO_2 残留排出。

5. 有疼痛者遵医嘱使用止痛药物。

6. 术后大多数患者无疼痛感，不要忽略患者的基础护理，以防褥疮、静脉血栓的发生。

7. 保持导尿管通畅和会阴部清洁。腹腔镜术后需留置导尿至少 6 小时，拔管后鼓励患者多饮水，要在 2～4 小时内自行排尿。

8. 术后遵医嘱让患者进少量流质饮食，如米汁、面汤等。不要给患者甜牛奶、豆奶粉等含糖易产气食物。

9. 鼓励患者下床活动。

10. 其他见相应疾病术后护理常规。

（四）健康教育

见相应疾病健康教育。

三、全麻术后一般护理常规

1. 全麻清醒前，专人护理。

2. 患者去枕平卧，头侧向一旁，以防呕吐时误吸。保持呼吸道通畅，及时清除口腔分泌物。根据病情给予氧气吸入。

3. 每 15～30 分钟测血压、脉搏、呼吸一次，直至清醒、血压平稳为止。凡血压下降、脉搏增快，应监测中心静脉压和每小时尿量。

4. 注意安全，防止坠床。

5. 保护切口敷料，不使脱落。

6. 严密观察病情，保持输液管、引流管通畅，防止脱出。

7. 患者清醒后，鼓励咳嗽及做深呼吸，以防呼吸系统并发症。

四、硬膜外麻醉术后一般护理常规

1. 垫枕平卧 4～6 小时，按医嘱给饮食。

2. 定时测脉搏、呼吸、血压。

3. 密切观察局部有无感觉异常及运动障碍。如有异常，及时报道医师。

4. 注意有无寒战、高热、头痛、呕吐、颈项强直等继发感染症状，如有应及时处理。

5. 协助咳嗽。

五、入院、出院护理常规

（一）入院护理

由于患者职业、家庭、文化等不同，对疾病的认识、医院环境适应各有差异，护士应帮助患者转变心态，尽快适应新环境。

1. 病区接到住院通知或见到患者后，根据患者的性别、需求等，为新患者安排合适的床位，准备床铺。并注意：危重患者应安置在抢救室；危重患者或急诊手术患者，需备好抢救用物与药品，并立即通知医生。

2. 患者入病区后，热情接待，带至床边，并安置患者于舒适体位。做好入院的各种登记，填写病历首页及有关表格。注意：若为危重患者，先进行抢救。

3. 为患者测量生命体征及体重等，并描绘在体温单上。及时通知床位医师检查患者，必要时协助体格检查。

4. 完成患者清洁护理：剪指甲、剃胡须、清洁皮肤、更换病员服。待医师开出医嘱后，按医嘱进行等级护理，对患者进行护理评估，提出护理问题，采取相应护理措施，及时给予评价，做好护理记录。

5. 按医嘱给予饮食护理，并进行饮食指导。

6. 做好外科常见症状的护理和各专科疾病的护理以及特殊治疗、特殊检查的护理。

7. 认真做好入院宣教，介绍床位医生、床位护士、病区环境、规章制度、安全劝告，并签字。根据评估的情况，为患者作针对性的健康指导。

（二）出院护理

患者在经过治疗与护理后，基本恢复健康。医师根据患者病情，决定出院日期，并预先通知患者和家属，做好准备。

1. 根据医嘱确定出院日期，电脑内输入出院医嘱及出院带药，传送至出院结账处，并做好登记。

2. 办公室护士通知床位护士，护士根据患者病情及康复程度，对患者进行出院指导，包括出院注意事项、出院带药指导、饮食及功能锻炼、复诊时间等，并发放出院带药，诚恳听取患者住院期间的意见和建议，以便改进工作。

3. 通知并指导患者家属办理出院手续。

4. 协助患者整理用物，清点病区用品，护送患者出病室。

5. 撤销各种卡片和在病区的各种记录，并在体温单相应栏内写上出院时间（为实际离开病房时间）。

6. 通知工人，做好床单位的终末处理。

7. 整理病历，书写出院记录。

六、分级护理

(一) 分级护理原则

1. 具备以下情况之一的患者，可以确定为特级护理

(1) 病情危重，随时可能发生病情变化需要进行抢救的患者。

(2) 重症监护患者。

(3) 各种复杂或者大手术后的患者。

(4) 严重创伤或大面积烧伤的患者。

(5) 使用呼吸机辅助呼吸，并需要严密监护病情的患者。

(6) 实施连续性肾脏替代治疗 (CRRT)，并需要严密监护生命体征的患者。

(7) 其他有生命危险，需要严密监护生命体征的患者。

2. 具备以下情况之一的患者，可以确定为一级护理

(1) 病情趋向稳定的重症患者。

(2) 手术后或者治疗期间需要严格卧床的患者。

(3) 生活完全不能自理且病情不稳定的患者。

(4) 生活部分自理，病情随时可能发生变化的患者。

3. 具备以下情况之一的患者，可以确定为二级护理

(1) 病情稳定，仍需卧床的患者。

(2) 生活部分自理的患者。

4. 具备以下情况之一的患者，可以确定为三级护理

(1) 生活完全自理且病情稳定的患者。

(2) 生活完全自理且处于康复期的患者。

(二) 分级护理要点

1. 护士实施的护理工作

(1) 密切观察患者的生命体征和病情变化。

(2) 正确实施治疗、给药及护理措施，并观察、了解患者的反应。

(3) 根据患者病情和生活自理能力提供照顾和帮助。

(4) 提供护理相关的健康指导。

2. 对特级护理患者的护理

(1) 严密观察患者病情变化，监测生命体征。

(2) 根据医嘱，正确实施治疗、给药措施。

(3) 根据医嘱，准确记录出入量。

(4) 根据患者病情，正确实施基础护理和专科护理，如口腔护理、压疮护理、气道护理及管路护理等，实施安全措施。

(5) 保持患者的舒适和功能体位。

(6) 实施床旁交接班。

3. 对一级护理患者的护理

(1) 每小时巡视患者，观察患者病情变化。

(2) 根据患者病情，测量生命体征。

(3) 根据医嘱，正确实施治疗、给药措施。

(4) 根据患者病情，正确实施基础护理和专科护理，如口腔护理、压疮护理、气道护理及管路护理等，实施安全措施。

(5) 提供护理相关的健康指导。

4. 对二级护理患者的护理

(1) 每 2 小时巡视患者，观察患者病情变化。

(2) 根据患者病情，测量生命体征。

(3) 根据医嘱，正确实施治疗、给药措施。

(4) 根据患者病情，正确实施护理措施和安全措施。

(5) 提供护理相关的健康指导。

5. 对三级护理患者的护理

(1) 每 3 小时巡视患者，观察患者病情变化。

(2) 根据患者病情，测量生命体征。

(3) 根据医嘱，正确实施治疗、给药措施。

(4) 提供护理相关的健康指导。

第二节　症状护理常规

一、休克护理常规

(一) 护理评估

1. 意识状态的改变、生命体征的变化、尿量的改变。

2. 出汗、皮肤湿冷、苍白、花斑、发绀等表现。

3. 心理状态，有无情绪的变化。

(二) 护理措施

1. 将患者安置在抢救室或单间病房，室温 22℃～28℃，湿度 70%，保持通风，空气新鲜。

2. 设专人护理，详细记录病情变化及治疗、护理措施。

3. 体位

床头抬高 20°～30°，下肢抬高 15°～20°，以利静脉回流，防止脑缺血。

4. 避免搬动，注意保暖，避免受寒，防止烫伤，防止加重休克。

5. 积极配合医师抢救，病因治疗

失血性休克，立即止血和配血型、血交叉，准备输血；感染性休克，迅速应用有效抗生素；心源性休克，主要恢复心功能；创伤性休克，应给予适量镇静剂；过敏性休克，应立即去除致敏原，及时使用盐酸肾上腺素、肾上腺素。

6. 迅速建立 2 条静脉通路，选择静脉近心端穿刺，以备扩容、纠酸、升压的急需。

7. 保持呼吸道通畅并给氧

及时解除呼吸道梗阻，注意观察氧疗效果，静脉输入升压药，应防止外渗，以免影响升压效果和引起局部组织坏死。

8. 严密观察病情

(1) 根据病情，按时测量血压、脉搏、呼吸，并做记录。心源性休克时应特别观察心率、心律、心电图变化。

(2) 保持呼吸道通畅，及时清除呼吸道分泌物，必要时吸痰并做好气管内插管和气管切开准备。

(3) 密切观察每小时尿量，应准确记录 24 小时出入量。

(4) 观察皮肤黏膜有无瘀斑或消化道出血，早期发现弥散性血管凝血症状。

(5) 疼痛剧烈、烦躁不安者，根据医嘱酌情使用镇静剂。

9. 加强基础护理，预防各种并发症。

二、高热护理常规

(一) 护理评估

1. 密切观察病情与热型，监测体温、脉搏、呼吸，必要时监测血压。

2. 注意水、电解质代谢和酸碱平衡与血常规变化。

3. 观察末梢循环与尿液情况，高热而四肢末梢发冷、发绀等提示病情加重。

4. 观察有无抽搐、休克等并发症。

5. 患者的心理状态，有无恐惧、焦虑等。

(二) 护理措施

1. 降低体温，高热患者予物理降温，如头部冷敷，酒精或温水擦浴，行降温措施 30 分钟后测量体温一次，及时记录。如体温仍不退者，遵医嘱应用退热药。

2. 加强病情观察，根据发热的程度按时测量体温，观察发热规律、特点及伴随症状，及时记录，并报道医生。同时观察呼吸、脉搏和血压的变化。

3. 患者卧床休息。出现谵妄、昏迷时应加护栏等防护措施，以防发生意外。高热惊厥时注意防止舌咬伤，立即配合医生予镇静等处理。

4. 提供患者舒适的休息环境保持室内空气新鲜，温湿度适宜，环境安静，定时开窗通风。

5. 体温骤降时，予以保暖，及时测血压、脉搏做记录并报道医生。

6. 保持患者皮肤清洁干燥，穿棉质内衣，保持衣服干燥、平整，注意保暖，及时更换衣裤及被单。年老体弱者定时翻身，防压疮。

7. 注意口腔卫生，饮食前后均应漱口，口唇干裂时涂润滑剂。

8. 遵医嘱正确应用抗生素，保证按时、足量，现配现用，防感染。

9. 补充营养和水分，给高热量、高蛋白、高维生素、营养丰富易消化的流质或半流质饮食，鼓励患者多饮水，每日至少饮水 3 000 mL。

10. 诊断未明确时，应及时留取各种化验标本，慎用退热药。高热未明确诊断者，应先隔离，确诊后按医嘱处理。

11. 加强心理护理，保持患者心情愉快，处于接受治疗护理最佳状态。

(三) 健康教育

1. 嘱咐患者食用易消化、高热量、高蛋白的饮食，多饮水。

2. 穿着棉质、宽松、透气的衣服，以利排汗，汗湿的衣服应及时更换，防止着凉。

3. 告之患者常用的处理方法：冷敷、冰枕、温水擦浴、酒精擦浴以及药物降温。

4. 告知患者忌自行滥用退热药和消炎药。

三、昏迷护理常规

(一) 护理评估

1. 严密观察生命体征、瞳孔大小及对光反射。

2. 评估格拉斯哥意识障碍指数及反应程度，了解昏迷的程度。

3. 观察患者呼吸道是否通畅，有无水、电解质代谢和酸碱平衡失常，观察记录尿量，必要时记录出入液量，作为指导每天补液量的依据。

4. 观察有无感染 (呼吸道、泌尿道等)、压疮、足下垂等并发症。

5. 药物治疗效果。

(二) 护理措施

1. 专人护理，严密观察病情，做好抢救准备，备好一切抢救用物，以免延误抢救。执行操作时严格执行查对制度，向患者家属解释操作目的及注意事项，保持病室安静、舒适，空气新鲜、温湿度适宜。

2. 患者宜取平卧位，头偏向一侧，随时清除及抽吸呼吸道、口腔内分泌物，防止分泌物误入气管，按时翻身拍背，保持呼吸道通畅，预防肺部并发症。

3. 遵医嘱吸氧。

4. 补充营养和水分

遵医嘱予鼻饲流质或完全胃肠外营养，口服药碾碎成粉剂，用水混匀，从鼻饲管中注入。定期更换胃管。

5. 确保患者安全

对谵妄、烦躁不安者，应加床栏或约束带，以防坠床; 剪短指甲，以防抓伤; 注意保暖和降温，防止烫伤和冻伤；有牙关紧闭、痉挛抽搐时，应用牙垫垫于臼齿咬合面，以防舌咬伤，如有活动义齿，应予取出，以防误入气管；舌后坠者，及时用舌钳牵出；同时室内光线宜暗，工作人员动作要轻，避免因外界刺激引起抽搐。

6. 加强基础护理

(1) 眼睛护理：两眼不能闭合时，每日应涂抗生素眼膏或覆盖凡士林纱布，以免角膜干燥、受伤而致溃疡、结膜炎。

(2) 口腔护理：每日口腔护理 2 次，唇部涂润滑剂。张口呼吸者，口部盖上湿纱布，保持湿润及清洁。

(3) 皮肤护理：保持床铺干燥清洁，按时翻身并填写翻身记录卡，做到勤观察、勤翻身、勤擦洗、勤按摩、勤整理、勤更换、注意交接班。保护骨突隆处或受压部位，预防褥疮。

7. 长期昏迷者，置肢体于功能位，定期给予按摩及被动肢体功能锻炼，防止肢体畸形、挛缩，早期进行康复，促进功能恢复。

8. 严密观察病情，注意神志及瞳孔变化，及时测量生命体征。如有异常及时通知医生，认真做好护理记录。

9. 保持大、小便通畅，必要时导尿、灌肠，留置尿管者保持外阴部清洁干燥，预防泌尿道感染。

10、保持各类导管通畅，应注意妥善固定、安全放置，防止扭曲、受压、堵塞、脱落，严格执行无菌操作技术，防止逆行感染。

11. 遵医嘱正确执行药物治疗等。

12. 心理护理，主要针对患者家属。

(三) 健康教育

昏迷患者待其意识逐渐恢复清醒后给予所患疾病的健康指导。

四、抽搐护理常规

抽搐是多种原因引起的突然、短暂、反复发作的脑功能紊乱，临床表现为突然意识丧失，呼吸暂停，瞳孔散大，对光反应消失，四肢强直，双手握拳。

(一) 护理评估

1. 抽搐的程度及伴随症状。

2. 神志与瞳孔的变化。

(二) 护理措施

1. 抽搐发作时应有专人守护，迅速解开患者衣扣，用包好的压舌板放入口腔内，以防舌咬伤，必要时加用床档，防止坠床。

2. 保持呼吸道通畅，将患者头转向一侧，如有呕吐物，需及时清理，抽搐时禁食。

3. 抽搐时减少对患者的任何刺激，一切动作要轻，保持安静，避免强光刺激等。

4. 密切观察抽搐发作情况，并详细记录全过程，应特别注意神志与瞳孔的变化，以及抽搐部位和持续时间、间隔时间等，并及时与医师联系。

5. 备好急救用品，如吸引器、张口器、舌钳等。

6. 抽搐后应让患者安静休息，室内光线偏暗、安静，伴高热、昏迷者，按高热昏迷常规护理。

五、缺氧护理常规

(一) 护理评估

1. 呼吸困难及缺氧程度。

2. 鼻腔情况。

3. 意识、生命体征。

(二) 护理措施

1. 各种原因造成的组织缺氧而发生发绀、呼吸困难、脉搏增快,做血气分析检查氧分压 (氧分压低于 3.75 kPa 患者,均应吸氧)。

2. 根据缺氧程度不同决定给氧的流量。

3. 缺氧和二氧化碳潴留两者同时并存者,给予低流量持续吸氧。

4. 掌握好吸氧浓度。低于 25% 的氧浓度无治疗价值;吸氧浓度高于 70%,持续 1 ~ 2 天,则易发生氧中毒,可表现恶心、烦躁不安、面色苍白,进行性呼吸困难。

5. 吸氧过程中,仔细观察病情变化。如呼吸困难减轻、心率减慢、神志逐渐清楚、发绀好转为缺氧纠正表现。如呼吸变慢、意识不清、烦躁不安或进行性发绀加重等,则有二氧化碳潴留加重可能,及时做血气分析检查,并寻找原因。

6. 氧气湿化瓶每周清洗消毒一次,湿化瓶内水每日更换一次,应备给氧设备两套,并定时浸泡消毒。

7. 给氧时注意事项

(1) 严格遵守操作规程,注意用氧安全,切实做好四防 (防震、防火、防热、防油) 氧气源应距火炉 5 m、暖气 1 m 以外。

(2) 使用氧气时应注意先调节流量再应用,停用时应先拔出导管然后关闭氧气开关,氧气要湿化后吸入。

(3) 氧气筒内氧气不可用尽,压力表上指针降至 0.5 Mpa 不可再用。

(4) 对未用或已用完的氧气筒应有 "满" 或 "空" 的标志,以免急用时搬错,影响抢救速度。

(三) 健康教育

嘱咐患者及家属不要随意调节氧流量。

六、 癫痫护理常规

(一) 护理评估

1. 健康史

疾病史、自理能力、血常规、肝功能、心电图等情况。

2. 发作前有无预感,精神异常,不自主运动,尖叫等。

3. 发作前有无意识丧失,瞳孔、光反射、抽搐的部位及持续时间,呼吸困难等。

4. 心理状态。

(二) 护理措施

1. 专人陪伴,禁止独自外出。

2. 观察癫痫发作的先兆,一旦出现症状,立即平卧,不要用力压迫抽搐肢体,采取安全防护措施。

3. 保持呼吸道通畅，持续吸氧。

4. 发作时按医嘱立即注射抗癫痫药物。

5. 观察发作过程、发作时间、持续时间、抽搐开始的部位、抽搐后有无肢体瘫痪、意识瞳孔变化、大小便有无失禁、有无再发作等。

6. 癫痫持续状态时应禁食，持续吸氧，按医嘱给予抗癫痫药物静脉输入，并适当约束，防止意外发生。

(三) 健康教育

应用抗癫痫药物治疗过程中，要定期监测血药浓度，必须在医生指导下进行，不可自行停药、换药、加量、减量。

七、气管切开护理常规

(一) 护理评估

1. 密切观察患者意识、瞳孔、生命体征的变化，重点观察有无呼吸节律频率及呼吸音等的改变，及时发现有无发绀、窒息等症状。

2. 观察切口周围敷料是否干结，呼吸道是否有咯血及渗血。

3. 气管套管位置是否固定与通畅，导管气囊是否漏气。接呼吸机者须检查与呼吸机导管衔接是否紧密，有无漏气、阻塞、扭曲、受压及脱落。

4. 呼吸道分泌物的性质、颜色及量。

5. 切口周围皮肤有无红肿、皮下气肿、分泌物，观察并记录性质及量。

(二) 护理措施

1. 术前注意与患者及家属充分沟通，让其理解气管切开的目的与重要性，有一定的心理准备接受气管切开带来的不便，如无法口语交流等。

2. 将患者置于安静、清洁、空气新鲜的病室内，室温保持在 18℃～22℃。湿度保持在 60%～70%。

3. 气管切开术后仍应准备吸引装置，给予氧气吸入。

4. 术后病情平稳取半卧位，手术当天不宜频繁更换体位，长期卧床患者定时翻身，防止压疮，给患者翻身时防止气管套管移位，影响通气而窒息。

5. 加强呼吸道湿化，遵医嘱滴入湿化液、雾化吸入等，气管套口覆盖 2～4 层潮湿无菌纱布，定期、及时更换，保持清洁。系带松紧适宜。内套管每日消毒 3 次，气囊每 4 小时放气一次，放气时间 10 分钟左右。

6. 保持气管通畅，首要措施是叩击肺区、翻身、有效咳嗽、及时吸痰。吸痰时严格无菌操作，动作轻柔。吸痰前高浓度吸氧 2～3 分钟。吸痰时密切观察患者的情况，如面色、呼吸、血氧饱和度等。观察痰液量及颜色性质等，必要时记录。

7. 观察患者有无切口渗血、皮下气肿、气胸、感染等并发症的发生

8. 意识清楚的患者切开后无法说话，烦躁不安，护士应多安慰关心患者，了解患者所需，也可使用纸笔或事先写的便条进行护患沟通，取得患者的理解与合作。

9、做好基础护理、心理护理、生活护理。

10、病情平稳后，可遵医嘱试堵管，平稳 24 ～ 48 小时方可拔管。

（三）健康教育

1. 向患者及家属说明气管切开的目的及需要家属积极配合的事项，如用物准备与心理支持等。

2. 确保气管套管固定、通畅，鼓励有效咳嗽排痰，咳嗽时以手轻按住气管套管外侧缘。

3. 嘱患者保持头颈、躯干在同一轴线上，避免过度后仰或扭转头部。

4. 加强营养，多饮水；避免到人多或空气污染的地方。

5. 对长期使用呼吸机的患者指导加强自主呼吸锻炼，争取早日脱机、早日拔管。

6. 长期带管者，应告知患者及其家属不可取出外套管，注意固定带是否固定牢固，以防套管脱出发生意外；沐浴时防止水渗入气管套管内；教会患者及家属清洁消毒内套管的方法与注意事项；告诉患者气管切开术迟发性并发症的症状和体征；定期复诊，有异常情况及时就诊。

八、气管插管护理常规

（一）护理评估

1. 呼吸困难及缺氧程度。

2. 口鼻腔情况。

3. 意识，生命体征。

（二）术后护理

1. 密切观察病情变化，如意识、体温、脉搏、呼吸及血压的波动情况并准确记录。

2. 插管后应检查并记录气管插管放置的深度，必要时听诊双肺的呼吸音是否对称，并正确固定好插管。经口气管插管应使用牙垫，以免患者咬闭插管引起通气障碍。每日更换固定插管的胶布，并将插管从一侧口角移向另一侧，以免因长期压迫引起口角溃疡、糜烂。

3. 注意病室温度、湿度的变化及气道湿化，防止气管内分泌物黏稠结痂，影响呼吸道通畅。

4. 由于插管的刺激，气道分泌物增多，应及时吸痰。

5. 严格无菌操作，操作前后清洗双手，防止交叉感染的发生。

6. 必要时加床挡，约束患者双手，避免患者清醒后因不能耐受而将插管拔除。

7. 留管时间不宜过长，一般不超过 3 日，经鼻插管可留置 7 ～ 14 日。可根据患者的耐受情况适当延长，留置时间以不引起喉头损伤或水肿为宜。痰液黏稠，位置较深不易吸出时，应考虑气管切开。

8. 插管后患者无法说话，烦躁不安，护士应多安慰关心患者，了解患者所需，也可使用纸笔或事先写好的便条进行护患沟通，取得患者的理解与合作。

（三）健康教育

1. 向患者及家属说明人工通气的目的及需要配合。

2. 询问患者自我感受，采用语言或非语言性的方式与患者沟通。

3. 指导患者加强自我呼吸训练，争取尽早拔管。

第三节 泌尿外科诊疗技术护理

一、膀胱冲洗的护理常规

（一）护理评估

1. 了解患者病情。

2. 了解患者尿液的性状、有无尿频、尿急、尿痛、膀胱憋尿感，是否排尽尿液及尿管通畅情况。

（二）护理措施

1. 膀胱冲洗的装置和方法

患者术毕返回病房后，立即接持续膀胱冲洗，冲洗管有三个接头，其中两个接头分别接"生理氯化钠冲洗液"袋（每袋 3 000 mL），一次可准备 6 000 mL 生理盐水进行膀胱冲洗，另一接头接尿管或膀胱造瘘管冲入膀胱，在冲入管道上有可调节液体流速的开关。

2. 膀胱冲洗应在手术过程中冲洗装置完备后即开始冲洗至术后。

3. 膀胱冲洗液的适宜温度为 20℃～ 30℃。

4. 根据冲洗液的颜色，适当调整冲洗速度。

5. 保持冲洗液出入平衡。

6. 术后肉眼血尿消失，遵医嘱停止膀胱冲洗，一般冲洗时间为术后 1 ～ 3 天。

7. 膀胱冲洗并发症的护理

(1) 出血：正常膀胱冲洗引流液的颜色由红变淡红最后肉眼无血尿，如引流液的颜色深红估计为出血较多。

①增快冲洗速度；②静脉用止血药；③前列腺术后患者可将气囊导尿管牵引固定在患者大腿外上侧，嘱其活动时同侧大腿不宜屈曲，使水囊压迫前列腺窝止血；④必要时给予输血或手术处理；⑤减少一切增加腹压的因素，如剧烈咳嗽、便秘等，以免创面或刀口再次出血。

(2) 膀胱痉挛

①加强心理护理，缓解患者心理压力。

②根据出血情况，及时调整导尿管气囊内的液量及导尿管的牵拉力。

③有血块堵塞导管时，用 50 mL 注射器抽取生理盐水反复冲洗，吸出残留血块，保持膀胱冲洗通畅，有效地减少对膀胱的刺激，减少痉挛次数。

④术后使用镇痛泵及解痉药物。必要时直肠给予吲哚美辛栓。

二、气压弹道碎石的护理常规

（一）护理评估

1. 尿量、尿色。

2. 肾功能、电解质。

3. 有无呼吸系统疾病。

（二）术前护理

1. 按泌尿外科一般护理常规术前护理。

2. 指导患者静脉肾盂造影或膀胱镜逆行插管造影或 CT 检查等。

3. 皮肤准备，包括腰腹部及会阴部皮肤，利于变更及选择手术方式。

（三）术后护理

1. 按泌尿外科一般护理常规术后护理。

2. 术后卧床 24 ～ 48 小时，严密监测生命体征变化。遵医嘱吸氧 6 ～ 8 小时。

3. 注意观察尿液性质、量、结石排出情况，并做好记录。

4. 及时送检做结石成分分析。

5. 放置支架管的患者，避免剧烈活动，防止身体过度弯曲。

6. 鼓励患者多饮水，以利于碎石的排出。

（四）健康教育

1. 指导患者根据结石性质调节饮食。

草酸钙结石：忌食菠菜、茶、巧克力、各种干果、草莓等。

尿酸结石：忌食动物内脏和酒类，限食肉、鱼类，每日不超过 100 克，少食花菜、蘑菇，碱化尿液。

磷酸镁铵和碳酸钙混合结石：控制尿路感染。服用食醋，碱化尿液。

磷酸钙结石：不宜食南瓜子、咖啡、浓茶等。

2. 多饮水增加尿量，有利于结石排出，每日饮水量应达到 2 500 ～ 3 000 mL。

3. 留置双 J 管的患者，忌剧烈运动及突然下蹲、过度弯腰等动作，防止双 J 管滑脱、折曲、上下移动或内出血。

4. 出院 1 个月后复查，根据结石排出情况，择期取出双 J 管，一般 3 个月内取出。

三、体外冲击波碎石术护理常规

（一）术前护理

1. 按泌尿外科一般护理常规术前护理。

2. 灌肠或口服泻药，利于排空肠道，使结石定位更加清晰。

3. 治疗时需憋尿，待有尿意时方可进行。

（二）术前护理

1. 按泌尿外科一般护理常规术后护理。

2. 遵医嘱应用抗生素、止血、解痉等药物，控制感染、止血和促进结石排出。

3. 鼓励患者大量饮水，遵医嘱服用排石冲剂。

4. 采取适宜的体位促进排石，如跑跳、倒立等。

5. 严密观察和记录碎石后排尿及排石情况。

6. 定时摄腹部 X 线片观察结石排出情况。

（三）健康教育

定期复查；正确饮食。

第四节 皮质醇增多症

皮质醇增多症又称库欣综合征 (Cushing's syndrome)，系肾上腺皮质长期分泌过量糖皮质激素所引起的向心性肥胖、满月脸、水牛背、高血压、疲乏无力、闭经、多毛、紫纹、水肿、骨质疏松等一系列临床症状群。多见于成人，女性多于男性，男女之比为 1：4，儿童、青少年也可患病。

一、护理评估

(一) 病因和分类

1.ACTH 依赖性皮质醇增多症 (下丘脑 - 垂体性皮质醇增多症)

(1) 垂体性皮质醇增多症：专指垂体性双侧肾上腺皮质增生。主要由于垂体瘤或下丘脑功能紊乱分泌过量的促皮质激素释放激素 (CRH) 或促肾上腺皮质激素 (ACTH) 刺激肾上腺双侧皮质增生，产生过量糖皮质激素所致。

(2) 异位 ACTH 综合征：指垂体以外的肿瘤组织分泌大量 ACTH 或 ACTH 类似物质刺激肾上腺皮质增生，使之分泌过量的糖皮质激素、盐皮质激素及性激素所引起的一系列综合征。能引起异位 ACTH 综合征的肿瘤最常见的是小细胞肺癌 (约占 50%)，其次为胸腺瘤、胰岛细胞瘤、支气管肺癌、甲状腺髓样瘤、嗜铬细胞瘤等。

2.ACTH 非依赖性皮质醇增多症 (肾上腺性皮质醇增多症)

(1) 肾上腺皮质腺瘤或腺癌：其皮质醇分泌呈自主性，因而 CRH 和 ACTH 分泌处于抑制状态，由此导致肿瘤以外的同侧及对侧的肾上腺皮质处于萎缩状态。肾上腺皮质腺瘤体积较小，形态规则，外有包膜，很少有出血灶和坏死。肾上腺皮质腺癌体积较大，性状不规则，无完整包膜，瘤体中央常有出血和坏死灶，也可呈囊性变和钙化，早期就可出现周围淋巴转移和远处转移。

(2) 原发性肾上腺皮质结节性增生：该类患者体内 ACTH 分泌受抑制，不能被大剂量地塞米松试验所抑制，呈自主性分泌。其发病机制不明。

(二) 临床表现

皮质醇增多症的典型表现主要由糖皮质激素分泌增多引起。

1. 向心性肥胖

是本病的主要症状。在头面部、后颈、锁骨上窝及腹部有大量的脂肪堆积，形成特征性的满月脸、水牛背、罗汉腹等，但四肢并不见增粗。

2. 皮肤变化

患者面部、腹部等部位的皮肤菲薄、温暖、潮湿、油腻、皮下血管明显，呈多血质面容。在下腹部两侧、大腿前、内侧，股部及臀部、腋窝处常出现粗大的紫红色条纹，称为紫纹。

3. 高血压和低血钾皮质醇 (氢化可的松)

有明显的潴钠排钾作用，且部分患者伴有盐皮质激素的分泌增加，导致水钠潴留。

4. 糖尿病及糖耐量减低

过多的糖皮质激素促进糖原异生，同时又抑制组织利用葡萄糖，导致血糖升高甚至糖尿病。

5. 骨质疏松和肌萎缩

体内糖皮质激素的增高促使机体蛋白分解、抑制蛋白质合成，使机体处于负氮平衡；过多的糖皮质激素还抑制骨基质蛋白质的形成，促进骨内蛋白质分解、减少肠道钙的吸收和增加尿钙，从而造成骨质疏松和肌萎缩。

6. 性功能紊乱和副性征的变化

高皮质醇血症不仅直接影响性腺功能，还可抑制下丘脑促性腺激素释放激素的分泌。多数女性表现为月经不调、不育、男性体征，如妇女长胡须、体毛浓密、面部痤疮、阴蒂增大等；成年男性表现为阳痿或性功能低下；少年儿童表现为腋毛和阴毛的提早出现。

7. 生长发育障碍

过量皮质醇可抑制垂体生长激素的分泌，少儿期患者表现为生长停滞，青春期延迟。

8. 对造血系统和机体免疫力的影响

雄激素水平升高可发生红细胞增多症，皮质醇本身也可刺激骨髓造血，使红细胞和血红蛋白增多，表现为多血质。糖皮质激素抑制机体免疫系统对外来物、病菌产生抗体的能力，延迟免疫反应，使机体抵抗力下降，容易发生感染。

9. 精神症状

多数患者有不同程度的精神症状，但一般比较轻微，表现为失眠、注意力不集中、记忆力减退、抑郁、欢快等，严重者可表现为抑郁症、躁狂症和精神分裂症。

（三）辅助检查

1. 实验室检查

(1) 血浆皮质醇测定：皮质醇增多症患者于晨 8 时皮质醇明显升高，昼夜节律消失，甚至下午或夜间水平高于上午正常值。

(2)24 小时尿游离皮质醇 (UFC) 测定：皮质醇增多症者 UFC 常明显升高，且不被小剂量地塞米松所抑制。

(3) 血浆 ACTH 测定：库欣病患者 ACTH 轻至中度增高或在正常高限，昼夜节律消失；库欣综合征者 ACTH 减低或正常，昼夜节律消失；异位 ACTH 患者 ACTH 明显升高。

2. 影像学检查

(1)B 超检查可发现肾上腺区肿瘤。

(2)CT 及 MRI 检查可发现垂体肿瘤，也可发现肾上腺区肿瘤。

（四）治疗原则

1. 皮质醇增多症既要去除病因、降低体内皮质醇水平，又要保证垂体、肾上腺的正常功能不受损害。

2. 垂体肿瘤首选方法是垂体肿瘤切除术。对于经蝶窦手术失败或无手术指征的患者，建议做一侧肾上腺全切除和另侧肾上腺大部切除。最近，由于 X 刀和 γ 刀的应用使颅内手术操作简便、快速、安全，且疗效显著。

3. 对于明确诊断为肾上腺腺瘤的患者可行腹腔镜或经腰切口切除腺瘤。

二、护理措施

(一) 术前护理措施

1. 心理护理

(1) 解释手术的必要性、手术方式、注意事项。

(2) 鼓励患者表达自身感受，帮助患者适应并接受身体改变。

(3) 介绍同类疾病治疗成功的例子。

(4) 教会患者自我放松的方法。

(5) 给予患者精神及心理支持，增强自信心，尊重患者自尊。

2. 营养

(1) 给予高蛋白、高维生素、高钾、低钠、低热量、易消化的食物。

(2) 根据血糖调整进食种类与量。

(3) 术前禁食 12 小时，禁饮 4 小时。

3. 病情观察

(1) 注意观察皮肤状况并加强护理。

(2) 注意对出入量和电解质的观察。

(3) 密切观察血压及血糖，给予降压药物及降糖药物后的疗效及副作用，做好护理记录。

(4) 注意观察活动情况，避免碰撞、跌倒、剧烈活动，防止意外损伤。

(5) 观察精神症状并加强护理。

4. 术前常规准备

(1) 术前行抗生素皮试，术晨遵医嘱带入术中用药。

(2) 协助完善相关术前检查：心电图、胸部 X 线片、B 超、CT 或 MRI。

(3) 完成各项血液及体液检查：血常规、血生化、出凝血试验、尿常规、血浆皮质醇、24 小时尿游离皮质醇及血浆 ACTH 等。

(4) 备皮：范围为上至双乳连线平面，下至耻骨联合，两侧均过正中线。

(5) 术晨更换清洁病员服。

(6) 遵医嘱留置胃管、尿管。

(7) 术晨与手术室人员进行患者、药物及其他相关信息核对后送入手术室。

(二) 术后护理措施

1. 外科术后护理常规

(1) 麻醉术后护理常规：了解麻醉和手术方式、术中情况、切口和引流情况持续低流量吸氧持续心电监护床档保护防坠床严密监测生命体征。

(2) 伤口观察及护理：观察伤口有无渗血渗液，若有，应及时通知医生并更换敷料；观察腰腹部体征，有无腰痛腰胀等。

(3) 各管道观察及护理：输液管保持通畅，留置针妥善固定，注意观察穿刺部位皮肤，防止药液外渗，注意观察用药效果及副作用。

(4) 疼痛护理：评估患者疼痛情况；对有镇痛泵 (PCA) 患者，注意检查管道是否通畅，评价镇痛效果是否满意；遵医嘱给予镇痛药物；提供安静舒适的环境。

(5) 基础护理：由于患者肥胖，皮肤薄，术后因疼痛活动受限，易出现压疮，故应保持皮肤清洁、干燥，定时皮肤护理及翻身。做好口腔护理、尿管护理、温水擦洗、雾化、患者清洁等工作，预防感染。

(6) 心理护理：鼓励安慰患者，消除其紧张、恐惧情绪。

2. 尿管的护理

(1) 保持通畅：定时挤捏管道，保持通畅勿折叠、扭曲、压迫管道。

(2) 无菌操作：每周无菌操作下更换引流袋 1 ～ 2 次。

(3) 固定：妥善固定引流管，确保牢固告知患者尿管重要性，切勿自行拔出。

(4) 观察并记录：观察引流液性状、颜色、量观察患者酸碱、电解质变化。

(5) 拔管：保留尿管一般于术后 2 ～ 3 日拔除，拔管后注意观察患者自行排尿情况。

3. 胃管的护理

(1) 通畅：定时挤捏管道，保持通畅；勿折叠、扭曲、压迫管道；及时倾倒胃液，保持有效负压。

(2) 固定：每班检查胃管安置的长度；每日更换固定胃管的胶布；注意正确粘贴，确保牢固；告知患者胃管重要性，切勿自行拔出。

(3) 观察并记录：观察胃液性状、颜色、量；正常情况下引流液为草绿色，若引流液异常，应通知医生，给予止血、制酸等药物；观察安置胃管处鼻黏膜情况，调整胃管角度，避免鼻黏膜受压；观察患者腹部体征，有无腹胀。

(4) 拔管：一般于术后 8 ～ 24 小时拔管。

4. 腹膜后引流管的护理

(1) 保持通畅：定时挤捏管道，保持通畅；勿折叠、扭曲、压迫管道；

(2) 无菌操作：每周无菌操作下更换引流瓶 1 ～ 2 次。

(3) 妥善固定：每班检查引流管安置的长度；妥善固定腹膜后引流管，确保牢固；告知患者腹膜后引流管重要性，切勿自行拔出。

(4) 观察记录：观察腹膜后引流液性状、颜色、量；正常情况下，早期引流液为暗红色，后期为血清样淡红色。若短时间内引流出大量鲜红色引流液，伴血压下降、心率增快，甚至出现休克症状，应通知医生，给予止血、补液药物，必要时手术止血；观察患者腰腹部体征，有无腰腹部胀痛；观察患者酸碱、电解质变化拔管。

(5) 拔除：腹膜后引流管一般于术后 3 ～ 5 日。

(五) 饮食护理

手术当天至肛门排气前禁食、禁饮。肛门排气后，可进流食，若无腹胀、腹痛等不适，可逐步过渡至正常饮食，宜进低热量、低糖、高蛋白、高钾、低钠、营养丰富、容易消化的食物，注意营养丰富，忌生冷、产气、刺激性食物。

第五节 尿道结石

尿道结石是指尿道内发生的结石，临床较为少见。尿道结石可分为原发性和继发性，大多数发生在男性。在膀胱结石高发、多发地区尿道结石也相对多见。尿道结石主要症状是排尿困难，尿痛和感染症状，其诊断和治疗均不困难。

一、护理评估

（一）病因病理

多数尿道结石是膀胱结石或上尿道结石排出过程中经过尿道时被阻或停留于尿道前列腺部、球部、阴茎部以及舟状窝或尿道外口处，此为继发性尿道结石。原发性尿道结石则是因尿道狭窄、憩室、囊肿、异物、损伤、感染等因素存在的情况下，在尿道内逐渐形成并增大的结石。

（二）临床表现

1. 尿道狭窄

尿道狭窄的主要症状为：排尿困难，尿流变细、无力、中断或滴沥，并发感染时亦可有尿频、尿急、尿痛及尿道分泌物。某些外伤性尿道狭窄亦可能扪及尿道硬结。

尿道狭窄往往无肾绞痛史及尿砂石史，而有其原发病因，如损伤炎症或先天性医源性等原因；其排尿困难非突发性；尿道探通术可于狭窄部位受阻；X 线片无结石阴影，尿道造影可显示狭窄段。

2. 非特异性尿道炎

非特异性尿道炎时可有尿痛、尿频、尿急及尿道分泌物。慢性非特异性尿道炎可并发尿道狭窄而出现排尿困难。

非特异性尿道炎无肾绞痛或尿砂石史无急性排尿困难，尿道按诊不能触及硬结，X 线检查无结石阴影。

3. 尿道损伤

尿道损伤可有尿道外口出血，尿道内疼痛及排尿困难、尿潴留，并发感染时可有尿道分泌物。

尿道损伤一般有明确损伤史，常伴尿外渗，局部皮肤肿胀，皮下瘀血，试插导尿管不易插入膀胱，并可由导尿管引出数滴鲜血，X 线片可见骨盆骨折等征象无结石阴影。

4. 尿道痉挛

由于尿道括约肌痉挛，可有尿道疼痛和排尿困难等症状，往往由精神紧张局部刺激等因素引起。

尿道痉挛无尿砂石史及尿频、尿急等症状，不能扪及尿道硬结，尿道探通术可正常，通过 X 线检查无异常，用镇静剂后症状可缓解。

5. 尿道异物

尿道内异物引起尿道梗阻时可出现排尿困难，甚至尿潴留，异物刺激或继发感染时可有尿频、尿急、尿痛及血尿。

但有其病因可寻，X线检查可见尿道内充盈，缺损尿道镜检查可见异物。

泌尿系结石的主要诊断手段是腹部X线片。一张质量高的尿路X线片能确定结石大小、形态、大体位置和数目。排泄性尿路造影可随进一步明确结石的部位、两肾功能和肾盂的形态。诱光结石常须行逆行肾盂、输尿管空气造影。

(三)辅助检查

后尿道结石可经直肠指检触及，前尿道结石可直接沿尿道体表处扪及，用尿道探条经尿道探查时可有摩擦音及碰击感。X线片可明确结石部位、大小及数目。尿道造影更能明确结石与尿道的关系，尤其对尿道憩室内的结石诊断更有帮助。

1. 尿沉渣细胞学

尿沉渣细胞学检查是尿沉渣检查的内容之一。尿沉渣检查是指用显微镜对离心后尿液的沉渣物(尿中有形成分)进行检查。生理或病理的尿沉渣物中，有形成分主要有细胞(红细胞、白细胞、肾小管上皮细胞等)、各种管型(一种在肾脏形成的，以蛋白质为基质的，凝固状圆柱状物质)、结晶、细菌和寄生虫、肿瘤细胞。尿沉渣检查与尿液一般性状检查、化学检查可互为补充、参照。

2. 尿沉渣管型

尿沉渣管型检查是尿沉渣检查的内容之一。管型是蛋白质在肾小管内凝聚而成的，尿出现管型一般是肾实质病变的证据，在其形成的过程中，若含有细胞，则为细胞管型；若含退行性细胞碎屑，即为颗粒管型；若含脂肪滴，则为脂肪管型。

3. 尿沉渣结晶

尿沉渣结晶检查是尿沉渣检查的内容之一。尿中结晶与尿液酸碱度有一定关系。尿液结晶有多种，常见的有草酸钙结晶、无定型尿酸盐结晶、尿酸结晶、磷酸胺结晶、磺胺结晶等。尿液中的结晶可分为代谢性和病理性两类，代谢性结晶多来自饮食，一般无大的意义，持续大量出现可能提示与结石相关。病理性结晶则与疾病有关。

4. 肾小球滤过分数

RBF与肾小球、肾小管功能均有关联，FF即从肾小球滤过形成原尿的血浆占流经肾脏功能组织的血浆总量的百分数。根据测得的GFR与RPF、两个数值可计算出FF。

计算公式为：$GFF=GFR/RPF \times 100\%$。

(四)治疗

治疗须根据结石的大小、形状、所在部位和尿道的情况而定。

1. 前尿道结石取出术

接近尿道外口的结石和位于舟状窝的小结石如不能自行排出，可注入液状石蜡后挤出，也可用钳子或镊子取出。前尿道结石在注入液状石蜡后可用手将结石推向尿道外口，再用钳子或镊子将结石夹出。也可用探针拨出，或将探针弯成钩状将结石钩出。但操作一定要轻柔，避免严重损伤尿道。较大的或嵌顿于舟状窝的尿道结石，如上述方法不能奏效者，可以切开尿道外口，向尿道内灌入无菌液状石蜡，然后边挤边夹，将结石取出。

2. 前尿道切开取石术

前尿道结石嵌顿严重、不能经尿道口取出者，可以行前尿道切开取石术。阴茎部尿道切开后有形成尿瘘的可能性，故应尽可能避免采用尿道切开取石的方法。此时，可将结石推向球部尿道，尽量在球部尿道处切开取石。

3. 后尿道结石的处理

对后尿道结石可用尿道探子将结石推回膀胱内，再在内镜下采用大力钳碎石、气压弹道碎石、激光碎石等方法治疗，也可行体外冲击波碎石或经耻骨上膀胱切开取石。如结石大而嵌顿者，可经会阴部或经耻骨上切开取石。尿道憩室中的结石，必须同时切除憩室。有尿道梗阻和感染者，需一并处理。

4. 尿道镜取石术

尿道狭窄阻碍结石排出或结石嵌顿严重者，可经尿道镜在窥视下先切开狭窄段再行取石。结石大而嵌于尿道时间久者，可在内镜下行气压弹道碎石或激光碎石。不能取出者可行尿道切开取石。

5. 震波碎石术

(1) 适应证：肾及输尿管结石除结石下方有梗阻者外均可治疗，大部分膀胱结石与部分尿道结石亦可治疗，部分胆囊结石也可以碎石治疗。

(2) 禁忌证：①未治愈的出凝血功能障碍者；②由于肾实质疾患致肾功能不全者；③严重的高血压，心功不全者；④未能控制的糖尿病患者；⑤结石定位有困难者，如肥胖患者、小儿。

二、护理措施

(一) 术前护理措施

1. 心理护理

(1) 倾听和理解患者感受。

(2) 根据个体情况给予患者心理支持，树立信心。

(3) 讲解尿道结石的相关知识及治疗手段，减轻患者焦虑。

2. 术前准备

(1) 局麻下经尿道取石术前准备无特殊。

(2) 麻醉下经尿道镜取石或经会阴切开取石手术前准备与一般外科手术相同。术前需禁食12小时，禁饮4小时，手术前一天口服灌肠剂清洁肠道；术前备皮、更衣。

(二) 术后护理措施

1. 根据手术和麻醉方式给予外科术后常规护理。

2. 病情观察及护理

(1) 尿道结石推入膀胱后，按膀胱结石进行治疗和护理。

(2) 经尿道取出结石后，注意观察并记录患者排尿是否通畅，是否有血尿、尿痛等症状。症状较轻者，可鼓励患者多饮水，症状可逐渐缓解；症状较重者，需通知医生对症处理。

(3) 经会阴切开取石术后，需观察伤口渗血情况，保持会阴部伤口清洁干燥。

3. 饮食护理

局麻手术后对饮食无特殊要求，如在全身麻醉下取石，则术后6小时方可进食。鼓励患者进食高蛋白、易消化、富含纤维食物，防止便秘。多饮水，忌辛辣，保持每日尿量在2 000 mL

以上。

第六节 肾上腺性征异常症

肾上腺性征异常症是因肾上的某种先天性或后天性病引起的外生殖器及性征异常，又称肾上腺生殖综合征。肾上腺性征异常主要表现在女性患者向男性转化。所谓性别的转化，只是生殖器外形的变化，其真正的性别未变，因决定其性别的性腺和性染色体未变。

一、护理评估

(一)病因

病因为增生者，主要发生在皮质网有关方面带。人体肾上腺产生和分泌的性激素占主要，雌性激素很少。在肾上腺皮质正常发育过程中，必须有酶的正常作用，才能顺利完成，酶的供应缺乏或作用发生障碍，即影响可的松的合成，促使肾上腺皮质增生，从而增加雄激素的作用，就等于火上加油，大量的雄性可的松使女性患者向男性转化。病因为肿瘤者，则由于肿瘤分泌和积蓄在体内的性激素成分较多所致。

(二)临床表现

肾上腺性征异常主要表现在女性患者向男性转化。所谓性别的转化，只是生殖器外形的变化，其真正的性别未变，因决定其性别的性腺和性染色体未变。故胎儿期发生的所谓"女性假两性畸形"，表明她与真两性畸形不同，后者体内卵巢、睾丸两种性腺皆有，此种病例极少。女性假两性畸形出生时即可见到其阴蒂、大阴唇形同男婴伴有先天性尿道下裂的外生殖器，作者曾见到 1 例未经治疗的女孩，其音容笑貌和男孩一般，且皮肤黝黑，多毛发、寡言，阴蒂如阴茎，能勃起，大阴唇如阴囊。其尿道为尿生殖窦的开口，胎儿期男婴性征异常主要表现为外生殖器较大，以后则生长迅速，4～5 岁儿童体格、外生殖器右如成从大小。出生时正常青春前期发病者，其病因多为肾上腺肿瘤引起。主要症状为：皮下脂肪消失、体格男性化、阴蒂肥大、声音低沉、乳房及子宫缩小、月经停止、性欲减退等。

(三)诊断

1. 首先通过体检查清性征异常类型和局部情况，供畸形矫正术参考。

2. 通过影像诊断必要时另地塞松抑制试验行肾上腺扫描，以鉴别其究竟为增生、腺瘤或癌。

3. 如为增生和伴有库欣综合征者，应详查血 24 小时尿内 17 酮、17 羟、21 羟化酶、11 羟化酶等的含量。

4. 查清患者的真正性别，注意与男性重度尿道下裂合并隐睾、男性假两性畸形、真两性畸形、混合性腺发育不良等鉴别，必要时做染色体检查，或剖腹探查。

(四)治疗

1. 先天性肾上腺性征异常

(1) 药物治疗

皮质激素的替代治疗。常规给药法：氢化可的松，自出生到 5 岁，25 mg/d，肌内注射，维持剂量 20～25 mg/d；6～12 岁，50 mg/d，肌内注射，维持剂量 20～50 mg/d；大于 13 岁，

75 ～ 100 mg/d，肌内注射，维持剂量 50 ～ 100 mg/d。

(2) 手术治疗

主要是针对两性畸形的外科治疗：①外生殖器成型重建术；②切除性腺与激素替代治疗；③肾上腺切除术。

2. 后天性肾上腺性征异常

手术治疗包括单纯性肾上腺良性肿瘤切除术、根治性肾上腺皮质癌切除术。

二、护理措施

(一) 术前护理措施

1. 心理护理

(1) 解释手术的必要性、手术方式、注意事项。

(2) 帮助患者接受自我形象的改变，提供相关知识，针对患者体态和形象的紊乱，耐心解释病情，鼓励患者积极配合治疗。

(3) 介绍同类疾病治疗成功的病例，增强患者自信心。

(4) 给予患者精神及心理支持，尊重患者自尊。

2. 饮食护理

(1) 给予高蛋白、高维生素、低热量、低钠、易消化的食物。

(2) 术前禁食 12 小时，禁饮 4 小时。

3. 病情观察

(1) 注意观察皮肤状况并加强护理。

(2) 密切观察血压及血糖、给予降压药物及降糖药物后的疗效及副作用，做好护理记录。

(3) 观察精神症状并加强护理。

4. 术前常规准备

(1) 术前行抗生素皮试，术晨遵医嘱带入术中用药。

(2) 协助完善相关术前检查：心电图、X 线胸片、B 超、CT 或 MRI。

(3) 完成术前各项血液及体液检查：血常规、血生化、出凝血试验、尿常规、血浆皮质醇、24 小时尿 17-KS 及睾酮测定、染色体检查。

(4) 备皮：范围为上至双乳连线平面，下至耻骨联合，两侧均过正中线。

(5) 术晨更换清洁病员服。

(6) 遵医嘱留置胃管、尿管。

(7) 术晨与手术室人员进行患者、药物及相关信息核对后，送入手术室。

(二) 术后护理措施

1. 外科术后护理常规

(1) 麻醉术后护理常规：了解麻醉和手术方式、术中情况、切口和引流情况；持续低流量吸氧；持续心电监护；床档保护防坠床；严密监测生命体征。

(2) 伤口观察及护理：观察伤口有无渗血渗液，若有，应及时通知医生并更换敷料；观察腰腹部体征，有无腰痛腰胀等。

(3) 疼痛护理基础护理：评估患者疼痛情况；对有镇痛泵 (PCA) 患者，注意检查管道是否通畅，评价镇痛效果是否满意；遵医嘱给予镇痛药物；提供安静舒适的环境。

(4) 基础护理：保持皮肤清洁、干燥，定时皮肤护理及翻身。做好口腔护理、尿管护理、雾化吸入、患者清洁等工作。

2. 保留尿管的护理

(1) 保持通畅：定时挤捏管道，保持通畅；勿折叠、扭曲、压迫管道。

(2) 清洁：每日行尿管护理 2 次。

(3) 无菌操作：每周无菌操作下更换引流袋 1 ~ 2 次。

(4) 固定：妥善固定引流管，确保牢固；告知患者尿管重要性，切勿自行拔出。

(5) 观察并记录：观察引流液性状、颜色、量；观察患者酸碱、电解质变化。

(6) 拔管：保留尿管一般于术后 2 ~ 3 日拔除，拔管后注意观察患者自行排尿情况

3. 胃管护理

(1) 通畅：定时挤捏管道，保持通畅；勿折叠、扭曲、压迫管道；及时倾倒胃液，保持有效负压。

(2) 固定：每班检查胃管安置的长度；每日更换固定胃管的胶布；胶布注意正确粘贴，确保牢固；告知患者胃管重要性，切勿自行拔出。

(3) 观察并记录：观察胃液性状、颜色、量；正常情况下引流液为草绿色，若引流液异常，应通知医生，给予止血、制酸等药物；观察安置胃管处鼻黏膜情况，调整胃管角度，避免鼻黏膜受压；观察患者腹部体征，有无腹胀。

(4) 拔管：一般于术后 8 ~ 24 小时拔管。

4. 腹膜后引流管的护理

(1) 保持通畅：定时挤捏管道，保持通畅；勿折叠、扭曲、压迫管道。

(2) 无菌操作：每周无菌操作下更换引流瓶 1 ~ 2 次。

(3) 妥善固定：每班检查引流管安置的长度；妥善固定腹膜后引流管，确保牢固；告知患者腹膜后引流管重要性，切勿自行拔出。

(4) 观察记录：观察腹膜后引流液性状、颜色、量；正常情况下，早期引流液为暗红色，后期为血清样淡红色。若短时间内引流出大量鲜红色引流液，伴血压下降、心率增快，甚至出现休克症状，应通知医生，给予补液、止血药物，必要时手术止血；观察患者腰腹部体征，有无腰腹部胀痛；观察患者酸碱、电解质变化。

(5) 拔管：腹膜后引流管一般于术后 3 ~ 5 日拔除。

5. 饮食护理

手术当日禁食，肛门排气后，可进流食，若无腹胀、腹痛等不适，可逐步过渡至正常饮食。饮食宜进低热量、低糖、高蛋白、高钾、低钠的营养丰富、容易消化食物，注意营养丰富，忌生冷、产气、刺激性食物。

第七节 肾损伤

肾脏深藏于肾窝，受到周围结构较好的保护。在肾的后面有肋骨、脊椎和背部的长肌肉，前面有腹壁和腹腔内容物，而其上面则被膈肌所罩住。正常肾脏有 1 ~ 2 cm 的活动度。故肾脏不易受损。但从另一方面观察，后面的骨质结构也可以引起肾损伤，如下位肋骨骨折的断端可穿入肾实质；肾脏被挤于脊柱和其横突之间而受到损伤。

一、护理评估

（一）病因病理

1. 开放性损伤

刀刃、枪弹、弹片等锐器直接贯穿致伤。

2. 闭合性损伤

因直接暴力，如腰腹部受撞击、跌打、挤压使肾发生损伤或肋骨、椎骨横突骨折片刺伤肾。间接暴力，如高处跌下时发生的对冲伤、突然暴力扭转所致肾或肾蒂损伤。临床上以闭合性肾损伤为多见。

（二）临床表现

1. 休克

由于创伤和失血引起，多发生于重度肾损伤。如闭合性肾损伤并休克，且仅有轻微血尿或镜下血尿，提示可能有肾蒂损伤或并发其他脏器损伤。

2. 血尿

出血是肾损伤的常见症状，肾挫伤时血尿轻微，严重肾裂伤则呈大量肉眼血尿。血尿的严重程度与肾损伤程度不一定一致。如肾蒂血管断裂、肾动脉血栓形成、肾盂破裂、血凝块阻塞输尿管时，血尿轻微，甚至无血尿。

3. 疼痛

表现为伤侧肾区或上腹部疼痛，常为钝痛，因肾包膜张力增高或软组织损伤所致。血块通过输尿管时可出现肾绞痛。尿液、血液渗入腹腔或伴有腹部脏器损伤时，可出现全腹痛和腹膜刺激症状。

4. 腰腹部肿块和皮下瘀斑损伤

严重时血液和外渗尿积存于肾周围，可形成肿块，有明显触痛。

5. 发热

血肿、尿外渗易继发感染；甚至发生肾周脓肿或化脓性腹膜炎，引起发热等全身中毒症状。

（三）辅助检查

1. 实验室检查

血尿是诊断肾损伤的重要依据之一。肾组织损伤可释放大量乳酸脱氢酶，尿中含量可增高。

2. 影像学检查

(1)CT 检查：可作为肾损伤的首选检查。

(2)根据病情轻重，有选择地应用以下检查：B 超检查、X 线片、排泄性尿路造影、动脉造影、MRI。

（四）治疗原则

1. 紧急处理

严重休克时应迅速输血和积极复苏处理。一旦病情稳定，应尽快行定性检查，以确定肾损伤的范围和程度，并确定是否合并其他脏器损伤。

2. 保守治疗

①绝对卧床休息 2 ～ 4 周；②密切观察生命体征及肿块的变化；③补充血容量和热量；④观察血尿情况，了解出血情况；⑤应用抗生素预防感染；⑥应用止血、镇静、镇痛药治疗。值得注意的是，保守治疗恢复后 2 ～ 3 个月内不宜参加体力劳动，以免再度发生出血。

3. 手术治疗

手术适应证包括：①开放性肾损伤；②难以控制的出血；③肾粉碎伤；④肾盂破裂；⑤肾蒂伤；⑥合并腹腔脏器损伤；⑦严重尿外渗。

二、护理

（一）护理评估

1. 目前身体状况

(1)症状、体征：注意生命体征、尿液变化，观察有无休克征象，尤其是需注意血尿的性质、程度、持续时间及变化，有无诱因及加重因素。观察有无腰、腹部疼痛和肿块，有无腹膜炎的症状和体征，若可触及肿块，应注意肿块有否继续增大。检查时注意有无合并腹腔内脏损伤。

(2)辅助检查：注意血常规、尿常规、影像学检查的结果，以判断病变肾损伤的程度、是伴有进行性出血，以及有无病情骤变可能。

2. 与疾病相关的健康史

了解受伤的原因、时间、地点、部位、外力的强度，是否接受过急救处理，是否有加重病情的因素存在。

3. 心理社会状况

出现血尿、疼痛等不适可引起患者恐惧、烦躁不安、焦虑等心理反应。了解患者和家属对疾病的认知程度、社会支持状况。

（二）主要护理诊断／合作性问题

1. 组织灌注量改变

与损伤引起大出血有关。

2. 潜在并发症

低血容量性休克、感染。

（三）护理措施

1. 非手术治疗及术前护理

(1)心理护理：向患者和家属介绍肾损伤的治疗方法、目前采取的相关措施及目的，解释相关治疗的必要性和重要性，解除思想顾虑，以取得配合。

(2) 病情观察：伤后定时观察生命体征和尿量并准确记录；严密监测血尿情况；注意观察患者疼痛的部位是否扩大，疼痛的性质是否加重；腰腹部肿块有无增大等。

(3) 休息与体位：肾损伤的患者应绝对卧床休息 2 ～ 4 周，病情稳定，血尿消失 1 周后才可以允许患者下床活动。休克患者采用平卧位或中凹卧位。

(4) 保证组织有效灌流量：休克患者要迅速建立静脉通道，根据血压、脉搏及中心静脉压监测结果进行补液。必要时输血，合理应用血管活性药物。纠正水、电解质紊乱。

2. 术后护理

(1) 病情观察：注意生命体征的变化，术后 24 ～ 48 小时内应留意术后内出血的发生，注意观察伤口引流物量、颜色及性状。观察尿量及血尿的变化。

(2) 活动与休息：术后血压平稳可取半卧位。肾修补及肾部分切除术后应继续卧床休息 1 ～ 2 周，合并骨盆骨折患者需卧床 6 ～ 8 周。

(3) 饮食护理：手术后需禁食 2 ～ 3 天，待肛门排气后可进清淡、易消化、营养丰富的流质饮食，然后逐步过渡到普食。

(4) 预防和控制感染：术后观察有无感染征象，遵医嘱正确合理使用抗生素。

(5) 伤口及引流管护理：保持手术切口敷料清洁干燥，敷料湿透及时更换；避免引流管扭曲、堵塞、受压、牵拉及脱出，确保引流通畅，并注意观察，掌握好拔管时间。

(四) 健康教育

1. 卧床肾损伤

非手术治疗患者出院后应保证伤后绝对卧床休息 2 ～ 4 周，防止损伤部位再次继发损伤；患者应适时变换体位，预防压疮的发生。

2. 康复指导

非手术治疗、病情稳定后的患者，出院后 3 个月不宜从事体力劳动或竞技运动；损伤肾切除后的患者须注意保护健肾，防止外伤。不使用对肾功能有损害的药物，如氨基糖苷类抗菌药等。

第八节 膀胱损伤

膀胱为腹膜外器官，空虚时位于骨盆深处，受骨盆、耻骨联合、盆底筋膜和肌肉以及直肠保护。因此，除骨盆骨折外，一般不易发生膀胱损伤。但当膀胱充盈伸展超出耻骨联合至下腹部时，则易遭受损伤。儿童的骨盆浅，膀胱稍有充盈即可突出至下腹部，故较易受到损伤。

一、护理评估

(一) 病因

1. 开放性损伤

多由锐器或枪弹等贯穿引起，易合并腹壁尿瘘、膀胱直肠瘘或膀胱阴道瘘。

2. 闭合性损伤

由于膀胱充盈时，下腹部遭撞击、挤压或骨盆骨折片刺破膀胱壁引起。

3. 医源性因素

见于膀胱镜检查或经尿道前列腺、膀胱肿瘤电切手术引起的医源性膀胱损伤等。

(二) 临床表现

膀胱挫伤因范围仅限于黏膜或肌层，故患者仅有下腹不适，少量终末血尿等。一般在短期内症状可逐渐消失。膀胱破裂则有严重表现，临床症状依据裂口大小、位置及其他器官有无损伤而不同。

1. 休克

膀胱合并骨盆骨折、出血、尿外渗、腹膜炎时，常会发生休克。

2. 血尿与排尿困难

有尿意但不能排尿或仅排出少量血尿，膀胱损伤多为终末血尿，血块阻塞时，患者可出现排尿困难或不排尿。检查时有下腹膨胀、压痛及肌紧张。

3. 腹痛及腹膜刺激征

腹膜外破裂时，尿外渗及血肿可引起下腹部疼痛、肌紧张和压痛；腹膜内破裂时，尿液流入腹腔引起弥散性腹膜炎和移动性浊音等。

4. 尿瘘

开放性损伤可出现体表伤口漏尿，合并直肠、阴道损伤时会形成直肠或阴道瘘；闭合性损伤尿外渗继发感染后破溃，可形成尿瘘。

(三) 辅助检查

1. 导尿检查

导尿管插入膀胱后，如引流出 300 mL 以上的清凉尿液，基本上可排除膀胱破裂；如顺利插入膀胱但不能导出尿液或仅导出少量血尿，则膀胱破裂的可能性大。此时可经导尿管注入灭菌生理盐水 200～300 mL，片刻后再吸出。若液体进出量差异大，提示膀胱破裂。

2.X 线检查

腹部 X 线片可显示骨盆骨折。膀胱造影是诊断膀胱破裂最可靠的方法，自导尿管注入造影剂时和排出造影剂后摄片，若造影剂有外漏，则为膀胱破裂。

(四) 治疗原则

1. 紧急处理

应积极抗休克治疗，如输液、输血、镇静及止痛。应尽早用广谱抗生素预防感染。

2. 保守治疗

可经尿道插入导尿管持续引流膀胱，保持尿液流出通畅，同时使用抗生素预防感染。保守治疗期间应密切观察有无盆腔血肿感染、持续出血和血块阻塞膀胱等现象。

3. 手术治疗

病情严重者，应尽早施行手术。总的处理原则是：①完全的尿流改道；②充分引流外渗的尿液；③闭合膀胱壁缺损。

二、护理

（一）主要护理诊断／合作性问题

1. 组织灌注量改变

与骨盆骨折所致盆腔内大出血、尿液渗入腹腔引起腹膜炎有关。

2. 潜在并发症

低血容量性休克、感染。

（二）护理措施

1. 非手术治疗及术前护理

(1) 心理护理：护士应主动了解患者的心理状态。向患者介绍有关疾病、各种检查、麻醉及手术的常识，消除患者的心理负担，使其配合治疗及护理。

(2) 纠正休克：严密观察症状与体征的变化，做好抢救准备。对休克患者要迅速补充循环血量，同时要注意保持水、电解质及酸碱平衡。

(3) 尿管护理：保持尿管引流通畅，观察引流尿液的量、颜色和性状，保持尿道口周围的清洁、干燥；尿管留置 7～10 天后拔除。

(4) 预防感染：保持伤口的清洁、干燥，敷料浸湿时及时更换；遵医嘱应用抗生素，并鼓励患者多饮水。若患者体温升高、伤口疼痛并伴有血白细胞计数和中性粒细胞比例升高、尿常规示有白细胞时，多提示感染，及时通知并协助医师处理。

2. 术后护理

(1) 观察病情：注意观察生命体征、伤口及引流情况，及时发现出血、感染等并发症。

(2) 耻骨上膀胱造瘘管的护理①妥善固定引流管，避免脱出。②保持引流管通畅，必要时可用无菌生理盐水冲洗。③鼓励患者多饮水，定期换药及更换引流袋，避免感染。④注意观察引流液的量、色、性状及气味。⑤引流管通常放置 10 天后左右拔除，拔管前先行夹管试验，证明尿道排尿通畅，方可拔管。必要时应先间断夹管，训练膀胱肌排尿、储尿功能，避免发生膀胱肌无力。拔管后，造瘘口局部用凡士林纱布覆盖，无菌敷料包扎即可自愈。

（三）健康教育

1. 膀胱造瘘或留置导尿管在拔除之前要夹闭导尿管，以使膀胱扩张到一定的容量，达到训练膀胱功能的目的后再拔除导尿管。

2. 膀胱破裂合并骨盆骨折者有部分患者发生勃起功能障碍，患者在伤口愈合后须加强训练心理性勃起，并采取辅助性治疗。

第九节　尿道损伤

主要发生在男性青壮年时期。女性很少，仅占 3%。男性尿道由生殖膈分为前后两部分。前尿道即海绵体尿道，尤以球部损伤较多，主要为骑跨伤所致。后尿道位于盆腔内，主要为骨盆骨折引起。病理上可分为挫伤、部分裂伤及大部或完全断裂。尿道损伤若不及时处理或处理不当，极易形成尿道狭窄，尿流不畅而造成严重后果。

一、护理评估

(一) 病因

1. 开放性损伤

因弹片、锐器伤所致。

2. 闭合性损伤

常因外来暴力所致，多为挫伤或撕裂伤。会阴部骑跨伤可引起尿道球部损伤。骨盆骨折引起膜部尿道撕裂或撕断。经尿道器械操作不当可引起球膜部交界处尿道损伤。

(二) 病理

尿道损伤有以下四种病理类型：尿道挫伤、尿道裂伤、尿道断裂、尿外渗。

1. 尿道挫伤

尿道内层损伤，阴茎筋膜完整。

2. 尿道裂伤

尿道壁部分全层断裂，引起尿道周围血肿和尿外渗。

3. 尿道断裂

尿道完全离断，断端退缩、分离、血肿和尿外渗明显，可发生尿潴留。

4. 尿外渗范围

(1) 尿道球部损伤时，使会阴、阴茎、阴囊和下腹壁肿胀、瘀血。

(2) 骨盆骨折致尿道膜部断裂时，骨折端及盆腔血管丛的损伤可引起大出血，尿液外渗至耻骨后间隙和膀胱周围。

(三) 临床表现

1. 休克

骨盆骨折所致后尿道损伤，可引起损伤性或失血性休克。

2. 疼痛

尿道球部损伤时会阴部肿胀、疼痛，排尿时加重。后尿道损伤表现为下腹部疼痛，局部肌紧张、压痛。合并骨盆骨折者，移动时疼痛加剧。

3. 尿道出血

前尿道破裂时可见尿道外口流血，后尿道破裂时可无尿道口流血或仅少量血液流出。

4. 排尿困难

尿道挫裂伤后因局部水肿或疼痛性括约肌痉挛，发生排尿困难。尿道断裂时，则可发生尿潴留。

5. 血肿及尿外渗

尿道骑跨伤或后尿道损伤引起尿生殖膈撕裂时，会阴、阴囊部出现血肿及尿外渗，并发感染时则出现全身中毒症状。

(四) 辅助检查

1. 导尿检查

尿道是否连续、完整。若能顺利进入膀胱，说明尿道连续而完整。

2.X 线检查

骨盆前、后位片显示骨盆骨折。尿道造影可确定损伤部位。

（五）治疗原则

1. 紧急处理

合并休克者首先应抗休克治疗；尿潴留不宜导尿或未能立即手术者，可行耻骨上膀胱穿刺。

2. 非手术治疗

闭合性损伤应首先在严格无菌条件下试插导尿管，如试插成功，应留置导尿管 7 ～ 14 天作为支架，以利于尿道的愈合。

3. 手术治疗

试插导尿管不成功者考虑手术治疗。

二、护理

（一）主要护理诊断 / 合作性问题

1. 排尿困难与尿道断裂、损伤引起的血肿有关。

2. 潜在并发症休克、感染、尿道狭窄等。

（二）护理措施

1. 急救护理

立即输液，必要时输血；患者采取平卧位或中凹卧位；密切观察患者的病情变化；遵医嘱给予抗生素预防感染的发生。

2. 病情观察

观察生命体征、伤口及引流情况，及时发现休克及感染迹象。

3. 引流管护理

无明显尿道断裂的患者，尿管留置的时间为 1 ～ 2 周；尿道修补术患者，尿管留置的时间为 2 ～ 3 周；尿道会师术后需留置尿管 3 ～ 4 周。应注意尿管护理以及膀胱造瘘管的护理。

4. 尿道扩张患者的护理

协助医师选择合适的尿道探子，并记录本次所用探子的型号；操作过程中注意无菌、动作轻柔；术后嘱患者多饮水，注意观察排尿情况。

（三）健康教育

1. 前后尿道损伤经手术修复后患者尿道狭窄的发生率较高，患者需要定期进行尿道扩张，以避免尿道狭窄，而导致排尿障碍。

2. 继发性功能障碍者应训练心理勃起加辅助性治疗。

第十节 输尿管肿瘤

输尿管肿瘤发病率约占整个上尿路肿瘤的 1% ～ 3%。年龄多在 20 ～ 50 岁，男多于女。

按肿瘤性质可分为良性 (息肉、乳头状瘤等) 和恶性。50% ～ 60% 的输尿管上皮肿瘤伴发其他泌尿道器官肿瘤 (多器官发病)。临床表现与肾盂癌相似的血尿、疼痛 (肿瘤阻塞输尿管和肿瘤浸润周围组织)、尿路刺激症状等。有报道 10% ～ 15% 无临床症状，仅在其他疾病检查时偶然发现。

一、护理评估

(一) 病因

输尿管肿瘤的发病原因尚未完全明确，与肾盂肿瘤及膀胱肿瘤相同，吸烟、滥用镇痛药、接触某些工业染料等可能为输尿管肿瘤发病的危险因素。

(二) 临床表现

输尿管肿瘤最常见的临床表现是肉眼或镜下血尿，发生率超过 75%，出血多时可出现条索状血凝块。有 30% 的患者出现腰痛，常常因为逐渐加重的梗阻和输尿管扩张而表现为钝痛，凝血块阻塞输尿管时会出现绞痛、放射痛症状。10% ～ 15% 的输尿管肿瘤患者没有任何症状，由于其他原因做影像学检查偶然发现肿瘤的存在。一些晚期肿瘤患者会出现腹部，肋部包块，体重减轻、恶病质及骨痛等症状。

血尿和疼痛是主要症状。其他阳性体征不多，有时可触到积水的肾脏。当输尿管下端周围有浸润时，直肠或阴道指诊可触到肿块。输尿管息肉发病年龄多大 20 ～ 40 岁，发病位则都多在输尿管上段。由于息肉较长其尖端可缺血坏死而导致血尿，但息肉可激发输尿管套叠而引起剧痛。

(三) 辅助检查

(1) 尿液细胞学检查：可以敏感地发现肿瘤细胞，但不能确定肿瘤部位。

(2)B 超：一般只能发现肾盂积水和较大的转移灶。有时可见肿瘤为中等回声或稍低回声。

(3) 尿路造影：可发现输尿管充盈缺损、输尿管扩张及肾积水。

(4) 输尿管镜检查：可直接观察到肿瘤的形态、位置及大小，并可取活组织做病理检查。

(5) 膀胱镜检查：可见患侧输尿管口喷血并可观察膀胱内有无肿瘤。

(6)CT、MRI 检查：可发现输尿管肿瘤，并可了解肿瘤浸润范围进行分期。

(四) 治疗

输尿管肿瘤的治疗应根据肿瘤的分级、分期、部位和数目来进行，同时应考虑肾功能的情况。

1. 手术治疗

(1)根治性手术：绝大多数输尿管肿瘤为恶性，即使是良性的乳头状瘤也有较多恶变的机会，因此当对侧肾功能良好时，单侧输尿管肿瘤一般都主张行根治性手术。切除范围：肾及输尿管全长切除，并包括输尿管口在内的 2 cm 直径膀胱壁。

(2)姑息性手术：低分级低分期的肿瘤、双侧肿瘤、孤立肾或有肾衰竭者、全身情况较差者可考虑行姑息性切除手术。

(3)原发性局限性输尿管肿瘤，可行经输尿管镜电灼或切除术，也可行保留器官的开放性手术。

(4)输尿管息肉可行所在部位输尿管部分切除，输尿管再吻合术。

2. 放射治疗

输尿管癌浸润周围组织时可行放射治疗，使病变缩小，有可能切除者再行手术切除。

3. 化学治疗

晚期的输尿管肿瘤可考虑化学治疗。手术后辅以化疗也可提高 5 年生存率。

二、护理措施

（一）术前护理

1. 心理护理

多数患者确诊为肿瘤后可出现焦虑、悲观、绝望等各种负面情绪，或担心预后等出现厌食、睡眠不佳从而影响生活质量。应与患者多沟通，根据患者的具体情况，耐心讲解输尿管肿瘤的相关知识及所要接受的手术方式、治疗措施，稳定患者的情绪。

2. 饮食指导

增加能量摄入，进食易消化、营养丰富的食品，改善全身营养状况。

3. 病情观察及护理

(1) 观察患者排尿情况，注意有无血尿，血尿颜色、量及有无血块，注意有无尿频、尿急等膀胱刺激症状。血尿患者注意观察生命体征，必要时遵医嘱使用止血药物并观察效果。

(2) 观察患者有无疼痛以及疼痛的部位、性质和程度。若患者出现剧烈肾绞痛，遵医嘱给予药物止痛并评估效果。

(3) 观察患者重要脏器功能情况，有无转移灶的表现及消瘦、乏力、贫血等恶病质。

4. 术前常规准备

(1) 完善术前常规检查及心、肺、肝、肾功能检查，对其功能做出判断，评估患者能否耐受手术。

(2) 术前 1 周停用抗凝药物。

(3) 术前给予相应的抗生素皮试并记录结果。

(4) 术前根据手术方式给予相应区域的备皮。

(5) 肠道准备：术前晚清洁肠道，根据手术方式选择相应的肠道准备方式。术前禁食 12 小时，禁饮 4 小时。

(6) 术晨更换清洁的病员服，取下金属物品，取下活动性义齿。

(7) 术晨根据手术室安排，进行患者、药物等相关信息核对后，将患者送入手术室。

（二）术后护理

1. 输尿管肿瘤术后一般按泌尿外科手术进行常规护理。

2. 输尿管部分切除术后，如有持续漏尿的现在，一方面要注意固定引流管，保持其通畅；另一方面要考虑引流管是否接触到吻合口，需要调整其位置。

3. 输尿管部分切除术后，经常需要留置双 J 管作为内支架，有脱入膀胱的可能；短期内部分患者有尿路刺激症状，大多可自行消失。术后按时拔除双 J 管，以避免移位或结石形成。

4. 输尿管部分切除术后要定期膀胱腔内化疗。

5. 输尿管部分切除术后定期膀胱镜复查，以便及早发现膀胱肿瘤。

第十一节　肾结石

肾结石 40% ～ 75% 的患者有不同程度的腰痛。结石较大，移动度很小，表现为腰部酸胀不适，或在身体活动增加时有隐痛或钝痛。较小结石引发的绞痛，常骤然发生腰腹部刀割样剧烈疼痛，呈阵发性。

一、护理评估

(一) 病因

肾结石的形成过程是某些因素造成尿中晶体物质浓度升高或溶解度降低，呈过饱和状态，析出结晶并在局部生长、聚积，最终形成结石。

影响结石形成的因素很多，年龄、性别、种族、遗传、环境因素、饮食习惯和职业与结石的形成相关。机体的代谢异常 (如甲状旁腺功能亢进、皮质醇增多症、高血糖)、长期卧床、营养缺乏 (维生素 B_6 缺乏、缺镁饮食)、尿路的梗阻、感染、异物和药物的使用是结石形成的常见病因。已经知道泌尿结石有 32 种成分，最常见的成分为草酸钙，其他成分的结石如磷酸铵镁、尿酸、磷酸钙以及胱胺酸 (一种氨基酸) 等。

肾结石很少有单纯一种晶体组成，大多有两种或两种以上，而以一种为主体。

(二) 临床表现

1. 疼痛

肾脏结石患者中 40% ～ 50% 有腰痛症状，常常表现为腰部的钝痛和腰胀。当肾脏结石移动卡在肾盂输尿管连接部或输尿管时，造成急性阻塞或痉挛而阻断了尿液的流动，肾脏内的尿液无法排出积聚于肾脏，导致肾脏积水，肾脏内压急剧上升，同时由于结石刺激输尿管管壁，会因而加剧输尿管的剧动，在这双重影响下，就会使患者的下腹部或腰部突然剧痛，为尿路结石所致肾绞痛发作。结石的阻塞位置不同，亦会引起不同部位之疼痛。

2. 阻塞

结石阻塞不矫正会降低血流、使尿液逆流产生肾盂积水，引起肾的坏死，如阻塞在膀胱颈时会产生尿急、尿频及排尿疼痛。

3. 排尿形态改变

如结石位于下段输尿管或膀胱内，容易使得膀胱受到刺激，会引起尿急、尿频、排尿口难、血尿、尿潴留等症状。另外，若是尿道结石，如果是部分阻塞，会觉得排尿疼痛且尿柱变细、阻塞，如果完全阻塞，则可能会排尿困难，形成急性膀胱尿滞留。

4. 感染

结石阻塞后降低血流也降低液体的流动，而增加感染危险。肾盂肾炎常会合并结石而发生；当有感染时，患者会有发热、寒战、全身不适、脓尿现象产生。

5. 血尿

当结石随着尿液往输尿管下降时划伤管壁，输尿管绞痛之后即引起出血，有时出现肉眼的血尿，但大都是镜下血尿。

（三）辅助检查

1. 尿化验

可以检测有无尿糖、尿蛋白、红细胞、白细胞、结晶物、细菌等。

2. 血液检查

血常规若发现白细胞计数过高表示可能有感染，也可抽血检查肾功能和血中的钙浓度。

3. X 线检查

X 线检查是诊断尿路结石最重要的方法。包括尿路 X 线片、排泄性尿路造影、逆行肾盂造影、经皮肾穿刺造影等。

4. B 超检查

可对肾内有无结石及有无其他合并病变做出诊断，确定肾脏有无积水。尤其能发现 X 线透光的结石，还能对结石造成的肾损害和某些结石的病因提供一定的证据。

5. CT 检查

CT 检查是目前结石诊断的首选。CT 检查可显示肾脏大小、轮廓、肾结石、肾积水、肾实质病变及肾实质剩余情况，还能鉴别肾囊肿或肾积水；可以辨认尿路以外引起的尿路梗阻病变的原因，如腹膜后肿瘤、盆腔肿瘤等；增强造影可了解肾脏的功能；对因结石引起的急性肾衰竭，CT 有助于诊断的确立。

6. 磁共振

MRI 水成像和 MRI 原始图像结合，更加准确全面，对诊断尿路扩张很有效，尤其是对肾功能损害、造影剂过敏、禁忌 X 线检查者，也适合于孕妇及儿童。

7. 体格检查

肾绞痛发作时，患侧肾区有叩击痛和压痛。无梗阻的病例，体检可无阳性体征或仅有病区轻度叩击痛。

（四）治疗

1. 一般治疗

(1) 大量饮水：较小结石有可能受大量尿液的推送、冲洗而排出，尿液增多还有助于感染的控制。

(2) 解痉止痛：M 型胆碱受体阻断剂，可以松弛输尿管平滑肌，缓解痉挛。通常剂量为 20 mg，肌内注射黄体酮可以抑制平滑肌的收缩而缓解痉挛，对止痛和排石有一定的疗效；钙离子阻滞剂硝苯地平，对缓解肾绞痛有一定的作用；α 受体阻滞剂在缓解输尿管平滑肌痉挛，治疗肾绞痛中具有一定的效果。

(3) 控制感染：结石引起的尿路梗阻时容易发生感染，感染尿内常形成磷酸镁铵结石，这种恶性循环使病情加重。除积极取出结石解除梗阻外，应使用抗生素控制或预防尿路感染。

2. 按病因治疗

(1) 原发性高钙尿：可使用噻嗪类药和枸橼酸钾，吸收性高钙尿除噻嗪类药、枸橼酸钾外，不能耐受该类药物的需用磷酸纤维素钠，有血磷降低者需改用正磷酸盐。

(2) 肾小管酸中毒：主要使用碱性药物减慢结石生长和新发结石形成，纠正代谢失调。

(3) 原发性高草酸尿：治疗较困难，可试用维生素 B_6，从小剂量开始，随效果减退而不断加量，同时大量饮水，限制富含草酸的食物，可使尿液的草酸水平降至正常。

(4) 高尿酸尿。低嘌呤食物、大量饮水可降低尿内尿酸的浓度。

5. 高胱氨酸尿

可适当限制蛋白质饮食，使用降低胱氨酸的硫醇类药物加以治疗。

6. 感染石

根据患者情况将结石取出，选择适宜的抗生素控制尿路感染。

3. 外科治疗

疼痛不能被药物缓解或结石直径较大时，应考虑采取外科治疗措施。其中包括：体外冲击波碎石治疗、输尿管内放置支架、经输尿管镜碎石取石术、经皮肾镜碎石术、腹腔镜切开取石术。

二、护理措施

(一) 非手术治疗护理措施

1. 肾绞痛的护理

发作期患者应卧床休息，遵医嘱使用解痉、止痛药物，必要时静脉补液，使用抗生素等。

2. 促进排石

鼓励督促患者多饮水，使每天尿量保持在 2 000 mL 以上，病情允许的情况下下床活动，适当做些跳跃、改变体位的活动促进结石的排出。

3. 病情观察

监测血尿常规、体温变化及排尿性状，如有尿路感染遵医嘱及时治疗。密切观察有无结石排出。

4. 体外冲击波碎石

(1) 平日有服用高血压药物者，请当日以少量开水服用。

(2) 要实行体外震波碎石术当日最好空腹禁食。如有禁食，糖尿病患应暂停当日服用降血糖药。

(3) 术后可能有头晕、呕吐、倦怠的现象，此乃麻醉止痛剂的关系，大约两小时后可消退。如果欲进食，建议先喝点温开水，无不适反应即可恢复正常饮食。

(4) 术后需要多喝水，若无特殊疾病限制，建议每天尿量在 2000 mL 以上。

(5) 尿路结石因为位置的关系，有时需要姿势引流，如下肾盂的结石可抬高屁股、头低脚高 (膝胸卧式) 合并背部叩击的方式或身体倒立来辅助排出。适当的运动，如跳绳 (原地跳跃)、慢跑等有助于碎石后结石颗粒早日排出。

(6) 碎石后务必遵照医师指示返回门诊追踪检查，切勿以为不痛、有解出小碎石就没事了，有时石头能残存体内，阻塞尿路造成肾水肿，长期下来影响肾功能，导致肾脏萎缩。

(7) 患者接受体外震波碎石后，若有发生腰部剧烈疼痛、畏寒高热、无尿、严重血尿不止等异常现象，请立即返回医院门诊或急诊室就医。

(二) 术前护理措施

1. 心理护理

(1) 解释手术必要性、手术方式及注意事项

(2) 针对个体情况进行个性化心理护理。

(3) 鼓励患者的家属和朋友给予患者关心和支持。

2. 病情观察及护理

观察患者的腰部症状、排尿及体温情况，必要时遵医嘱使用抗生素控制感染，鼓励患者多饮水，达到冲洗目的。

3. 术前常规准备

(1) 协助完善相关术前检查：B 超、心电图、肝肾功检查、出凝血试验等。

(2) 术前 1 天行抗生素皮试，根据皮试结果及医嘱带入术中用药。

(3) 术前晚过度紧张或疼痛的患者，可遵医嘱给予适当的镇静治疗。

(4) 术前 12 小时禁食，4 小时禁饮；术前备皮、更换清洁病员服。

(5) 术晨与手术室人员进行患者、药物及相关信息核对后，送入手术室。

（三）术后护理措施

1. 心理护理

患者因肾脏手术而必须绝对卧床休息，不能自主翻身，长时间的被迫体位，易导致全身不适、睡眠异常。应向患者认真、细致地做好解释工作，并并创造安静、舒适的环境，让患者能得到充分地休息，合理地安排睡眠时间，保持愉快的心情，有利于疾病的康复。

2. 饮食护理

由于手术、麻醉的原因，胃肠道功能恢复的时间一般为 48 ～ 72 小时。肛门未排气时，应禁食，静脉补充营养。待肛门排气后，从流质逐渐过渡到普通饮食。并根据结石成分的不同，合理安排膳食。

3. 体位

椎管内阻滞麻醉者，应去枕平卧 6 ～ 8 小时，以防脑脊液外渗而致头痛；全身麻醉尚未清醒着，去枕平卧位，头转向一侧，避免口腔分泌物或呕吐物误吸入呼吸道。因为肾动脉直接分支于腹主动脉，肾脏血运丰富，肾组织脆弱，活动后易引起出血。除肾脏切除术外，开放的肾脏取石术患者，需绝对卧床休息 1 ～ 2 周，微创的肾脏碎石取石术患者，术后需绝对卧床休息 3 ～ 5 天，进食、排泄一切生活只能在床上进行。

4. 病情观察

注意血压、脉搏、呼吸、体温的变化；观察并记录尿液的颜色和 量；引流管是否通畅；局部切口渗血、渗液的情况及有无包块、漏尿等。如尿液的颜色由淡红色转浓，并伴有血压下降、脉搏增快、局部包块形成，提示肾脏有活动出血，需及时处理；患者的体温 ＞ 38.5℃，应考虑有感染，宜选用有效抗生素；切口敷料渗湿应积极更换，防止感染。开放性肾脏取石术肾造瘘管一般留置 8 ～ 10 日，微创的肾脏碎石取石术患者，肾造瘘管一般留置 3 ～ 5 日，当引流尿液转为清亮，并复查 KUB 了解有无残留结石后，可先夹管观察 24 ～ 48 小时，如无高热、腰痛、腰胀等表现，即可拔管。

5. 皮肤护理

定期更换床单，保持床单整洁、干燥。肩胛部及骨骼突出较明显的地方进行局部按摩；通过以上措施减轻局部压力，并促进受压部位血液循环，减少摩擦力、剪切力，预防压疮发生。

6. 维持水电解质平衡

肾脏碎石取石手术，解除了肾脏的梗阻。伴有肾功能不全的患者，肾脏对水及电解质的调节功能暂未完全恢复，易发生水电解质紊乱。应准确记录 24 小时出入量，密切观察血生化的变化。根据尿量、生化结果，纠正水电解质、酸碱失调。

7. 潜在并发症——出血的护理

由于手术损伤肾脏血管导致出血。

(1) 保守治疗：积极观察生命体征的变化，注意肾造瘘管及导尿管引流尿液的颜色和量。因躯体活动、情绪激动易导致血液循环加快，甚至血压增高，肾脏血液灌流量增加，加重肾脏的出血，不利于疾病的恢复。应嘱患者绝对卧床休息，禁翻身，向患者及家属做好解释工作，保持情绪稳定。遵医嘱给予巴曲酶静脉推注，必要时多次给予；加快补液速度；静脉推注呋塞米，24 小时液体维持，并匀速滴注以保持轻度利尿状态，达到尿液自身持续冲洗的目的，保持引流管的通畅。如肾脏出血量较大，可以夹闭肾造瘘管以控制出血，促进血凝。

(2) 介入栓塞治疗：反复发作的肾脏出血以及一次性出血量大于 600 mL；估计有肾动静脉瘘或假性肾动脉瘤出血可首选介入栓塞治疗。积极观察生命体征的变化，做好患者的解释工作，稳定家属及患者的情绪，同时备血，开放静脉输液通路，积极配合介入栓塞治疗。介入栓塞治疗后应密切观察生命体征的变化，患者血尿症状有无减轻；穿刺部位沙袋加压 6～8 小时，观察伤口有无渗血及局部有无血肿形成；足背动脉是否搏动良好，防止下肢动脉血栓形成；12 小时内穿刺肢体完全制动。患者绝对卧床休息 1～2 周，以减少肾脏的出血。

第十二节 肾结核

在泌尿系结核中肾结核是最为常见、最先发生，以后由肾脏蔓延至整个泌尿系统。因此肾结核实际上具有代表着泌尿系结核的意义。

一、护理评估

(一) 临床表现

肾结核病灶在肾，症状却在膀胱，早期仅尿中有少量白细胞和结核杆菌。病变进一步发展，可有明显症状。

1. 尿频、尿急、尿痛

尿频是最早出现的症状。当结核杆菌对膀胱黏膜造成结核性炎症时，尿频加重，并伴有尿急、尿痛。晚期膀胱挛缩可出现尿失禁。

2. 血尿

是肾结核的另一个重要症状。血尿大多源自膀胱病变，多数为终末血尿，膀胱或肾血管破坏时，可出现全程血尿。

3. 脓尿

是肾结核常见的症状，患者均有不同程度的脓尿，尿液浑浊不清，严重者尿液呈洗米水样，尿内混有干酪样物质或絮状物，显微镜下可见大量脓细胞，也可出现脓血尿。

4. 肾区疼痛和肿块

肾结核虽然主要病变在肾，一般无明显腰痛。少数患者在输尿管被血块、干酪样物质堵塞时，可引起腰部钝痛或绞痛。当合并结核性脓肾或肾积水时，肾区有时可触及肿块。

5. 全身症状

全身症状不明显，晚期或合并其他器官结核时可有食欲减退、消瘦、乏力、盗汗、低热、贫血、恶心、呕吐和血沉快等典型结核症状。

（二）处理原则

肾结核是进行性结核病变，不经治疗不会自愈，治疗上应以全身治疗结合局部治疗为主。

1. 非手术治疗

(1) 全身支持治疗：体贴、安慰患者。适当的休息和活动，充分补充营养，保持环境清洁、空气清新，心情放松。

(2) 药物治疗：采取联合用药，对于确诊为肾结核的患者，无论其病变程度如何，无论是否需行外科手术，抗结核药必须按一定方案进行服用。目前常用的抗结核药物很多，首选吡嗪酰胺、异烟肼、利福平、链霉素等；乙胺丁醇、环丝氨酸、乙硫异烟胺等为二线药物，药物治疗最好三种抗结核药联合应用，应按时、足量、足疗程用药。

2. 手术治疗

用于正规药物治疗 6～9 个月无效、肾结核破坏严重者，可行手术治疗。肾切除前抗结核治疗不应少于 2 周。保留肾手术则应用药 6 周以上。主要术式有全肾切除术、部分肾切除术、肾病灶清除术、解除输尿管狭窄手术等。

二、护理措施

（一）术前护理

1. 加强营养，改善全身状况

鼓励患者进高蛋白、高热量、高维生素易消化食物；多饮水以减轻结核性脓尿对膀胱的刺激，保证休息，改善并纠正全身营养状况。

2. 休息与活动

症状重者，必须卧床休息，症状减轻后，可以下床活动。轻症患者在抗结核治疗的同时可从事轻体力工作。

3. 抗结核药物治疗的护理

(1) 抗结核药物治疗需长期有计划进行，护士应该监督患者用药是否规律、剂量是否正确，劝告患者勿自行中断治疗，防止结核病灶复发与扩散。

(2) 观察用药期间的副作用，应定期检查肝功能、并防止听神经损害、周围神经炎等毒副反应。勿用或慎用对肾脏有毒性的药物。

4. 心理护理

肾结核为进行性疾病，不能自愈。向患者讲明全身治疗可增强抵抗力，合理的药物治疗和必要的手术治疗可消除病灶、缩短病程。消除患者的焦虑情绪，使患者保持愉快的心情。

（二）术后护理

1. 活动与休息

术后生命体征平稳后，可取半卧位，肾切除术后应卧床休息 2～3 天，如无异常，鼓励早期下床活动；对肾部分切除的患者，为防止继发性出血和肾下垂，应卧床休息 7～14 天。

2. 饮食护理

由于手术及麻醉刺激，患者会有不同程度的胃肠道反应，应在患者腹胀减轻、肛门排气后进食清淡、易消化、营养丰富的食物。

3. 病情观察

(1) 注意生命体征的变化：肾切除与肾部分切除术后，如出现血管结扎线脱落，患者可出现大量血尿，术后 24～48 小时，应定期检查血压、脉搏，注意观察伤口及引流液的量、颜色及性状。

(2) 观察尿量及血尿的变化：术后要连续 3 天记录 24 小时尿量，尤其是第一次排尿时间、尿量、颜色，目的是对肾功能进行观察。

4. 预防和控制感染

术后观察有无感染征象，切口敷料渗湿及时更换，遵医嘱正确合理使用抗生素。

5. 引流管护理

避免引流管扭曲、堵塞、受压、牵拉及脱出，确保引流通畅，观察引流液的量、颜色、性质，发现异常及时与医生沟通。

6. 健康指导

(1) 应避免劳累，注意休息，保持乐观情绪，注意劳逸结合。

(2) 加强结核知识宣教，做好预防工作，降低其发病率，切断和控制传染源，教育患者养成不随地吐痰的良好卫生习惯。

(3) 术后坚持联合、全程、规律用药：①为防止结核复发，术后继续抗结核治疗 6 个月以上；②为防止药物产生耐药性而影响治疗效果，治疗期间不可随意间断、减量或减药；③对肾脏有损害的药物应慎用或禁用；④用药期间定期复查肝功能、肾功能、听力、视力等，及时发现药物副作用、及时就诊。

(4) 指导患者术后应观察尿液颜色、量，同时应观察有无腰部疼痛不适等。如有异常，及时就诊。

(5) 遵医嘱定期到医院复查，如胸部拍片、肝功能检查等，发现异常及时就诊，5 年不复发者可认为治愈。

第十三节 睾丸肿瘤

睾丸肿瘤是在青年男性中最常见恶性肿瘤，分为原发性和继发性两类。绝大多数为原发性，分为生殖细胞肿瘤和非生殖细胞肿瘤两大类。生殖细胞肿瘤发生于曲细精管的生殖上皮，其中精原细胞瘤最为常见，生长速度较缓慢，预后一般较好；非精原细胞瘤如胚胎癌、畸胎癌、绒毛膜上皮癌等，比较少见，但恶性程度高，较早出现淋巴和血行转移，预后较差。非生殖细胞肿瘤发生于睾丸间质细胞，来源于纤维组织、平滑肌、血管和淋巴组织等睾丸间质细胞。继发性睾丸肿瘤较为罕见。

一、病因

睾丸肿瘤的发病原因目前尚不明确。其中先天性因素包括隐睾或睾丸未降、家族遗传、Klinefelter 综合征、睾丸女性化综合征以及雌激素分泌过量内分泌障碍等。获得性因素包括睾丸损伤、职业和环境、营养不良和局部温度升高等。近年来国外研究发现，种族、患者母亲妊娠时体重增加程度和雌激素水平、患者出生时的体重、年龄、社会地位、生活习惯、受教育程度、血清胆固醇水平等均与睾丸肿瘤发病有关。基因学的研究表明睾丸肿瘤与 12 号染色体短臂异位有关，p53 基因的改变与睾丸肿瘤的发生具有相关性。

二、临床表现

1. 睾丸肿大

多数患者的睾丸呈不同程度肿大，有时睾丸完全被肿瘤取代，质地坚硬，正常的弹性消失。早期表面光滑，晚期表面可呈结节状，可与阴囊粘连，甚至破溃，阴囊皮肤可呈暗红色，表面常有血管迂曲。若为隐睾发生肿瘤多于腹部、腹股沟等处扪及肿块，而同侧阴囊是空虚，部分睾丸肿瘤患者同时伴有鞘膜积液。

2. 疼痛

绝大多数患者睾丸感觉消失，无痛感。所以一般认为肿瘤是无痛性阴囊肿块。值得注意的是，在临床还可以见到急剧疼痛性睾丸肿瘤，但往往被认为是炎症，发生疼痛的原因是肿瘤内出血或中心坏死，或因睾丸肿瘤侵犯睾丸外的组织而发生疼痛。

3. 转移症状

睾丸肿瘤以淋巴结转移为主，常见于髂内、髂总、腹主动脉旁及纵隔淋巴结，转移灶可以很大，腹部可以触及，患者诉说腰、背痛。睾丸绒毛癌患者，可出现乳房肥大，乳头乳晕色素沉着。

三、检查

1. 实验室检查

在病变晚期，可出现贫血，血沉增快，肝功能异常，黄疸指数增高，肾功能损害等。睾丸肿瘤标记：采用放射免疫新技术检测血液中微量激素在化验诊断肿瘤方面是一个突破。对睾丸肿瘤的诊断灵敏度高和较有特异性的有甲胎蛋白和绒毛膜促性腺激素 90% 的患者有一种或两种标记增高。

2.CT 及 MRI 检查

腹部 CT 可显示肿瘤三维大小及与邻近的组织的关系，鉴别睾丸肿块是囊性或实性准确率达到 90%～100%，并能区别肿瘤中心坏死液化与囊肿。MRI 对软组织的对比度较好，可显示血管结构，减少临床分期的误差达 22%。尿的促性腺激素和尿液胶乳实验，如为阳性，则对诊断有决定性意义。

四、治疗

1. 放疗

精原细胞瘤睾丸切除后放射治疗，25 ~ 35 Gy(2 500 ~ 3 500 rad)3 周照射主动脉旁和同侧髂、腹股沟淋巴结。第Ⅰ期者 90% ~ 95% 可生存 5 年。如临床发现腹膜后病变即第Ⅱ期，则纵隔及锁骨上区亦照射 20 ~ 35 Gy(2 000 ~ 3 500 rad)2 ~ 4 周，5 年生存率亦可达 80% 以上。

2. 化疗

(1) 适应证：不宜手术或不愿手术的Ⅱ、Ⅲ期患者；局部肿瘤限于睾丸内，但腹膜后淋巴结清除后组织中有癌浸润者；手术、放疗后，或化疗完全或部分缓解后的维持、挽救治疗。

(2) 禁忌证：心、肝、肾等重要脏器功能障碍者；有感染以及发热等严重并发症者；年老体衰或呈恶病质者；有严重骨髓抑制者。

3. 介入放射治疗

睾丸肿瘤易于发生淋巴道和血道的转移。介入放射学动脉区域灌注化疗和淋巴管灌注化疗对改善预后尤其是中晚期患者有重要作用。

4. 免疫治疗

恶性肿瘤发生的原因有机体免疫力降低的因素，而手术治疗、化疗以及放疗等疗法对机体免疫系统有一定程度的抑制，所以，在恶性睾丸肿瘤的综合治疗措施之中，免疫治疗仍可以作为辅助疗法发挥一定的作用。

5. 手术治疗

睾丸切除术适用于任何类型的睾丸肿瘤，所强调的是应当采用经腹股沟途径的根治性睾丸切除术。

单纯睾丸切除往往达不到彻底的手术切除效果，需配合施行膜后淋巴结清除术，以达到根治的目的。

五、护理评估

(一) 健康史

1. 一般情况

年龄、职业、婚姻状况、受教育水平。

2. 现在健康状况

出现睾丸部不适的时间、程度、有无伴随症状等，有无咯血及胸闷憋气，发作频率及其性质等，目前饮食、睡眠、活动等情况。

3. 既往健康状况

包括既往患病史、创伤史、手术史、过敏史等。

(二) 临床表现

睾丸肿瘤多发生于 20 ~ 40 岁的青壮年，最常见的症状为无痛性睾丸肿大，为渐进性过程，常感到睾丸沉重。约 10% 的患者出现与转移相关的症状，背痛 (累及神经根的腹膜后转移) 是最常见的症状；其他症状包括咳嗽或呼吸困难 (肺转移)、食欲减退、恶心或呕吐 (十二指肠后转移)、骨痛 (骨骼转移) 和下肢水肿 (下腔静脉梗阻)。

（三）辅助检查

(1) 血、尿常规，肝功能，肾功能，血糖，血电解质，二氧化碳结合力，血沉。

(2)B超：能直接而准确地测定睾丸大小、形态，有无肿块，是睾丸肿瘤筛选诊断的重要手段。

(3) 胸正、侧位片和腹部与盆腔 CT 用于检测肺和腹膜后这两个最常见的转移部位。

(4) 肿瘤标志物：有四种肿瘤标志物用于睾丸生殖细胞瘤，即绒毛膜促性腺激素 β 亚单位 (β-HCG)、甲胎蛋白 (AFP)、乳酸脱氢酶 (LDH)、胎盘碱性磷酸酶 (PALP)。

（四）患者的心理状况

心理状况包括对睾丸癌的认识和态度，行为及情绪的变化，患者的人格类型、应对能力等。睾丸癌通常在青年中发生，对患者心理障碍影响持久，一旦确诊后心理负担沉重。

（五）社会情况

社会情况包括职业和工作情况，经济状况，家庭成员对患者的态度和对疾病的了解等。

六、护理诊断

1. 预感性悲哀

与患者对疾病的认识和手术有关。

2. 知识缺乏

与缺乏疾病相关知识有关。

3. 潜在并发症

出血、下肢深静脉血栓形成。

七、护理目标

(1) 患者在住院期间，能接受疾病的事实并能正确面对。

(2) 患者在住院期间，能复述疾病的相关知识。

(3) 护士严密观察患者伤口引流量的变化，如有异常及时通知医生处理。

(4) 护士严密观察患者足背动脉的温、湿度及搏动情况，如有异常及时通知医生处理。

八、护理措施

（一）术前护理

1. 术前宣教

睾丸癌常在青年中发生，患者的心理障碍较重，与患者建立良好护患关系，并帮助患者及家属了解治疗及手术过程，让其有一定心理准备，配合好手术及放化疗，以争取最大的治疗效果。

2. 术前体位训练

睾丸癌在根治手术中通常需要切除淋巴结，主要包括腹膜后淋巴结。术后缝合处皮肤会因绷紧而产生不适。因此术前需对患者进行卧床体位训练，以枕头垫衬腘窝减少过分活动来减少牵拉和缝线张力，让患者熟悉术后卧位及方法，为术后卧位舒适做好训练。

（二）术后护理

(1) 监测生命体征变化，每 30～60 分钟观察记录血压、心率、呼吸情况，全麻 8 小时后改为 2 小时记录一次。

(2) 睾丸癌在根治手术中通常需要切除淋巴结，主要包括腹膜后淋巴结。术后缝合处皮肤会因绷紧而产生不适。可枕头垫衬在腘窝处，以减少过分活动来减少牵拉和缝线张力。

(3) 睾丸术后患者出血较多，特别是淋巴切除术患者出血危险性更大，应当注意观察伤口引流管引出量及伤口敷料渗血情况。

(4) 保持尿管及伤口引流管的通畅，定时观察量、色、性质。

(5) 行根治性淋巴清扫术者，根据患者病情绝对卧床数日，下肢需使用防血栓弹力袜预防深部血栓形成。

(6) 阴囊水肿时可用柔软干燥的毛巾将阴囊托起，以促进渗出液的吸收并增加患者的舒适感。

(7) 用支被架将被子支起，减少伤口处受压引起的不适。

(8) 化疗的护理

1) 心理护理：患者的心理变化可因年龄、性别、职业、文化程度、病情及化疗反应的轻重而有所不同，半数以上的患者表现为忧郁、焦虑、恐惧、悲观等。护士应及时掌握患者的心理变化，鼓励患者说出自己的心理感受，了解患者的化疗反应，耐心向患者介绍化疗的目的和意义及可能出现的反应，使患者树立战胜疾病的信心，积极配合治疗。

2) 保护静脉：化疗时使用血管一般由远端向近端，由背侧向内侧，可左右臂交替使用，尽量选择粗直血管。

3) 药液外漏及静脉炎的处理：①化疗中应该加强巡视，防止药物外渗，如果注射部位刺痛、烧灼、水肿或点滴不畅，则提示可能有药液外漏，应立即停止用药，拔针前应先回抽，然后更换注射部位。②发生渗漏后，漏药部分可采用等渗盐水 10 mL 加普鲁卡因 2 mL 加地塞米松 5 mg 做环形封闭。③静脉炎发生后可用硫酸镁局部湿敷，或按血管走行用可的松软膏外涂或行理疗。

4) 胃肠道反应及护理：化疗药物有一定的胃肠道反应，如恶心、呕吐、腹痛；腹泻等。

5) 因此在化疗前应做好饮食指导，建议：①化疗前 2 小时禁食，避免因胃饱胀呕吐、窒息和床单污染；②化疗注射后，宜进食少油腻、高蛋白、易消化、刺激小、富含维生素的食品；③化疗前后使用镇吐剂，可减轻胃肠道反应。

(三) 健康教育

坚持放疗和化疗，树立战斗疾病的信心。加强体育锻炼，以提高机体免疫力。参加一些娱乐活动，如晨练、散步，保持心情愉快。最初 2 年内年每 3 个月随访 1 次，随后 3 年中每 6 个月随访 1 次，随后每年随访 1 次。随访包括对侧睾丸、腹部和淋巴结区域的仔细检查。实验室检查包括 AFP、B-HCG、LDH 水平和胸部 X 线片。

第十四节 肾错构瘤

肾血管平滑肌脂肪瘤又称错构瘤，是良性肿瘤。过去认为发病率较低，但随着医学影像学的发展，目前已不少见。本病可以是单独疾病，也可是结节性硬化的一种表现。我国肾血管平滑肌脂肪瘤患者合并结节性硬化者比较少见。肾血管平滑肌脂肪瘤可为多病灶，同时发生于双肾，80% 为女性患者，常在 40 岁以后出现症状。目前，临床上发现的肾血管平滑肌脂肪瘤往往为体检偶然发现，症状不明显。

一、护理评估

（一）病因病理

结节硬化症是一种少见疾病，是以神经系统病变为典型特征的综合征，临床上可累及多个系统和器官。结节硬化症在肾脏的病变包括 3 种：①错构瘤；②肾囊肿；③肾细胞癌。结节硬化症中肾细胞癌的发生率非常低，和正常人群类似，目前的影像学检查可以比较容易诊断，肾囊肿发生于 20% 的结节硬化症患者，往往随年龄的增长而趋于稳定。血管平滑肌脂肪瘤最为常见，2/3 的结节硬化症患者伴有双肾多发血管平滑肌脂肪瘤。在成人结节硬化患者中，肾错构瘤自发性破裂出血是死亡的首要原因。散发性错构瘤病因尚不清楚。合并结节硬化症者为染色体变异引起，分为了 SCI 和 TSC2 两种亚型，分别定位于 9 q.34 和 16 p13。

肿瘤病理切片可见血管、脂肪及平滑肌成分。

（二）临床表现

(1) 早期：无症状，多在体检时偶然发现。

(2) 肿瘤过大时有腰痛、腹部慢性胀痛、钝痛或隐痛，有可能突然破裂大出血，休克，必须立即急诊手术切除或介入性肾动脉栓塞。

（三）辅助检查

(1) 泌尿系 X 线片：发现肿瘤部位有透明区，可被误认为是肠气。

(2) B 超：肾血管平滑肌脂肪瘤表现为脂肪与周围组织声阻差很大，声束在声阻差大的物质间可产生强回声反射。肾癌不含脂肪组织，B 超检查回声低于肾实质，两者容易区分。

(3) CT：表现为低密度区，CT 值为负值。可作为重要的诊断依据。

(4) 血管造影：有助于鉴别肾血管平滑肌脂肪瘤和肾癌。

（四）治疗

1. 保守治疗

对于直径＜ 4 cm 的无症状患者可进行定期观察，不一定要进行治疗，每年进行一次 CT 或 B 超检查即可。对直径＜ 4 cm 的症状持续存在者，可行动脉栓塞治疗。

2. 手术治疗

(1) 肿瘤直径＞ 4 cm 而没有症状或症状轻微者，每半年检查 1 次，如发现肿瘤逐渐增大或出现明显症状，则可考虑行栓塞术或保留肾脏的手术治疗。

(2) 肾错构瘤并发破裂出血者，需急诊行手术治疗或行选择性动脉栓塞。根据病史、肿瘤的部位及大小、患者的状况施行肿瘤剜除术、肾部分切除术或肾切除术。

3. 介入治疗

肾错构瘤较大且症状较明显者，应行肿瘤剜除术或肾切除术，也可行介入性动脉栓塞术。如果栓塞无效，再行手术治疗。

二、护理措施

（一）术前护理措施

1. 心理护理

(1) 对患者或家属提出的问题和要求予以耐心、细致的回答。

(2) 用通俗易懂的语言讲解疾病的相关知识，并说明手术的方法及预后。

(3) 生活上给予必要的帮助和指导，以减轻患者不必要的心理负担，增加其对手术的信心，主动配合手术。

2. 病情观察及护理

(1) 观察生命体征，监测血压脉搏的变化：若出现血压下降，脉搏细速，面色苍白等症状应警惕休克。做好紧急手术前的准备。

(2) 观察患者局部症状：肿瘤出血刺激后腹膜常会出现肾区疼痛，有时伴有恶心，查体有急腹症表现。

(3) 倾听患者主诉：患者主诉疼痛加剧或伴有其他（如心慌、恶心等症状）时，应给予高度重视。分析是否因出血而引起上述症状。

3. 活动与体位

(1) 患者肿瘤没有出血可进行日常活动，避免外力打击和重体力劳动。

(2) 肿瘤有少量出血者需卧床休息，由医护人员协助患者进行床上活动。

(3) 大量出血或肿瘤直径＞6 cm 的患者需绝对卧床休息。

4. 饮食与排泄

给予患者高营养易消化饮食。避免便秘，消除因便秘加大腹压而诱发肿瘤出血的因素。深入细致地了解患者饮食、排便习惯，及时给予指导。鼓励多饮水。

5. 术前常规准备

(1) 协助完善相关术前检查：心电图、B 超、CT 检查等。

(2) 术前宣教，遵医嘱准备术中所需药品及物品。

(3) 术晨备皮，范围为患侧肾区。

(4) 术晨更换清洁病员服。

(5) 术晨与手术室人员进行患者、药物交接，核对后，送入手术室。

（二）术后护理措施

1. 严密观察病情

监测生命体征，特别是心率和血压的变化，警惕出血的发生；同时观察腹部症状及体征，注意创口敷料有无渗血、渗液，保持敷料清洁。

2. 体位

肿瘤剜除或肾部分切除术后，为防止术后继发性出血，患者应绝对卧床休息 7～10 天。未发生出血或出血量少者，给予健侧卧位，绝对禁止患侧卧位；全肾切除患者血压平稳后可采取半卧位，以减轻腹胀，利于引流和机体恢复，术后 2～3 天可下床活动。

3. 做好引流管护理

妥善固定引流管，特别注意肾周引流管或腹膜后引流管的护理，正确记录引流液的量、性质、颜色，以及时发现是否有继发性出血。

第十五节 肾盂癌

肾盂癌系发生在肾盂或肾盏上皮的一种肿瘤，约占所有肾肿瘤的 10% 左右。本病多数为移行细胞癌，少数为鳞癌和腺癌，后两者约占肾盂癌的 15% 左右，它们的恶性程度远较移行细胞癌为高。临床所见移行细胞癌可在任何被覆有移行上皮的尿路部位先后或同时出现，因此，在诊断及处理上应视为一个整体，不能孤立地对待某一局部的移行细胞癌。年龄多在 40 岁以上，男多于女，约 3∶1，左右发病无明显差异，两侧同时发生者，占 2% ～ 4%。

一、护理评估

(一) 病因

重要的致病因素是吸烟。此外，长期服用镇痛药物、饮咖啡、应用环磷酰胺治疗以及慢性感染、结石等都可能是致病因素。

(二) 病理

WHO 肾肿瘤组织学分类 1998 年版肾盂肿瘤包括：肾盂上皮性肿瘤 (良、恶性)、非上皮性肿瘤、杂类肿瘤和瘤样病变。肾盂肿瘤 90% 以上为移行细胞癌，0.7% ～ 7% 为鳞状细胞癌，腺癌极为少见。移行细胞癌的组织学特点与膀胱移行细胞癌类似，癌细胞的分化和基底的浸润程度有很大差异，可通过上皮、淋巴或血管等途径转移，常有早期淋巴转移。鳞状细胞癌和腺癌多与长期尿石梗阻和感染等刺激有关。

(三) 临床表现

(1) 血尿：为间歇性、无痛性全程肉眼血尿或镜下血尿。为本病最常见症状。

(2) 疼痛：偶因血块堵塞输尿管出现肾绞痛，但大多为腰部钝痛。

(3) 肾外表现可有低热、消瘦、高血压、血沉增高或贫血等症状。

(四) 辅助检查

(1) 尿细胞学检查：尿脱落细胞检查可发现癌细胞，但是分化良好的肿瘤细胞学检查常为阴性。

(2) 超声波检查：常可发现患侧的肾盂或者输尿管扩张积水，在肿瘤较大时可发现肾盂内肿瘤。

(3) 膀胱镜检查；可检查膀胱内是否同时发生肿瘤，观察患侧输尿管口有无喷出血性尿液。

(4) 静脉尿路造影、逆行尿路造影：尿路造影是诊断肾盂输尿管肿瘤的基本方法，可见肾盂内充盈缺损。

(5)CT：可用于诊断和分期。检查可以发现肾盂内占位性病变，还能显示肾盂输尿管扩张积水的程度，并且增强 CT 还能反映肾功能损害的程度。近来 CTU 的出现和普及使 CT 检查可以获得更多的诊断信息，在很多情况下可以取代传统的静脉尿路造影甚至逆行尿路造影。

(6)MRI：在肾盂肿瘤的诊断中，MRI 相对于 CT 并无特别的优势，但是 MRI 水成像可以观察积水的上尿路情况，在某些情况下可以取代逆行性上尿路造影。

(7) 输尿管经检查：可用于明确诊断。

（五）治疗

1. 根治性肾输尿管全切除术：是传统的基本治疗方法，切除范围包括患侧肾脏、全输尿管切除及输尿管开口部位膀胱壁袖套状切除。

2. 保守治疗

(1) 低分级低期肿瘤、局部复发：行局部切除术。

(2) 孤立肾或双肾病变：仅能局部切除，尽可能保留原有功能。

3. 输尿管镜治疗。

4. 经皮肾镜

适用于小的、低分级的单个肿瘤。

5. 药物灌注。

6. 放射治疗

对有浸润的高分级肿瘤，配合术后治疗，可能提高生存率。

7. 全身化疗。

二、护理措施

（一）术前护理措施

1. 心理护理

(1) 解释手术的必要性、手术方式及注意事项。

(2) 教会患者自我放松的方法。

(3) 针对个体情况进行针对性心理护理。

(4) 鼓励患者家庭和社会给予患者关心和支持。

2. 营养支持

给予高蛋白、高热量、高维生素营养丰富的食物。

3. 病情观察及护理

(1) 鼓励患者多饮水，保持排尿通畅。

(2) 贫血伴有头晕的患者应告知患者及其家属做好防止跌倒的安全防范。

(3) 倾听患者主诉，密切观察尿液性状的改变并做好相关记录。

4. 特殊检查及准确留取标本相关指导

(1) 静脉肾盂造影：检查前 1 天进行肠道准备，口服缓泻剂。避免灌肠，以免造成肠道积气，影响摄片效果。检查前一晚 10 点后开始禁食，检查后鼓励患者多饮水，以利造影剂的排出，减少副作用。

(2) 尿脱落细胞：留取清晨第 2 次新鲜尿液的沉渣涂片染色镜检查肿瘤细胞，连续 3 天。

(3) 膀胱镜检查：术前禁食 4～6 小时，术后 2 小时可进普食。鼓励患者多饮水，观察患者排尿情况及尿液性状。少量淡血性尿视为正常现象，卧床休息，多饮水，若血尿严重并出现尿潴留者，应予留置导尿，适当应用抗生素及止血药。

5. 术前常规准备

(1) 协助完善相关术前检查：胸部 X 线片、心电图、B 超、膀胱镜检查、肝肾功能检查、凝血功能检查等。

(2) 术前宣教，遵医嘱准备术中所需抗生素及资料 (如尿路 X 线片、IVP 片等)。

(3) 遵医嘱术前 1 天行肠道准备，术前禁食 12 小时，禁饮 4 小时。

(4) 术前 1 天遵医嘱行药物敏试，并记录结果。

(5) 术前备皮，术晨更换清洁病员服。

(6) 术晨与手术室人员进行患者、药物等相关信息核对后，送入手术室。

(二) 术后护理措施

1. 肾盂癌患者化疗可造成骨髓再生不良，尤以白细胞下降最为明显。为有效预防血常规下降，化疗期间应补充高蛋白质饮食，如牛奶、大豆、瘦肉、猪蹄、海参、鱼、动物肝脏及红枣、花生、核桃、黑木、胡萝卜、赤小豆等。

2. 家人们要特别注意观察肾盂癌患者的饮食以及心理和生活上的变化。发挥家庭的支持和辅助作用，给患者营造一个良好的治疗、休养气氛和环境，对肾盂癌的护理十分重要。肾盂癌患者的体温、体重、衣服同样都要考虑范围内，尽量保持患者拥有一个良好的情绪。

3. 家人们和患者要知道当手术后患者可能还会经历一些治疗。其中化疗药物可引起肝损伤，出现转氨酶升高。此时应多吃苦瓜、茶、香菇、木耳、猴头菇等菌类食品，多吃富含维生素的水果，如猕猴桃、蜜桃、苹果、葡萄等。同时一些化疗药物可引起肾损伤，如顺铂等。临床在使用此类药物时要多饮水，多吃新鲜蔬菜和水果。

4. 肾盂癌术后消化功能和研磨功能缺乏，所以牙齿的咀嚼功能应扮演更重要的角色。对于较粗糙不易消化的食物，应细嚼慢咽。如要进食汤类或饮料，应注意干稀分开，多煲汤多吃新鲜食品为宜。

5. 肾盂癌手术后 48 小时内室禁食的，以静脉输液维持水电解质平衡，如已排气可摄适量流质饮食，鼓励患者多饮水，每日摄入量 3 000 mL。遵照医嘱，过渡到普通饮食时要注意饮食中盐分的控制，合理饮水，多补充高蛋白的食物，如牛奶、豆浆、土豆泥、青豆泥、菠菜泥、鱼羹等，也可用枸杞子炒肉食用。但注意食品不宜食用过多过饱。尽量少摄入碳水化合物，不要偏食，也不能长期反复吃同一种食品。饮食营养搭配要全面，尽量做到色、香、味、形，以提高患者食欲。

6. 肾盂癌对放疗不敏感，但也有一定作用，根据患者具体情况，考虑是否有必要放疗，多数患者在肾盂癌手术后行干扰素、白介素治疗。另外，还可配合中医药治疗。

第十六节 肾下垂

肾下垂是指肾脏随呼吸活动所移动的位置超出正常范围，并由此引起泌尿系统与其他方面症状。正常肾脏一般随着呼吸活动可有 3 cm 之内的活动度。

一、护理评估

(一)病因

肾脏位于胸腰之间两侧的肾窝内,由于背部坚强的纵行肌肉与腹腔脏器的固定,一般不会过多地移位。但因肾周脂肪囊下方是一个潜在的疏松的间隙,因此当腹压降低时,肾脏就可能向下移位造成肾下垂。

(二)临床表现

(1)腰痛是肾下垂的典型症状,为酸痛或牵拉痛,常常发生于长时间站立、劳累或运动后,平卧休息后缓解或消失。

(2)血尿是肾下垂另一常见症状,主要与肾脏活动度大引起静脉回流障碍或输尿管扭曲有关;部分患者出现尿路感染,常可见尿频、尿急、血尿等膀胱刺激症状。

(3)由于肾脏活动度大,对腹腔神经丛的牵拉常引起消化不良,腹胀、嗳气、恶心、呕吐、厌食等消化道症状。

(4)少数患者由于精神紧张可出现失眠、乏力、眩晕、心悸、记忆力减退等神经官能症状。

(5)如肾蒂和输尿管发生急性扭转时,可出现剧烈肾绞痛伴有恶心、呕吐、虚脱、寒战、心动过速及脉速、一过性血尿、蛋白尿等表现,临床上称 Died 危象。

(三)辅助检查

肾下垂的辅助诊断措施主要是立位和卧位的静脉尿路造影及 B 超。

(四)治疗

大多数肾下垂患者没有任何临床症状或者仅有轻微不适,而不需要进行治疗。需要进行手术治疗的患者仅为极少数,并且术后容易复发。

1. 内科保守治疗

症状轻、无明显肾脏积水的患者,可嘱咐患者消除精神负担,加强营养、调整饮食结构、增加体重、适当体育锻炼。腹带或肾托的正确使用能缓解部分患者的症状。另外,服用补中益气的中药,如补中益气口服液、六味地黄丸、金匮肾气丸等。

2. 手术治疗

其主要目的是恢复肾脏的正常解剖位置,保持尿路通畅,治疗并发症。

(1)肾固定术:在肾周注射胶质溶液等将肾脏固定于肾周筋膜。

(2)腹腔镜肾下垂固定术:将肾包膜或肾周筋膜固定在腰肌或肋骨上。

二、护理措施

(一)术前护理措施

1. 心理护理

(1)解释肾悬吊术的必要性、手术方式、治疗效果及注意事项。

(2)教会患者自我放松的方式。

(3)针对个体情况进行个性化心理护理。

(4)鼓励患者家属及朋友给予患者关心和支持。

2. 营养

(1) 根据情况给予高蛋白、高热量、高维生素、低脂、易消化食物。

(2) 不能进食者遵医嘱补充热量及其他营养。

3. 术前训练

(1) 嘱患者卧床休息，训练床上深呼吸、咳痰。

(2) 术前 3 天训练床上大小便，术后需卧床 3 周，让患肾、网袋与周围组织充分粘连。

4. 术前常规准备

(1) 术前行抗生素皮试，遵医嘱做好术中带药准备。

(2) 协助相关检查，如 X 线、B 超、心电图、肝肾功、血尿常规、出凝血试验等各项指标的检查等。

(3) 术晨更换清洁病员服。

(4) 术晨备皮：自乳头连线至耻骨联合，前后均过中线。

(5) 术晨遵医嘱建立静脉通道。

(6) 患者送入手术室之前，需与手术室人员进行核对及交接。

(7) 术晨或进手术室麻醉后留置尿管。

(二) 术后护理措施

1. 适当休息，注意心理放松疗法。

2. 增加营养，饮食应多吃些富含脂肪、蛋白质及维生素类食物。

3. 起床活动后，用宽腰带肾束腰部 1 个月，以增加腹压，巩固手术效果，3 个月内不宜重体力劳动。禁止屏气用力。

4. 保持大便通畅，宜多吃含纤维素食物以增强刺激肠壁运动。还需多饮水，有利通便。

第十七节 膀胱炎

膀胱炎是发生在膀胱的炎症，主要由特异性和非特异性细菌感染引起，还有其他特殊类型的膀胱炎。特异性感染指膀胱结核而言。非特异性膀胱炎系大肠杆菌、副大肠杆菌、变形杆菌、绿脓杆菌、粪链球菌和金黄色葡萄球菌所致。其临床表现有急性与慢性两种。前者发病突然，排尿时有烧灼感，并在尿道区有疼痛。有时有尿急和严重的尿频。女性常见。终末血尿常见，严重时有肉眼血尿和血块排出。慢性膀胱炎的症状与急性膀胱炎相似，但无高热，症状可持续数周或间歇性发作，使病者乏力、消瘦，出现腰腹部及膀胱会阴区不舒适或隐痛。

一、感染性膀胱炎

(一) 病因

感染性膀胱炎由多种因素引起。

1. 膀胱内在因素，如膀胱内结石、异物、肿瘤和留置保留尿管等，破坏了膀胱黏膜的预防能力，利于细菌侵犯。

2. 膀胱颈以下的尿路梗阻，引起排尿障碍，失去了尿液的冲洗作用，残余尿液则成为细菌生长的良好培养基。

3. 神经系统损害，如神经系统疾病或盆腔大手术（直肠或子宫切除术）后，损伤支配膀胱的神经，致排尿困难而引起膀胱感染。

4. 女性发病率高于男性，因女性尿道较男性短，尿道外口解剖异常，常被邻近阴道和肛门内容物所污染，即为粪便一会阴一尿路感染途径。另外，性交时尿道摩擦受损伤，尿道远端1/3 的细菌被挤入膀胱；也可因性激素变化，引起阴道和尿道黏膜防御机制障碍而致膀胱炎。

5. 男性前列腺炎、精囊炎，女性尿道旁腺炎也可引起膀胱感染。

6. 尿道内应用器械检查或治疗时，细菌可随之进入膀胱。

7. 另外，阴道内使用杀精子剂会改变阴道内环境，致使病菌易于生长繁殖，成为尿路感染的病原菌。

（二）临床表现

1. 急性膀胱炎

(1) 可突然发生或缓慢发生，尿频尿急，常伴有排尿时尿道灼痛，严重时表现为尿失禁。

(2) 尿液混浊，尿液中有脓细胞，有时出现肉眼血尿，常在排尿末明显。

(3) 耻骨上膀胱区有轻度压痛。

(4) 女性患者在新婚后发生急性膀胱炎，称之为"蜜月膀胱炎"。一般病程较短，症状多在 7 天左右消失。

(5) 少数女孩患急性膀胱炎伴膀胱输尿管反流，感染可上升而引起急性肾盂肾炎，在成年人中比较少见。

2. 慢性膀胱炎

膀胱刺激症状较轻，但经常反复发作。

（三）辅助检查

(1) 中段尿液常规检查：尿液中有脓细胞和红细胞。

(2) 尿涂片行革兰染色检查，同时行细菌培养、菌落计数和抗生素敏感试验。

(3) 血液常规检查：白细胞升高明显。

(4) 慢性膀胱炎的诊断，需进行详细全面的泌尿生殖系统检查，以明确有无慢性尿路梗阻或肾脏感染。

（四）治疗

1. 根据尿培养结果，选用抗菌药物。初始经验治疗的抗菌药物常用有：氟喹诺酮、氨基青霉素类、头孢菌素（第 2 代或 3 a 代）、氨基糖苷类等。初始治疗失败后或严重病例经验治疗的抗菌药物常用的有：喹诺酮类（如果未被用于初始治疗）、脲基青霉素（哌拉西林）加 β- 内酰胺抑制剂 (BLI)、头孢菌素类 (3 b 代)、碳青霉烯类抗菌药物。亦可采用联合治疗：氨基糖苷类 +BLI 或氨基糖苷类 + 氟喹诺酮。目前，喹诺酮类抗菌药物是治疗单纯性膀胱炎的首选药物。

2. 卧床休息，多饮水，保持每日尿量 2 000 mL 以上，避免刺激性强的食物，热水坐浴改善阴部血液循环。

3. 用碳酸氢钠或枸橼酸钾等碱性药物，可碱化尿液，缓解膀胱痉挛。用黄酮哌酯盐（泌尿灵）亦可解除痉挛，减轻排尿刺激症状。

4. 对久治不愈或反复发作的慢性膀胱炎，在感染得以控制后，需做详细全面的泌尿系统检查。治疗目标为解除梗阻，控制原发病灶，使尿路通畅，必要时可留置保留尿管，行膀胱冲洗等。

5. 对神经系统疾病所引起的尿潴留和膀胱炎，应根据其功能障碍类型进行治疗。

（五）护理措施

1. 舒适的护理

(1) 帮助患者，分散注意力缓解疼痛。

(2) 指导患者放松的技巧。

(3) 湿热敷膀胱区、热水坐浴等物理止痛可有效减轻局部疼痛。

(4) 必要时可按医嘱给予654-2、曲马朵、布桂嗪等药物缓解疼痛。

(5) 减少人群的走动和嘈杂，尽量将护理和治疗操作集中进行，提供安静舒适的环境。

2. 心理护理

(1) 解释疾病相关知识、治疗方法和注意事项。

(2) 鼓励患者表达自身感受。

(3) 针对个体情况进行针对性心理护理。

3. 保留尿管及膀胱冲洗的护理

(1) 通畅：定时挤捏管道，使之保持通畅，勿折叠、扭曲、压迫管道。

(2) 固定：妥善固定引流袋低于耻骨联合，防止尿液逆流。

(3) 预防感染

1) 导尿及膀胱冲洗时严格遵守无菌操作原则。

2) 保持尿道口及会阴部清洁

3) 定时更换引流袋、冲洗管、连接管。

(4) 观察并记录：观察尿液及冲出液的性质、颜色、量。

(5) 饮水：鼓励患者多饮水，增加尿量达到尿液自然冲洗．

4. 饮食护理

(1) 指导患者大量饮水，保持每日尿量大于 2 000 mL。

(2) 避免刺激性强的食物，进食营养丰富易消化的食物。

二、腺性膀胱炎

（一）病因

1. 胚胎残留的发展

胚胎学来源上膀胱和直肠均来自原始的泄殖腔。直肠从尿生殖膈分离时，可能有移位，遗留胚胎残留，在一定情况下转化成腺体成分。再经由炎症等进一步刺激，可致腺性膀胱炎，或再发展成恶性病变。

2. 移行上皮化生

正常膀胱黏膜表面覆盖着移行上皮细胞，并无腺体存在，当上皮细胞转变为鳞状上皮或腺上皮时，称之为组织化生。对于膀胱上皮组织转化的病因及机制，目前仍不是十分清楚。有人认为，当膀胱受到长期的感染、结石、梗阻或其他一些中毒因素的慢性刺激后，黏膜上皮先形成上皮芽，伴有上皮芽的移行上皮细胞向下增殖，它们挤压于黏膜固有层而形成移行上皮巢，即 VonBnrnn 巢或腺，这种上皮巢可以逐渐成为囊性膀胱炎，或分化为真正的腺体，成为腺性膀胱炎或发展为腺癌。

（二）临床表现

尿频、尿急、尿痛、排尿困难及间歇性肉眼血尿。有的尿中有黏液。一般有长期尿路感染、结石、膀胱颈梗阻的病史。少数病例因双侧输尿管梗阻而引起肾积水、肾功能损害等。

（三）辅助检查

1. 实验室检查

尿液可见絮状物，镜检有白细胞或红细胞、脓细胞和蛋白。中段尿培养有大肠埃希菌或其他细菌生长。

2. 膀胱镜检查

可见膀胱内充满黏液絮，多在膀胱三角区及尿道内口周围有乳头状水肿，缺少自身血管的实性绒毛性增生及半透明状或灰黄色的单个或成群囊肿，组织活检可获确诊。

（四）治疗

1. 去除诱发因素

腺性膀胱炎是膀胱长期慢性刺激引起的，因此首先找到这些刺激因素，如膀胱结石、前列腺增生、膀胱颈梗阻以及作用于膀胱的化学物质，并加以去除。

2. 抗生素控制感染

感染既是腺性膀胱炎的诱发因素，也是伴发病。根据细菌培养选用敏感药物很重要。感染细菌多为大肠埃希菌。

3. 膀胱内灌药

10% 弱蛋白银或 1% ～ 2% 硝酸银溶液灌洗膀胱，可暂时缓解症状，但容易复发。卡介苗膀胱灌注有一定疗效，尚待进一步观察。

4. 手术治疗

若保守治疗不能控制病变和症状，应考虑经尿道电切除术。

（五）护理措施

1. 心理护理

(1) 鼓励患者说出内心的感受，仔细聆听患者的主诉并给予支持。

(2) 邀请患者家人或朋友共同参与治疗。

(3) 向患者解释治疗的目的、介绍治疗过程。

(4) 必要时邀请恢复较好的患者现身说法，解除对治疗的顾虑。

2. 改善排尿形态

(1) 评估患者的排尿情况。

(2) 注意监测患者的出入量是否平衡，指导患者进行出入量记录。

(3) 关注患者的主诉。

(4) 评估腹部情况，是否出现尿潴留症状。

(5) 必要时遵医嘱给予留置导尿管。

3. 膀胱灌注治疗护理

(1) 治疗前：介绍灌注的目的与方法、药物的作用及副作用、操作过程中需配合和注意的事项。若患者不是首次治疗，询问患者上次膀胱灌注时间及灌注后的反应，饮食情况。嘱患者灌注前 4 小时禁饮水，灌注前排空膀胱内尿液，避免膀胱内尿液稀释药物浓度，降低药物治疗效果。测量生命体征，有异常情况需先告知医生，再决定是否如期进行治疗

(2) 治疗中：灌注前检查灌注药物，进行三查七对，检查药物是否充分溶解。患者取仰卧位，按照无菌导尿术操作，充分润滑尿管，轻柔地给患者插入尿管，避免损伤尿道黏膜，排尽膀胱内残余尿液，经导尿管缓慢注入药物后再注入 10 mL 空气，注入空气不仅能避免药物残留在尿管中，还有利于膀胱壁扩张，使药物与膀胱黏膜充分接触，最后将尿管轻柔拔出。若留置尿管者，则应关紧尿管。嘱患者卧床，指导和协助患者每半小时变换体位，分别请患者俯卧 - 仰卧 - 右侧卧 - 左侧卧，以使药物能充分浸润整个膀胱。治疗约两小时，治疗期间嘱禁食禁水，2 小时内勿排尿。观察患者一般情况，经常询问患者有何不适。

(3) 治疗后：药物排出后应鼓励患者多饮水，目的是加呋塞米液生成以起到内冲洗的作用，保护膀胱黏膜，以免造成化学性膀胱炎、尿道炎。膀胱灌注后常见的副作用主要是膀胱刺激症状和轻微血尿。症状是由于药物刺激膀胱黏膜下层神经所致，表现为尿痛、尿频或血尿，如出现这些症状应鼓励患者多饮水、多排尿，需要时可给予对症药物处理，以逐渐减轻症状。

第十八节 前列腺癌

前列腺癌是指发生在前列腺的上皮性恶性肿瘤。2004，年 WHO《泌尿系统及男性生殖器官肿瘤病理学和遗传学》中前列腺癌病理类型上包括腺癌 (腺泡腺癌)、导管腺癌、尿路上皮癌、鳞状细胞癌、腺鳞癌。其中前列腺腺癌占 95% 以上，因此，通常我们所说的前列腺癌就是指前列腺腺癌。2012 年，我国肿瘤登记地区前列腺癌发病率为 9.92/10 万列，男性恶性肿瘤发病率的第 6 位。发病年龄在 55 岁前处于较低水平，55 岁后逐渐升高，发病率随着年龄的增长而增长，高峰年龄是 70 ~ 80 岁。家族遗传型前列腺癌患者发病年龄稍早，年龄≤55 岁的患者占43%。

一、病因

前列腺癌的发生与遗传因素有关，如果家族中无患前列腺癌患者的相对危险度为 1，绝对危险度为 8；则遗传型前列腺癌家族成员患前列腺癌的相对危险度为 5，绝对危险度为35 ~ 45。此外，前列腺癌的发病与性活动、饮食习惯有关。性活动较多者患前列腺癌的风险增加。高脂肪饮食与发病也有一定关系。此外，前列腺癌的发病与种族、地区、宗教信仰可能有关。

二、临床表现

前列腺癌早期常无症状，随着肿瘤的发展，前列腺癌引起的症状可概括为两大类。

1. 压迫症状

逐渐增大的前列腺腺体压迫尿道可引起进行性排尿困难，表现为尿线细、射程短、尿流缓慢、尿流中断、尿后滴沥、排尿不尽、排尿费力，此外，还有尿频、尿急、夜尿增多，甚至尿

失禁。肿瘤压迫直肠可引起大便困难或肠梗阻，也可压迫输精管引起射精缺乏，压迫神经引起会阴部疼痛，并可向坐骨神经放射。

2. 转移症状

前列腺癌可侵及膀胱、精囊、血管神经束，引起血尿、血精、阳痿。盆腔淋巴结转移可引起双下肢水肿。前列腺癌常易发生骨转移，引起骨痛或病理性骨折、截瘫。前列腺癌也可侵及骨髓引起贫血或全血象减少。

三、诊断

临床诊断前列腺癌主要依靠直肠指诊、血清 PSA、经直肠前列腺超声和盆腔 MRI 检查，CT 对诊断早期前列腺癌的敏感性低于 MRI。因前列腺癌骨转移率较高，在决定治疗方案前通常还要进行核素骨扫描检查。确诊前列腺癌需要通过前列腺穿刺活检进行病理检查。

前列腺癌的恶性程度可通过组织学分级进行评估，最常用的是 Gleason 评分系统，依据前列腺癌组织中主要结构区和次要结构区的评分之和将前列腺癌的恶性程度划分为 2 ~ 10 分，分化最好的是 1+1=2 分，最差的是 5+5=10 分。

四、治疗

对于早期前列腺癌患者可采用根治性治疗方法，能够治愈早期前列腺癌的方法有放射性粒子植入、根治性前列腺切除术、根治性外放射治疗。

放射性粒子植入的适应证应满足以下 3 个条件：① PSA < 10 ng/mL；② Gleason 评分为 2 ~ 6；③临床分期为 T_1 ~ T_2 a 期。

根治性前列腺切除术的适应证应满足以下 4 个条件：① PSA < 10 ~ 20 ng/mL；② Gleason 评分≤ 7；③临床分期 T_1 ~ T_2 c；④预期寿命≥ 10 年的患者。

根治性放疗适合于局限性前列腺癌患者。主要采用三维适形放疗和调强适形放疗等技术。此外，外放射治疗还可用于根治性前列腺切除术后病理为 pT3 ~ 4、精囊受侵、切缘阳性或术后 PSA 持续升高患者的辅助性治疗；也可用于晚期或转移性前列腺癌患者的姑息性治疗。

对于中期前列腺癌患者应采用综合治疗方法，如手术 + 放疗、内分泌治疗 + 放疗等。

对激素敏感型晚期前列腺癌患者以内分泌治疗为主，内分泌治疗的方法包括去势（手术去势或药物去势）和抗雄激素治疗（比卡鲁胺或氟他胺）或去势 + 抗雄激素治疗。手术去势或药物去势的疗效基本相同。但几乎所有患者最终都会发展为激素非依赖性前列腺癌或激素抵抗性前列腺癌。对去势抵抗性前列腺癌患者可采用二线内分泌治疗或新型内分泌治疗药物（阿比特龙、恩杂鲁胺等）。对激素抵抗性前列腺癌患者应持续保持去势状态，同时采用以多烯紫杉醇、米托蒽醌为基础的化疗。对于有骨转移的前列腺癌患者应联合骨保护剂（主要是双膦酸盐类药物）治疗，预防和降低骨相关事件、缓解骨痛、提高生活质量、提高生存率。体外放射治疗或放射性核素也可改善局部骨痛。

根据美国的研究发现利用 PSA 筛查前列腺癌存在过度诊断和过度治疗的问题。为了改善此状况，2010 年美国国家综合癌症网络制订的《前列腺癌临床实践指南》中首次将严密观察而不是采取"积极治疗"作为经前列腺穿刺活检确诊为前列腺癌患者的选项之一。要求医生跟患者充分说明严密随访的危险和过度治疗的危害，由患者做出决定。可进行严密随访患者的基本条件是：①活检病理检查显示为低危前列腺癌患者 (T_1 ~ T_2a 期肿瘤，Gleason 评分 2 ~ 6

分，PSA ＜ 10 ng/mL。且预期寿命少于 10 年的患者；②极低危前列腺癌患者 (T₁ a 期肿瘤、Gleason 评分≤ 6 分、PSA ＜ 10 ng/mL、穿刺活检小于 3 针阳性切每针的癌组织≤ 50%、PSA 密度 ＜ 0.15 ng/(mL•g)。且预期寿命少于 20 年的患者。严密观察方案是每 6 个月检查 1 次 PSA，每 12 个月做 1 次直肠指诊。第 1 次前列腺穿刺活检后，特别是对于初次穿刺活检≥ 10 针阳性的患者，应在 18 个月内再次穿刺活检。此外，应该对低危且预期寿命大于 10 年的患者进行重复穿刺活检，频率大约为每 12 个月一次。严密观察期间如发现疾病有进展倾向应采取相应的治疗方法。

五、护理评估

(一) 健康史

(1) 一般资料，如姓名、性别、年龄、民族、职业、婚姻状况、受教育水平、家族史、饮食习惯、吸烟史、家庭住址、联系人等。

(2) 患者及家属对疾病和手术的心理反应。

(3) 询问患者尿液排出情况，如排尿是否费力，夜尿次数有无明显增加，是否有膀胱刺激症状。

(4) 患者进行全面体检及特殊检查，了解前列腺癌的分级、分期，患者药物的使用情况、有无并发证、既往史、家族史，以评估患者接受手术的耐受力及治疗效果。

(5) 评估患者自理能力，以便选择不同的护理方式给予帮助。

(6) 评估患者的全身营养状况，有无消瘦、贫血、乏力。

(7) 患者及家属是否得到有关前列腺癌疾病的健康指导。

(二) 临床表现

(1) 因前列腺癌多发生于远离尿道的外周腺体，早期无任何症状。

(2) 排尿梗阻症状和排尿刺激症状，表现为尿流缓慢、尿无力、尿流中断、排尿不尽、尿频尿急、夜尿增多。上述症状可能是由于肿瘤的局部生长突入尿道或膀胱颈，或直接侵犯膀胱三角区所致。

(3) 肿瘤压迫直肠可发生粪便变细及排便困难，甚至血便。骨转移时，可出现腰痛、盆骨底部疼痛，肺部转移可出现咳嗽、呼吸困难和咯血。肝脏转移可出现黄疸、腹水，压迫髂外静脉和下腔静脉可出现下肢水肿，压迫脊髓可发生下肢无力和排便失禁。

(4) 晚期出现食欲缺乏、消瘦、便血、乏力症状及体征。

(5) 直肠指诊中央沟消失、前列腺表面不平，可触及质硬不规则结节。

(三) 辅助检查

1. 直肠指诊

是诊断前列腺癌主要手段，如果中央沟消失、结节坚硬、凹凸不平，患前列腺癌可能性大；需行血清 PSA 检测及 B 超引导下前列腺穿刺活检进一步确诊。

2. 实验室检查

双侧输尿管梗阻或三角区受累以及腹膜后病变可以引起氮质血症。转移病变可以引起贫血。存在骨转移时，可引起碱性磷酸酶升高。病变超出前列腺时可以引起血清酸性磷酸酶升高。

3. 前列腺特异抗原 (PSA) 测定

PSA 测定对前列腺癌诊断价值高；PSA 并非对前列腺癌存在特异性，如良性前列腺增生、尿道器械操作和尿道感染均能引起血清 PSA 升高。目前通过监测 PSA 速度、PSA 密度、年龄相关的 PSA 范围和 PSA 存在的形式来精确 PSA 的检测，减低假阳性率。

4. 穿刺活检

经直肠 B 超引导下前列腺穿刺活检，对前列腺癌早期诊断具有重要意义。

5. 影像学检查

(1) 超声检查：前列腺癌多表现为外周带低回声区，超声能更准确地对前列腺癌进行局部分期。

(2)X 线检查：对早期前列腺癌诊断意义不大，多为较晚期的前列腺癌。

(3) 骨扫描：全身骨扫描可以观察各部位骨骼，了解转移灶部位；骨扫描在新诊断、未治疗的前列腺癌的无症状、PSA < 10 ng/mL 的患者中可以省略。

(4)CT 和 MRI：需要行手术或放疗等局部治疗的高危前列腺癌患者可采用 MRI、CT 检查以除外淋巴结转移。

(四) 心理和社会因素

1. 患者的心理状况

包括对疾病的认识和态度、康复的信心、病后精神、行为及情绪变化、患者的人格类型、应对能力等。患者对于手术过程能否顺利及术后有可能出现并发症存在恐惧、焦虑等心理反应，这会对手术产生不利影响，因此，护士应采取心理疏导方法，主动关心患者，介绍成功病例，取得患者信赖，减轻其恐惧、焦虑心理。

2. 社会情况

包括职业及工作情况、目前享受的医保持遇、经济状况、家庭成员对患者的态度、对疾病的了解、社会支持系统状况。

3. 近期生活中的应激事件。

六、护理问题

1. 焦虑

与疾病和于术有关。

2. 疼痛

与手术切口有关。

3. 潜在并发症

尿失禁、术后感染、出血，与手术有关。

4. 知识缺乏

与缺乏疾病的康复知识有关。

七、护理目标

(1) 消除患者的紧张焦虑心理。

(2) 患者主诉疼痛减轻，舒适感增加。

(3) 护士严密观察患者排尿情况、体温变化及伤口引流情况，若有异常通知医生及时处理。

(4) 患者能复述有关疾病的康复知识。

八、手术治疗方法

(1) 经尿道前列腺电切术 (TURP) 术。

(2) 根治性前列腺切除术。

(3) 腹腔镜前列腺癌根治术。

(4) 前列腺癌粒子植入术。

九、护理措施

(一)TURP 术

1. 术前护理

(1) 缓解患者对手术的恐惧心理,护士应针对老年患者的特点,反复耐心解释手术的必要性,详细告知治疗方案。尤其是术前准备工作的重要性与手术效果的关系, 使患者消除紧张焦虑的心理, 保持良好状态, 积极配合做好术前准备。

(2) 保持患者尿液通畅, 并发尿潴留、尿路感染者, 术前应留置导尿, 以达到引流尿液控制感染的目的, 以提高对手术的耐受性和效果。

(3) 指导患者术前戒烟酒、多饮水、防止便秘, 加强营养, 适当活动, 增加盆底肌训练。

(4) 肠道准备, 术前一日给予清洁肠道。

2. 术后护理

(1) 术后监测生命体征。

(2) 给予持续膀胱冲洗, 观察引流液的颜色和性状, 保持各种引流管引流通畅。

(3) 术后静脉抗感染治疗, 每日用 0.2% 的碘附消毒尿道口 2 次, 预防感染。

(4) 出现膀胱痉挛时, 嘱患者深呼吸, 并适当给予止痛药物或解痉药物。

(5) 术后 2 ~ 3 天拔除膀胱造瘘管, 拔管后造瘘口出现漏尿现象及时通知医生更换敷料。Foley 尿管在术后一周左右拔除。

(6) 术后嘱患者多饮水, 保持排便通畅, 便秘时可口服缓泻剂。

(7) 指导患者进行盆底肌训练, 尽快恢复排尿功能。

(二) 根治性前列腺切除术

1. 术前护理

(1) 心理护理:解患者对手术的恐惧心理,护士应针对老年患者的特点,反复耐心解释手术的必要性,详细告知治疗方案。尤其是术前准备工作的重要性与手术效果的关系, 使患者消除紧张焦虑的心理, 保持良好状态, 积极配合做好术前准备;部分患者对术后并发出现尿失禁和阳痿存在思想顾虑, 可以向患者解释术后排尿的能力是可以通过盆底肌训练逐渐恢复的, 如果能每日坚持、训练方法正确, 50% 的患者于术后 3 个月能控制排尿;手术保留一侧或双侧神经血管束, 虽然可以保持勃起功能, 但增加了肿瘤复发的可能性, 因此术前护士应做好宣教, 减轻患者思想顾虑, 更好地配合手术。

(2) 指导患者术前戒烟酒、多饮水、防止便秘, 加强营养, 适当活动, 增加盆底肌训练。教会患者深呼吸和有效的咳嗽咳痰方法。

(3) 肠道准备, 术前 3 日口服肠道抗炎药, 链霉素 1 g, 2 次 / 日, 甲硝唑 0.4 g, 3 次 / 日,术前 1 日晚、术晨各洗肠 2 次。

(4) 术前协助患者穿弹力袜，防止术后深静脉血栓发生。

2. 术后护理

(1) 术后监测生命体征，每 30 ～ 60 分钟测量一次脉搏、呼吸、血压。

(2) 记录 24 小时尿量及伤口引流量，观察引流液的颜色和性状，保持各种引流管引流通畅。如出现伤口渗液、引流液突然增多，应及时通知医生处理。

(3) 全麻术后去枕平卧 6 ～ 8 小时，8 小时后可床上翻身活动，术后第 1 天根据病情适当床边活动，促进肠功能恢复。肠功能恢复后可进流食、半流食，逐步过渡到普食。

(4) 术后静脉抗感染治疗，注意观察患者体温变化，如体温超过 38℃应复查血常规，并遵医嘱采取相应降温措施。

(5) 每日用 0.2% 的碘附消毒尿道口 2 次，指导患者下床活动时将引流袋别在低于引流位置，预防逆行感染。

(6) 注意观察引流管有无扭曲、打折、脱落，引流是否通畅。

(7) 术后弹力袜连续穿 72 小时并适当活动下肢，能有效防止下肢深静脉血栓形成。

(8) 出现膀胱痉挛时，嘱患者深呼吸，并适当给予止痛药物或解痉药物。

(9) 伤口引流管在引流量减少或无引流液时拔除，Foley 尿管术后 3 周拔除。

(10) 术后给予患者饮食活动的健康指导，保持大便通畅，便秘时可口服缓泻剂。

(11) 指导患者定时进行盆底肌训练，尽快恢复排尿功能。盆底肌训练的方法简介如下。

训练时间：术前 8 ～ 12 天开始锻炼，前列腺癌根治术后 1 周就可练习提肛运动。

训练次数：每日至少做 30 ～ 45 次，每次持续 10 秒左右。最初可由每次 2 ～ 3 秒开始，逐步达到每次 10 秒。

具体方法：盆底肌训练是一个简单易行的方法，不受体位影响，站、卧、平时等车、行走都可进行。

A. 指导患者全身放松 10 秒，提肛运动 10 秒，每天做 30 ～ 45 次，预防治疗尿失禁。

B. 要均匀呼吸，腰、腹、大腿肌肉放松。

C. 带动会阴肌肉同时收缩，从而盆底肌上提，增加盆底肌支撑力，改善尿失禁。

健康教育：

A. 医护人员指导患者采取以下方法：中断小便法：排便时刻意中断小便动作，此时起作用的肌肉为盆底肌，不宜常做，每日小于 2 次；中断排气；生物反馈法：指导患者通过仪器进行锻炼，了解盆底肌运动；指诊法：示指插入肛门 3 ～ 5 cm，收缩盆底肌，若手指被挤压感表示收缩正常。

B. 注意事项：正确指导训练；吃粗纤维食品；正确姿势提重物，避免腹部用力。多饮水，防止憋尿。

3. 出院指导

(1) 患者出院后 1 ～ 2 周拔除尿管，护士应为患者准备消毒尿道口的碘附、尿袋，并指导、示范如何消毒、更换引流袋。

(2) 指导患者多饮水，每日饮水量 1 500 ～ 2 000 mL，注意观察尿液颜色。

(3) 每日规律进行盆底肌训练，出现膀胱痉挛症状时可口服酒石酸托特罗定 (舍尼亭)2 mg。

(4) 多食蔬菜、水果及粗纤维食物，忌烟酒，忌辛辣、刺激性食物，保持排便通畅。

(5) 按时来院拔管，观察拔管后排尿情况，回去继续进行盆底肌训练。

(三) 前列腺癌粒子植入术

放射性粒子种植治疗前列腺癌是放疗的一种形式。粒子治疗是利用特殊设备在 CT 或 B 超引导下通过特殊引导系统将放射源直接放入前列腺腺体内，通过放射性的核素使放射线对肿瘤细胞进行杀伤，以此来达到治疗肿瘤的目的。

1. 术前护理

(1) 完善术前检查，做好健康教育。

(2) 术前常规准备：会阴部备皮 (重点阴囊根部至肛门皮肤)；洗澡更衣；肠道准备；青霉素过敏试验；术前 12 小时禁食、水。

(3) 讲解麻醉的目的及术后注意事项。

(4) 做好心理护理，解除焦虑情绪，以满足患者的心理需求。

2. 术后护理

(1) 手术后留置尿管 1 ～ 2 天，留置尿管期间每日用 0.2‰ 碘附每日消毒尿道口 1 ～ 2 次。

(2) 术后 1 日摄 X 线片，主要是为了了解术中植入粒子的数目、位置情况等。

(3) 口服抗感染药 1 周。

(4) 食用易消化食物，避免粪便干燥，多饮水。注意尿、便颜色，有不适请与主管医生联系。

(5) 门诊复查，半年内每月检查一次血 PSA，随后复查间隔遵医嘱。

(6) 穿铅围裙至少 2 个月，不要抱小孩及宠物，4 个月内与家人尽量保持 0.5 ～ 1 m 距离。

(7) 若发现尿中有小的金属颗粒排出，不要用手拿，用镊子夹入容器中，远离人，暂时存放，并尽快与主管医生联系。

(四) 治疗前列腺癌的最新技术

1. 靶向冷冻术

靶向冷冻术是一种创伤小且仅需 1 ～ 2 小时的手术。通过这种手术，医生能够很精确地冷冻并破坏前列腺及其周围的癌组织，明显提高了手术治疗效果。

在美国，前列腺癌位居导致男性死亡最常见癌症中的第 2 位，仅次于肺癌。但如果能早期诊断的话，该肿瘤是可以治愈的。目前对前列腺癌的治疗方法有放疗、前列腺摘除等。Crittention 医院前列腺中心的医生们所进行的研究表明，改进后冷冻术能够明显提高手术治疗效果。为了确定更多的探头是否能够提高前列腺癌的疗效同时还不增加术中及术后的并发症，FredLee 和 DukeBahn 医生对 5 个探头的标准冷冻术与 6 ～ 8 个探头的独特的温度监测系统，经直肠超声定位，准确地冷冻并破坏掉前列腺及其周围的癌组织。结果证实，与标准冷冻术相比，靶向冷冻术可使前列腺癌组织的清除率提高 3.5 倍，所产生的并发症更少。对这些患者进行两年的随访研究，在接受靶向冷冻术的患者中有 97.6% 的人术后处于无癌期。而接受标准疗法的患者仅有 83.4%，具有显著的统计学差异。

放射学家 Fred 认为，靶向冷冻术使前列腺癌的治疗向前迈进了一大步。借助超声影像、温度监测以及更多的探头，同时保证其周围组织不受影响。此外，用液氩代替液氮使得冷冻可在瞬间开始或终止，并且在术中获得更快速的、温度更低的冷冻效果。

2. 前列腺癌治疗方案

在确定前列腺癌的最佳治疗方案时需要考虑以下几个方面：疾病的进展、复发的危险性、治疗的成本、副作用以及对患者生活质量的总体影响。如果癌症处于早期阶段、生长缓慢且未出现任何症状，可以选择一种被称作为监视等候（在延缓治疗的同时监测肿瘤的生长）的方法，这尤其适合于那些无法耐受手术并发症的高龄患者。

有关前列腺癌的治疗多采用手术摘除前列腺及其周围组织，也就是根治性前列腺切除术。这种手术非常有效，但创伤较大；需住院数日，恢复期则长达数月，根治性前列腺切除术的费用在美国为 25 000～30 000 美元。其术后尿失禁达 23%，阳痿达 89%。

另一种创伤较小的治疗方法是放射治疗，在体外采用高能射线或永久性植入体内的放射小管（近距放射治疗）来杀死癌细胞。体外放射治疗的费用在美国约为 15 000 美元，疗程为 6～8 周，可引起乏力和肠紊乱。近距放射治疗的费用在美国平均为 14 000 美元，但可使患者和其家属同时暴露于放射线的危险之中，并且要引起明显的直肠症状。此外，前列腺的某些区域可能会照射不到，放射小管也可在近距放射治疗之后移至身体的其他部位。

尽管根治性前列腺切除术是治疗前列腺癌的金标准，但男性大多选择创伤较小、恢复较快、副作用及并发症均较少的治疗方案。靶向冷冻术就是一种创伤小、手术过程中失血少的手术，且仅 1% 的患者术后自述有尿失禁。手术医生发现，对那些癌症仅仅局限于前列腺的患者而言，靶向冷冻术是最有效的方法。在治疗过程中，首先对患者采用硬膜外麻醉，使其在手术过程中保持清醒状态但无痛感；然后用细导管将温热的液体导入尿道，以免低温冻伤；再通过一个小切口将纤细的冷冻探头插入前列腺。当冷冻探头顶端的液氩使癌组织的温度降至40% 或更低时，这些癌细胞便被破坏，大约 10 分钟之后，第一个冷冻周期便告结束，紧接着再进行另一次治疗以便杀死所有的癌细胞。

整个治疗过程需要 1～2 小时，患者当天或第 2 天即可出院。患者在术后很快便能恢复其正常的生活方式。和其他手术一样，靶向冷冻术亦可导致阳痿、膀胱出口梗阻、盆腔疼痛、尿急和直肠损伤。临床医生认为，患者应该了解靶向冷冻术与前列腺摘除术一样，术后阳痿的发生率高达 80%～90%。为了杀灭那些可能已扩散至前列腺包膜以外的癌细胞，医生需要对前列腺周围的组织进行冷冻；尽管这样可能损伤导致阴茎勃起的神经，但大多数医生仍然建议患者采取这种治疗方案以避免癌细胞的残留。

第十九节　良性前列腺增生

前列腺由腺体及肌肉组成，这些组织会随年龄生长。它们的过分增值就会造成良性前列腺增生。由于前列腺组织的增加，造成对尿道的挤压，因而引起排尿的困难。随着生活节奏不断加快，良性前列腺增生患者日渐增多，据资料显示，良性前列腺增生患者有呈年轻化发展趋势。良性前列腺增生并非癌症，也不会转化成癌症；这些前列腺腺体的良性生长缓慢且不会扩散到身体其他部分。然而，这两种疾病可能同时并存。一般相信，良性前列腺增生是一种称为双氢睾酮的男性激素的活动造成。

一、护理评估

（一）病因

BPH 病因复杂，尚不完全清楚，可能与以下几个因素有关。

1. 性激素的变化

雄激素下降、雌／雄激素比值上升、睾丸内非雄激素类物质的作用。

2. 生长因子的作用

通过自分泌、细胞内分泌、旁分泌三种形式，影响前列腺细胞的增殖。

3. 间质 - 上皮相互作用

通过生长因子的介导，影响间质 - 上皮相的生长与分化。

4. 细胞增殖与凋亡

雄激素和生长因子通过抑制细胞的凋亡使前列腺腺体内细胞凋亡减少，造成前列腺腺体内的细胞增殖与凋亡动态平衡紊乱。

（二）病理

前列腺增生使前列腺段尿道弯曲、伸长，尿道受压变窄，其精阜也随增生的腺体向下移至接近外括约肌处。由于排尿受阻，膀胱收缩力的加强，久之逼尿肌增厚，膀胱壁出现小梁，严重时形成假性憩室。当膀胱收缩失代偿能力时，残余尿逐渐增加，发生膀胱、输尿管逆流，可导致肾积水及肾功能损害。

（三）临床表现

1. 尿频

常是前列腺增生患者最初出现的症状。早期是因前列腺充血刺激所引起，夜间较显著。梗阻加重，膀胱残余尿量增多时，尿频亦逐渐加重，这是由于膀胱经常在部分充盈状态，而使有效容量缩小所致。

2. 排尿困难

进行性排尿困难是前列腺增生最重要的症状，发展常很缓慢，有时被认为是老年人的自然现象而不引起注意。就诊时除询问病史外应直接观察排尿，了解排尿困难的程度。轻度梗阻时，排尿迟缓、断续，尿后滴沥。梗阻加重后排尿费力，射程缩短，尿线细而无力，终呈滴沥状。

3. 尿潴留

梗阻加重达一定程度，排尿时不能排尽膀胱内全部尿液，出现膀胱残余尿。残余尿量愈大，梗阻程度愈重。过多的残余尿可使膀胱失去收缩能力，逐渐发生尿潴留，并可出现尿失禁，是由于膀胱过度充胀而使少量尿从尿道口溢出，称为充溢性尿失禁。前列腺增生的任何阶段中都可能发生急性尿潴留，多数因气候变化、饮酒、劳累等使前列腺突然充血，水肿所致。

4. 其他症状

前列腺增生合并感染时，亦可有尿频、尿急、尿痛膀胱炎现象。有结石时症状更为明显，并可伴有血尿；前列腺增生因局部充血可以发生无痛血尿。晚期可出现肾积水和肾功能不全病象。长期排尿困难导致腹压增高，发生腹股沟疝、脱肛或内痔等，偶尔可掩盖前列腺增生的症状，造成诊断和治疗上的错误。

（四）检查

前列腺增生症患者因年龄较大，经常合并有其他慢性疾患，故还有一些必要的实验室检查。

1. 尿液分析

前列腺增生患者的尿常规检查有时可以正常，现尿路感染时可见红、白细胞、蛋白尿、脓尿和碱性尿。通过检查还可判断有无血尿、尿糖、胆红素。尿涂片镜检并做培养到细菌。在收集尿液时，必须在直肠指检前进行，以免前列腺影响检查结果。

2. 血液

血常规及生化检查，对因梗阻引起的感染、尿毒症者十分重要，尿毒症的程度在血红蛋白的降低程度上有所反映。尿路感染时，血白细胞计数及分类对诊断及治疗亦有参考价值。

3. 肾功能测定

前列腺增生患者可根据各自的具体情况选择下列项目进行检查。

(1) 血液尿素氮、肌酐测定。

(2) 酚红排泄试验。

(3) 靛胭脂排泄试验。

(4) 尿浓缩、稀释试验。

(5) 普通或大剂量静脉尿路造影。

4. 血清前列腺特异性抗原 (PSA) 的测定

以排除前列腺癌的可能。这里要提醒的是在某些情况下 PSA 会出现假阳性，即在下列情况下可引起 PSA 的水平的增高，如最近射精，前列腺的炎症、缺血或梗死；良性前列腺增生和恶性的前列腺癌等。目前已有测定游离和结合 PSA 的新方法，它可以提高区分前列腺增生症和前列腺癌的准确性。

5. 尿流率检查

从尿流率的变化能间接测知下尿路的功能，对判断病变很有帮助。故在初诊、治疗中和治疗后都可测定尿流率来判断疗效。基于该检查的无损伤性和临床价值，在有条件的地方，于治疗前、中、后都应测定。

6. 残余尿测定

正常人剩余尿不大于 10 mL，而前列腺增生患者可出现残余尿量的增多，故测定残余尿是重要的诊断步骤之一。建议在初诊评估患者和治疗后判定疗效时应测定排尿后的剩余尿。简单的无创伤的方法是通过经腹部 B 超来检测。由于一个人的剩余尿量有较大的波动，因此初步检查如有较多的剩余尿，为准确起见，应重复检查 1 次。

7. 锌测定

前列腺增生时，血浆锌含量明显增高。可作为诊断前列腺增生的指标之一。

（五）诊断

首先应确定存在肾积水，而后查明肾积水的病因、病变部位、梗阻程度、有无感染以及肾功能损害的情况。腹部肿块的鉴别诊断中应注意有肾积水的可能。肾积水肿块的紧张度可不一致，如肿块的紧张度较低或时硬时软，有波动感者，则肾积水的可能性很大。有些继发性肾积水，其原发病的症状较显著，如结核、肿瘤等容易忽略肾积水的存在。泌尿系统邻近病变造成的泌尿系梗阻及肾积水，亦经常不能及时诊断，甚至到肾衰竭或无尿时始被发现。 实验室检查应包括血液检查，了解有无氮质血症、酸中毒和电解质紊乱。尿液方面，除作常规检查和培养外，必要时需行结核杆菌和脱落细胞的检查。 尿路造影在诊断中有重要价值。排泄性尿路造影的典型表现之一是肾实质显影时间延长。由于肾小球滤过率降低，肾小管内尿液流出缓慢和水的重吸收增加，以致造影剂聚集在肾皮质，主要在近曲小管内，而使肾的造影较清晰。因此，出现浓的肾影是急性梗阻的特点。大剂量延缓的排泄性尿路造影，对诊断肾积水更有帮助；造影剂量可增加 2～3 倍，延缓时间可长达 24～36 小时。排泄性尿路造影不够清晰时，可经膀胱镜作输尿管插管，行逆行性肾盂造影；导管插入肾盂后，如有肾积水可抽出大量尿液，同时可测定分侧肾功能情况。如逆行插管有困难，可改行肾穿刺造影术。在逆行造影和穿刺造影时，都应防止细菌带入积水的肾内，必须注意，梗阻肾发生感染，不仅可引起脓肾，严重时细菌进入血液导致脓毒症，危及生命。MRI 水成像检查显影清晰，可代替逆行造影。 超声波、CT、MRI 检查可明确区分增大的肾是积水还是实性肿块亦可发现压迫泌尿系统的病变，由于超声检查已普及且为无创伤性，可以在尿路造影以前进行。放射性核素肾扫描和肾图，尤其是利尿肾图，亦可用于肾积水的诊断。对动力性梗阻病例，可在尿路造影时观察肾盂、输尿管蠕动及排空情况。神经源性膀胱可见膀胱造影形似"宝塔"，有成小梁和假性憩室。泌尿系各部的结石、肿瘤、炎症和结核均可引起肾积水，所以泌尿系疾病的治疗和预防是预防肾积水的关键。

（六）治疗

前列腺增生应根据患者具体情况采用观察等待、药物治疗和手术治疗。

1. 观察等待 I-PSS 评分＜ 7 分；或＞ 8 分，但生活质量未受到明显影响。

2. 药物治疗

(1)5 α- 还原酶抑制剂：保列治、依立雄胺。

(2)α- 肾上腺能受体阻滞剂：特拉唑嗪、盐酸坦索罗辛。

(3) 植物类药物：通尿灵、舍尼通、前列康、癃闭舒等。

(4) 激素类药物：黄体酮、己烯雌酚等。

3. 手术治疗

(1) 腔内和微创治疗：经尿道前列腺电切术 (TURP)、经尿道前列腺切开术 (TUIP)、经尿道前列腺电气化术 (TUVP)、经尿道前列腺等离子双极电切术 (TUPKP) 或激光切除等。

(2) 开放前列腺摘除手术：目前已少用。

(3) 其他：前列腺尿道局部放置金属支架、高压气囊导管经尿道扩张、电化学治疗、射频治疗等。

二、护理措施

（一）术前护理措施

1. 心理护理

(1)BPH 疾病相关知识指导：手术的必要性、手术方式、注意事项，向患者介绍康复良好的病例以增强患者康复的信心。

(2) 用药指导：选用哈乐、保列治等药物治疗时的注意事项。

2. 术前常规准备

(1) 术前行抗生素皮试，术晨遵医嘱带入术中用药。

(2) 协助完善相关术前检查：心电图、胸部 X 线片、B 超、出凝血试验、PSA、肛门指检、尿流动力学等。

(3) 预防尿潴留：忌辛辣刺激饮食，如烟酒及咖啡，预防感冒和便秘。

(4) 饮水：适当多饮水。

(5) 术前协助患者沐浴或清洁会阴部，术晨更换清洁员服。

(6) 术晨与手术室人员进行患者相关信息的核对后，送入手术室。

(二) 术后护理措施

1. 全麻术后护理常规

(1) 了解麻醉和手术方式、术中情况。

(2) 持续低流量吸氧。

(3) 持续心电监护。

(4) 床档保护防坠床。

(5) 严密监测生命体征。

2. 持续膀胱冲洗及护理

(1) 观察冲洗液的颜色及量。

(2) 根据冲洗颜色调节冲洗速度。

(3) 观察及处理膀胱痉挛。

(4) 观察腹部体征，有无腹痛腹胀等。

(5) 记录尿量。

3. 各管道观察及护理

(1) 输液管保持通畅，留置针妥善固定，注意观察穿刺部位皮肤。

(2) 尿管按照尿管护理常规进行，一般术后第 3 ~ 5 天可拔除尿管，拔管后注意关注患者排尿情况。

(3) 膀胱冲洗管妥善固定，保持通畅。

4. 基础护理

做好口腔护理、尿管护理、定时翻身、患者清洁等工作。

5. 饮食护理

术后 6 小时内禁食禁饮；6 小时后饮水，饮水后无恶心、呕吐等不适症状，则可开始进食普食。多食易消化、富含纤维素的食物，如芹菜、韭菜、香蕉等。

6. 体位与活动

术后适度活动对于预防血栓、压疮、肺不张、促进疾病康复有重要意义，但也不能活动过度，否则容易造成创面出血的增加。活动能力应当根据患者个体化情况，循序渐进，对于年老体弱患者应减慢活动进度。

7. 健康宣教

(1) 饮食：忌辛辣刺激饮食，多进食富含粗纤维的食物，防止便秘。多饮水勤排尿。预防感冒，防止腹压增加。

(2) 活动：术后 6 周内勿提重物或剧烈活动，术后 3 ～ 6 周避免久坐、乘坐长途汽车、骑自行车，应避免性生活。

(3) 锻炼：有尿失禁患者坚持做提肛肌训练。

参考文献

【1】李汉忠.泌尿外科.北京：中国医药科技出版社.2014.10

【2】李学松，王刚，张骞.泌尿外科病例精粹.北京：北京大学医学出版社.2017.02

【3】曹洁，陆小英，盛夏.泌尿外科护理英文情景对话.上海：上海科学技术出版社.2017.01

【4】丁淑贞，姜秋红.泌尿外科临床护理.北京：中国协和医科大学出版社.2016.07

【5】孙颖浩，孙坤杰.实用泌尿外科手册.北京：科学出版社.2017.01

【6】王林辉.泌尿外科住院医师手册.上海：上海科学技术出版社.2016.09

【7】陈俊汇，周军，叶章群.泌尿外科腹腔镜教程.北京：人民卫生出版社.2017.02

【8】邢念增.泌尿外科微创手术图谱.北京：中华医学电子音像出版社.2017.10

【9】泌尿外科手术治疗技术.上海：上海世界图书出版公司.2017.04

【10】泌尿外科临床诊治精要.北京/西安：世界图书出版公司.2017.05

【11】张元芳，孙颖浩.实用泌尿外科和男科学.2017.01

【12】刘玲，何其英，马莉.泌尿外科护理手册（第2版）.北京：科学出版社.2017.01

【13】（日）田边一成.泌尿外科血管手术技术图解.济南：山东科学技术出版社.2017.05

【14】曾甫清.泌尿外科手术要点难点及对策.北京：科学出版社.2017.08

【15】陈金宝.临床人体解剖图谱（泌尿外科分册）.上海：上海科学技术出版社.2017.08

【16】（美）戈米拉.五分钟泌尿外科咨询（第2版）.上海：同济大学出版社.2015.12

【17】董振咏，刘钗.泌尿外科用药指导.北京：人民军医出版社.2014.03

【18】孙颖浩.医师考核培训规范教程（泌尿外科分册）.上海：上海科学技术出版社.2016.04

【19】郭应禄.泌尿外科内镜诊断治疗学（第2版）.北京：北京大学医学出版社.2016.04

【20】张骞.泌尿外科腹腔镜手术操作技巧与要领.北京：人民卫生出版社.2017.01

【21】李州利.临床急症处理指南系列-泌尿外科急症处理指南.北京：化学工业出版社.2017.04

【22】陈湘龙，肖序仁.泌尿外科-关注泌尿生殖健康保健.北京：中国科学技术出版社.2015.07